東京社会福祉士会 認定社会福祉士制度認証研修・生涯研修制度独自研修対応

ソーシャルワークの理論と実践の基盤

監修
公益社団法人 東京社会福祉士会

編集
『ソーシャルワークの理論と実践の基盤』編集委員会

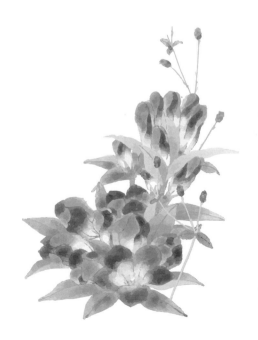

へるす出版

◯ 刊行にあたって ◯

　多くのソーシャルワーカー（以下，SWr）において，大学等の養成校にて学んだ理論やアプローチが実際の支援などに用いられていないことがある。理論と実際の支援が切り離されているのである。ここには，もともとある理論やアプローチが実務でどのように活用されるかの理論と実務の架橋がなされていないことが関与すると考えられる。

　本書は，このような状況を鑑み，公益社団法人東京社会福祉士会にて，学部生でも熟練者でもその基盤を学び，または振り返ることができるようなテキストを作成するという構想から始まった。そのため，『ソーシャルワークの理論と実践の基盤』というタイトルのとおり，ソーシャルワーク（以下，SW）で求められる基盤に関する事項などが記されているが，できるかぎり，単純な理論やアプローチの羅列でなく実務に活用できるよう構成に工夫を凝らした。

　さらに本書では，これまでのSW系の書籍にはないさまざまな学問も紹介している。その一つが社会科学系の学問である。ソーシャルワーク専門職のグローバル定義の注釈では，「ソーシャルワークは，複数の学問分野をまたぎ，その境界を超えていくものであり，広範な科学的諸理論および研究を利用する」とし，具体的な学問や理論として行政学・人類学・生態学・経済学・教育学・運営管理学・精神医学・心理学・保健学・社会学などをあげている。SWrがSWの理論しか学んでいないとすれば，それは偏ったSWの実践者であるといえるだろう。換言すれば，社会福祉学やSWの理論以外からもSWを実践することは，さまざまな視点から社会変革や社会開発へ働きかける素地となろう。

　本書でとても大切にしている点は，以上のような理論や学問基盤をもちながらも，その中枢には，SWの価値観や技能を据えている点である。SWrとして常にその実践においてSWの原理や倫理綱領，アプローチなどとの反芻を繰り返す機能を公準的機能として，SWrたるべき機能と位置づけている。しかし，本書の狙いはその先にある。これらに自分らしさを加えるという視点である。なぜなら，理論をそのとおりに活用しても目の前の困難事例に適さないことがある。また高尚な研究知見であっても，エビデンス（サイエンス）があれど，その人しかもたないストレングス（アート）の推進まで至らないことがあるからである。

　人工知能が飛躍的発展するなか，将来に消滅するとされる職業がある。もしSWrが法律や職場規定，そしてテキストにある文字どおりのアプローチ・プロトコルの支援をすることが高度な専門性の証というならば，人工知能のほうがはるかに有効な支援者となり得るだろう。しかし，そのようなことはあり得ない。生身の人間が人にかかわる意義は大きい。理論やアプローチが目の前のクライエント，文化，地域などを重んじた効果的資源となり得るには，SWrのストレングスが不可欠なのである。ストレングスは理論やアプローチにとってのよきスパイスともいえよう。そして，クライエント，文化，地域などのストレングスとSWrのストレングスとの相互作用により生み出されるパワー，これがエンパワメントの源である。

　ところで，本書を編集・監修する過程では，多分野のSWrが集まることで，大いに議論が紛糾した。それぞれの基盤や価値観がぶつかりあったのである。しかし，「すべての多様性を尊重するというような落としどころのある本書でなくては『ソーシャルワークの基盤』とはなり得ない」というSWrらしい原理をわれわれがもっていたからこそ，最終的にまとまらないことは何一つなかった。読者へ伝えるべき，われわれの命を懸けてきたSWr像が一つひとつ編まれていったともいえる。もちろんまだまだ多くの多様性を踏まえ続ける点に本書の継続的な表明の意義があることは間違いない。

　読者の皆様が，基盤を踏まえたうえで，自分にしかできないSW実践を紡ぎ，本書にある理論やアプローチを超えた，社会変革や社会開発を促す新たな理論やアプローチ，つまりSWの創生に励んでほしいという思いが本会にて本書を出版した願いでもある。その原点は"滲み出る自分らしさ"である。

　なお，本書の編集では，われわれソーシャルワーカーはもちろん，（株）へるす出版編集部の佐久間研人氏にも大いに自分らしさを滲み出していただいた。約1年間，何十時間にわたり，読者にわか

りやすく伝えていくために協働したからこそ,「原点」が詰まった本書を上梓できたのだと確信している。
　本書がよくある自分らしさのみを追求する自己啓発系の思考やアプローチと違うのは,自分らしさを追うのではなく,公準的機能がありながらもそこに滲み出る点である。SW は,学問等を利用しながら行われる実践であり,実践を基にした学問でもある。この揺るぎない開発的円環性の SWr の旅をぜひ慈しみながら歩んでいただきたい。本書がその基盤になれることを心より期待している。

2019年10月吉日

『ソーシャルワークの理論と実践の基盤』編集委員会
委員長　米川和雄

『ソーシャルワークの理論と実践の基盤』監修・編集・編集委員

監修
　公益社団法人東京社会福祉士会

編集
　『ソーシャルワークの理論と実践の基盤』編集委員会

編集委員（東京社会福祉士会）
　東　　　早苗
　今関　いずみ
　大塚　　克久
　大輪　　典子
　古城　　靖彦
　濱住　　玲子
　星野　　美子
　吉沢　　寿子
　米川　　和雄*
　和田　　忍
　（五十音順，*編集委員長）

執筆者一覧

池田　雅弘（千葉県社会福祉士会）……第9章
泉　　房穂（兵庫県明石市長）……第1章Ⅴ
板井孝壱郎（宮崎大学大学院医学獣医学総合研究科）……第2章Ⅲ-1
岩金　俊充（いわかね社会福祉士事務所）……第8章Ⅲ-4，第9章
上前　　至（特別養護老人ホームシャローム横浜）……第2章Ⅱ-5-1）
大塚　克久（東京社会福祉士会）……第9章
大輪　典子（東京社会福祉士会）……第1章Ⅰ～Ⅲ，第8章Ⅱ，第9章，Appendix
岡部　知子（東京社会福祉士会）……第9章
小川　弘子（東京社会福祉士会）……第9章
川村　隆彦（神奈川県立保健福祉大学）……第4章
古城　靖彦（東京社会福祉士会）……第5章Ⅲ-2
小髙　真美（武蔵野大学人間科学部社会福祉学科）……第9章
小松美智子（武蔵野大学人間科学部社会福祉学科）……第6章Ⅰ-4，第7章
小山　浩紀（大阪刑務所教育部）……第9章
坂本佳代子（坂本福祉相談事務所）……第9章
佐藤　　労（藤田医科大学医学部医学科）……第2章Ⅲ-2・3
杉田　　泉（まある相談支援事業所）……第9章
髙田　みほ（東邦大学医療センター大森病院精神神経科）……第9章
高橋　　毅（YMCA健康福祉専門学校）……第9章
高橋　美樹（練馬区社会福祉事業団光が丘地域包括支援センター）……第9章
高橋　幸枝（新宿区大久保高齢者総合相談センター）……第9章
土橋　俊彦（東京都世田谷区役所）……第8章Ⅲ-2，第9章
土屋　典子（立正大学社会福祉学部社会福祉学科）……第5章Ⅰ
永田　　隆（東京社会福祉士会）……第5章Ⅲ-3
野中　勝治（一般社団法人 Center of the Field）……第9章
蓮見　雅人（アステラスグリーンサプライ株式会社）……第9章
長谷川千種（昭和大学附属烏山病院）……第9章
濱住　玲子（東京社会福祉士会）……第1章Ⅳ
林　　恵子（労働者健康安全機構東京労災病院）……第9章
福山　和女（ルーテル学院大学名誉教授）……はじめに，第3章
星野　美子（TRY星野社会福祉士事務所）……第2章Ⅳ-1，第8章Ⅲ-1
牧野由香里（相談支援事業所ぽけっと）……第9章
真下　恵子（母子生活支援施設さくら荘）……第9章
三浦　靖彦（東京慈恵会医科大学附属柏病院）……第2章Ⅲ-4
宮生　和郎（横浜市教育委員会人権教育・児童生徒課）……第2章Ⅳ-2
宮下　有希（まつしま病院）……第9章
森田　智仁（東京社会福祉士会）……第9章
吉沢　寿子（東京都東大和市役所）……第6章Ⅰ-1・3，Ⅱ
米川　和雄（帝京平成大学現代ライフ学部人間文化学科福祉コース）
　　……第2章Ⅰ，Ⅱ-1～5，第5章Ⅱ，第6章Ⅰ-1～3，Ⅱ，第8章Ⅰ・Ⅳ
和田　　忍（足立区社会福祉協議会）……第2章Ⅳ-3，第8章Ⅲ-3，第9章

（五十音順）

もくじ

はじめに ……………………………………… 1

第1章　社会福祉士
Ⅰ　社会福祉士とは ……………………… 4
Ⅱ　日本社会福祉士会 …………………… 5
Ⅲ　東京社会福祉士会 …………………… 10
Ⅳ　生涯研修制度と認定社会福祉士制度 …… 14
Ⅴ　時代は社会福祉士を必要としている；
　　明石市長が示す展望 ………………… 19

第2章　ソーシャルワーカーの素地
Ⅰ　福祉にかかわる法制度 ……………… 26
Ⅱ　ソーシャルワークと社会福祉学隣接
　　領域 …………………………………… 31
Ⅲ　倫理 …………………………………… 44
Ⅳ　価値を踏まえた実践 ………………… 66

第3章　ソーシャルワークの基盤
Ⅰ　ソーシャルワーク論；人の尊厳との
　　関係 …………………………………… 76
Ⅱ　ソーシャルワークの機能 …………… 80
Ⅲ　ソーシャルワークの定義と
　　ソーシャルワークの技術との関係 …… 83
Ⅳ　ソーシャルワークの理論と技術 …… 85

第4章　ソーシャルワークの理論・アプローチ
Ⅰ　ジェネラリストを支える「深く，広い」
　　ソーシャルワークの理論・アプローチの
　　実践 …………………………………… 94
Ⅱ　ジェネラリストのための
　　アプローチ・モデル ………………… 95
Ⅲ　ジェネラリストの7つの条件 ……… 96

第5章　生物・心理・社会モデルからのアセスメント
Ⅰ　アセスメントの基礎 ………………… 114
Ⅱ　生物・心理・社会モデルからの
　　アセスメントの視点 ………………… 118
Ⅲ　生物・心理・社会モデルを用いた
　　各領域のアセスメント（演習）…… 123

第6章　多職種連携とチームアプローチ
Ⅰ　職場の組織力とチームアプローチ …… 130
Ⅱ　会議体とその種類 …………………… 136

第7章　スーパービジョンの基本
Ⅰ　スーパービジョンとは何か ………… 142
Ⅱ　スーパービジョンの機能 …………… 145
Ⅲ　スーパービジョンの形態と方法 …… 148
Ⅳ　スーパーバイザーに求められる
　　力量と姿勢 …………………………… 152
Ⅴ　実習スーパービジョン ……………… 154

第8章　専門職育成のためのスーパービジョンの深化
Ⅰ　包括的なスーパービジョン ………… 158
Ⅱ　認定社会福祉士制度における
　　スーパービジョン …………………… 166
Ⅲ　機関内部・外部における
　　スーパービジョン …………………… 171
Ⅳ　スーパービジョンを深めるための
　　技能 …………………………………… 192

第9章　スーパービジョン演習

- 本章の構成と活用方法 ……………………… 200
- 演習1：アルコール等の問題を抱える人への支援 ……………………… 204
- 演習2：関係機関との連携が鍵となるひとり親世帯の支援 ……………………… 206
- 演習3：家族関係の変化から課題が顕在化した家庭への支援 …………… 208
- 演習4：認知症者の生活拠点をめぐる家族支援 ……………………… 210
- 演習5：職場定着に向けたコンフリクトの解消と機関連携 ……………… 212
- 演習6：知的障害者の意思決定支援体制の再構築 ……………………… 214
- 演習7：共依存が考えられる家庭への支援 ……………………………… 216
- 演習8：頻繁な破衣行為などを有する障害者への支援 ……………… 218
- 演習9：精神障害者の受診支援と退院支援 ……………………………… 220
- 演習10：交通事故で脳に損傷を受けた高次脳機能障害の人への支援 ……………………… 224
- 演習11：罪を犯した障害者の理解と地域ネットワークの形成 ……… 226
- 演習12：養育者の心の揺らぎへの支援 ……………………… 228
- 演習13：母子生活支援施設のDV被害者支援 ……………………… 230
- 演習14：一時保護を通じた児童への生活状況改善への支援 …………… 232
- 演習15：中学校卒業後の進路決定と支援 ……………………… 234
- 演習16：多問題家族における子どもへの支援 ……………………… 236
- 演習17：いじめにかかわる子どもたちの家族支援 ……………………… 238
- 演習18：未成年者に対する後見の支援 …… 240
- 演習19：少年院在院者の社会復帰支援 …… 242
- 演習20：精神障害者の復職支援を通じた家族支援 ……………………… 244
- 演習21：進行した乳がん患者の自己決定に対する支援 ……………… 246
- 演習22：自殺のリスクが疑われる人への支援 ……………………… 248
- 演習23：長期滞在の外国ルーツ者支援 …… 250
- 演習24：困難事例によりストレス過多となった同僚への組織的支援 ……………… 252
- 演習25：周産期医療における若年妊婦への支援 ……………………… 254
- 演習26：被災地支援から帰ってきた部下への支援 ……………………… 256

Appendix：26の権利 ……………………… 258

―――――― コ ラ ム ――――――

- 児童虐待と親権 ……………………………………………………………… 30
- 地域包括ケアの背景 ………………………………………………………… 74
- 福祉事務所とはどのような所か？　何を行っているのか？ …………… 205
- 地域包括支援センターについて …………………………………………… 209
- 認知症について ……………………………………………………………… 211
- 障害者の就労を支援する機関と専門職 …………………………………… 213
- 相談支援事業と相談支援専門員について ………………………………… 215
- アディクションと共依存 …………………………………………………… 217
- 強度行動障害 ………………………………………………………………… 219
- 精神科病院の入院形態 ……………………………………………………… 222
- 精神科病院への移送 ………………………………………………………… 223
- Y問題 ………………………………………………………………………… 223
- 高次脳機能障害とは ………………………………………………………… 225
- 児童発達支援センターとは ………………………………………………… 229
- 母子生活支援施設とは ……………………………………………………… 231
- 児童養護施設入所児童の支援 ……………………………………………… 235
- LGBTQ ……………………………………………………………………… 237
- 第三者である社会福祉士が担う未成年後見人の職務と機能 …………… 241
- 非行少年処遇の概要 ………………………………………………………… 243
- 両立支援コーディネーターとは …………………………………………… 247
- 自殺に関する基礎知識 ……………………………………………………… 249
- オールドカマーとニューカマー …………………………………………… 251
- 在留資格とは ………………………………………………………………… 251
- ストレスチェック制度 ……………………………………………………… 253
- 妊産婦に寄り添う …………………………………………………………… 255
- サイコロジカルファーストエイド（PFA）……………………………… 257

はじめに

　本書『ソーシャルワークの理論と実践の基盤』は，公益社団法人東京社会福祉士会が監修したものである。社会福祉の発展のために，東京社会福祉士会は，大きな組織へと成長した。今，会員である現場で実践に励んでいるソーシャルワーカーはもちろんのこと，新たに次代を引き継ぐソーシャルワーカーの育成についても期待を込めて取り組んでいる。とくに，彼らの専門性を保証すべく，彼らがよって立つ基盤を明確に示すことが職能団体である東京社会福祉士会としてもその使命を求められている。

　本書は，この目的を掲げ，著者たちには，現場でソーシャルワーカーとして活躍している人たちや研究者などに参画を依頼し，本書のコンテキストを組み立てたのである。

　内容は，9つの章で構成されている。

　第1章では，社会福祉および社会福祉士会の発展過程を概観し，当該会の独自性を描写した。加えて，認定社会福祉士の仕組みと取り組みについて説明した。

　第2章では，ソーシャルワーカーの素地に焦点を当て，ソーシャルワークの変遷，価値観，法制度，学問等について概説した。

　第3章では，ソーシャルワークの基盤を何にするのか，その必要性は何か，実践での基盤の適用はどのようなものなのかについて概説した。

　第4章は，ソーシャルワークの理論とアプローチとし，ジェネラリストアプローチに焦点を当て，詳しく論じた。

　第5章は生物・心理・社会的アプローチに焦点を当て，ソーシャルワークのアセスメントと実践での適用について概説した。

　第6章では，多職種連携・チームアプローチに特化し，構造，会議のマネジメントについて概説した。

　第7章では，スーパービジョンを取り上げ，定義，機能，力量等について詳述した。

　第8章では，スーパービジョンにおいてスーパーバイジーとスーパーバイザーの双方に求められる視点や技能に焦点を当て，キャリア，認定社会福祉士上のスーパービジョン，コーチング技能について概説した。

　第9章では，ソーシャルワーク実践とスーパービジョンのあり方に焦点を当て，各領域からの事例に基づき検討する演習を設けた。

　また9章以外の適所にも，演習を設け，理解の程度を確認できるようになっている。

　ソーシャルワーク支援には，2つのタイプがある。社会でさまざまな問題状況が発生し，その問題を緊急に解決して取り除くことが必要であり，緊急時の対応として問題解決を支援すること，これが一つ目のタイプである。また同時に，人々が生きていくために，彼らがその都度，課題に直面し，その課題を達成するために必死に取り組んでいる。この取り組みを補い，支援するのが，2つ目のタイプである。この支援をするのがソーシャルワーカーである。その活躍の領域は，拡大し続けており，福祉領域だけでなく，医療，保健，教育，司法，産業とその多様性が非常に強化されてきている。

　2019年は，平成の時代が終わり，令和の時代を迎えた。その時代に応じた的確な専門職の活躍が期待される。読者には，ソーシャルワークの専門性を十分に発揮できるソーシャルワーカーを目指してもらいたいと切に願う。

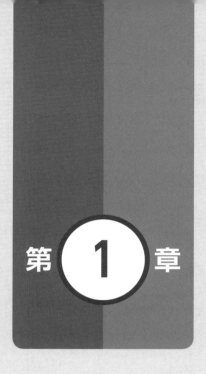

社会福祉士

　本章では、社会福祉士の職能性の理解を深めるために、職能団体である日本社会福祉士会ならびに東京社会福祉士会の歩み、社会福祉士としての専門性、そしてその専門性を高めるための自己研鑽の必要性と認定社会福祉士制度等について確認する。
　今後の社会福祉士のあり方や職能団体のあり方を展望する。

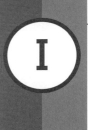

I 社会福祉士とは

社会福祉士は，1987年5月の第108回国会において制定された「社会福祉士及び介護福祉士法」で位置づけられた，社会福祉専門職の国家資格である。国家試験に合格し，社会福祉士登録名簿に登録（第28条）することで，その名称を使用できる（名称独占）。

2007年12月には「社会福祉士及び介護福祉士法」が改正され，社会福祉士の定義のなかに「連絡，調整」が加えられた（**表1-1**）。また，義務規定の見直しにより，クライエント個人の尊厳の保持，自立支援，地域に即した支援，連携，資質向上の責務などが規定され，新しい時代を担う社会福祉士像が明らかになった。

この法改正にあたっていくつかの附帯決議がなされた。そのうちの一つとして，重度の認知症や障害をもつ者などへの対応やサービス管理等の分野においてより専門的な対応ができる専門社会福祉士（仮称）の仕組みを検討することがあげられた。このような指摘を受け，2008年から日本社会福祉士会内に専門社会福祉士研究委員会が設置され検討が行われた。それにあわせて本会の生涯研修制度の見直しを行った。2011年10月に第三者機関（認定社会福祉士認証・認定機構）が設立されたのち，2013年度に第1回の認定審査が行われ，2014年4月には，認定社会福祉士が誕生した。

この改正に伴い，社会福祉士養成課程のカリキュラムが見直され，よりソーシャルワーク実務に重きを置いたカリキュラムに変更された。このカリキュラムが2009年度から導入され，2019年現在もこのカリキュラムの科目に基づき国家試験が実施されている。なお改正から10年が経過した2019年現在，さらなるカリキュラム改正が示されている。

その後の動向としては2015年に厚生労働省は，「新たな時代に対応した福祉の提供ビジョン」を公表し，2016年に内閣府から「ニッポン一億総活躍プラン」と「『我が事・丸ごと』地域共生社会実現本部の設置」が示され，2017年には「地域力強化検討会最終とりまとめ〜地域共生社会の実現に向けた新たなステージへ〜」がまとめられるなど，地域共生社会の実現に向けた動きが急速に進められている。2014年より始まった社会保障審議会福祉部会福祉人材確保専門委員会では，社会福祉士のあり方が審議され，そこでは地域共生社会の実現に向けてソーシャルワークの機能が求められている。今後，ソーシャルワーク専門職である社会福祉士が地域共生社会のなかでますます重要な役割を果たすことが見込まれている。

表1-1 社会福祉士及び介護福祉士法第2条

この法律において「社会福祉士」とは，第28条の登録を受け，社会福祉士の名称を用いて，専門的知識及び技術をもつて，身体上若しくは精神上の障害があること又は環境上の理由により日常生活を営むのに支障がある者の福祉に関する相談に応じ，助言，指導，<u>福祉サービスを提供する者又は医師その他の保健医療サービスを提供する者その他の関係者との連絡及び調整その他の援助</u>を行うことを業とする者をいう。

※下線部は2007年の法改正時に追記

II 日本社会福祉士会

1 日本社会福祉士会の歩み

1）日本社会福祉士会設立までの経緯

日本では，戦後「社会福祉事業法」（現「社会福祉法」1951年法律第45号）において規定された「社会福祉主事（任用資格）」が都道府県および市町村の福祉事務所等に配置されており，福祉の近代化に大きく寄与していた。しかし，当時の社会福祉主事の職務は国の機関委任事務であったため，地方自治体の職員でありながら国の基準に従わなければならず柔軟な対応が困難であったこと，ソーシャルワークの知識や技術の専門性が重視されない状況が続いたこと，社会福祉主事自身の専門職団体がないために専門性の維持向上や発展がなかったことなど，いくつかの問題点が浮かびあがってきた。

そのような状況で，日本ソーシャルワーカー協会（1960年創設）は1983年に一時の活動休止から立ち上がり，1986年には「ソーシャルワーカーの倫理綱領」を定め，国際ソーシャルワーカー連盟（IFSW）等と連携して日本で「国際社会福祉会議」を開催するなど，社会福祉専門職の国家資格化や専門性の向上に取り組んでいった。

社会福祉士の専門職団体の組織化は，社会福祉士自身によって1989年6月ごろから始められていた。1989年に第1回社会福祉士国家試験が行われると，その合格者らにより同年12月には「第1回社会福祉士全国研究集会」が開催され，翌1990年には「日本ソーシャルワーカー協会社会福祉士部会」が設立された。1991年に社会福祉士登録数が1,000人を超えると日本ソーシャルワーク協会の部会ではなく，独自組織への発展と法人化が急務となってきた。1992年には社会福祉士が直接加入する全国組織と都道府県単位の支部を置くという方向が確認され，1993年1月に設立総会が開催され，社会福祉士による全国組織としての日本社会福祉士会（以下，本会）が誕生した。

2）組織の拡大および法人化への流れ（表1-2）

1993年1月15日に東京・八王子で行われた「日本社会福祉士会設立総会・研究大会」は，全国の555名の設立時会員のうち313名が参加した。その場で「日本社会福祉士会設立宣言」がなされ，「ソーシャルワーカーの倫理綱領」が本会の倫理綱領として確認された。

1995年1月17日，阪神・淡路大震災が発災したのち，同月20日，21日に行われた「第3回日本社会福祉士会全国大会・学術集会」にて「兵庫県南部地震被災者救援に関する特別決議」が採択され，現地での支援活動が始まった。1995年の長野大会は震災への対応以外にも，日本社会福祉士会の社団法人化への決議やニーズごとに分科会を設定する横断型分科会への改変，その後の本会の動きにつながる歴史的な大会であった。横断型の分科会は後に「社会福祉援助の共通基盤（6領域）」に発展し，現在の6領域それぞれに分科会が設定されるに至っている。翌1996年4月1日に本会は社団法人となり，専門職が構成する民法上の公益法人であることが承認された。その設立趣意書では，社会福祉士が専門職団体を構成する目的とその方向性，そのための法人組織の立ち上げを高らかに

表1-2 日本社会福祉士会の歩み（年表）

西暦	内容
1987年	「社会福祉士及び介護福祉士法」の制定
1989年	第1回社会福祉士国家試験の実施（1,033名受験，180名合格）
1993年	日本社会福祉士会誕生，設立総会（1993年1月15日開催） 「ソーシャルワーカーの倫理綱領」を本会の倫理綱領として踏襲 「第1回日本社会福祉士会・社会福祉学会」開催
1994年	「第1回社会福祉士現任研修」が開催 全国47都道府県すべてに支部が設置
1995年	阪神・淡路大震災の救援活動に向け「兵庫県南部地震被災者救援に関する特別決議」が採択，現地での活動の開始
1996年	社団法人日本社会福祉士会となる（社団法人化）設立趣意書
1998年	1998年に国際ソーシャルワーカー連盟への加盟 社会福祉専門職団体協議会（現「日本ソーシャルワーカー連盟」）を日本社会福祉士会・日本ソーシャルワーカー協会・日本医療社会事業協会・日本精神保健福祉士協会の4団体で構成
1998年	成年後見人養成研修の開催（社会福祉士の成年後見受任の基盤整備）
1999年	生涯研修制度（基礎研修課程・共通研修課程・専門分野別研修課程）開始 倫理委員会（現「綱紀委員会」）が発足 「成年後見センターぱあとなあ」創設（2003年「権利擁護センターぱあとなあ」と改称）を創設
2005年	社団法人日本社会福祉士会の倫理綱領として（「社会福祉士の倫理綱領」および「社会福祉士の行動規範」を採択
2006年	総会を都道府県支部から選ばれた150名の代議員総会に変更
2009年	新しい公益法人の制度に伴い，すべての支部が法人化される
2011年	東日本大震災災害対策本部を立ち上げ，都道府県社会福祉士会と連携した支援体制を構築（被災地への活動員派遣数は，延べ4,562人）
2011年	認定社会福祉士認証・認定機構（第三者機関）設立
2012年	連合体組織（会員個人は都道府県社会福祉士会に所属し，法人である都道府県社会福祉士会の連合体として日本社会福祉士会が構成される）へ移行
2014年	公益社団法人日本社会福祉士会へと移行 認定社会福祉士の誕生
2015年	日本社会福祉士会憲章（連合体組織としての理念の共有化を図り連合体組織として守るべき規律の根拠）制定 熊本地震災害対策本部立ち上げ，現地の地域包括支援センターへ延べ588人の活動員を派遣。
2017年	ぱあとなあ名簿登録者は7,862人（2017年1月末時点での法定後見受任件数は19,107件）

宣言している。

1999年には会員の自己研鑽と専門性の向上のため，基礎研修課程・共通研修課程・専門分野別研修課程の3つの研修課程からなる生涯研修制度がスタートした。また倫理委員会（現「綱紀委員会」）が発足し，翌2000年には本会会員に対するクライエントからの苦情等対応の関連規定の整備や苦情対応窓口の設置とその担当者のためのマニュアルや組織としての会へのクレームに対する対応システムの整備も行った。その一方で，本会会員が「誹謗・中傷」によって不当な扱いを受けている場合に，本会が会員への支援を行うシステムを整備した。

このような歩みは，2000年施行の社会福祉基礎構造改革と介護保険と相まって成年後見制度の担い手としてのあり方を強めていった（**表1-3**）。

さらに2000年にはカナダのモントリオールで

表 1-3 社会福祉基礎構造改革とソーシャルワークの展開

西暦	社会の動き	日本社会福祉士会の動き	内容
1996年		「成年後見制度研究委員会」を発足	措置から契約への流れのなかで、福祉サービスの契約制度において権利擁護の仕組みが必要であることを重視し、権利擁護の仕組みを構築するための組織的な基盤づくりを開始
1997年	介護保険法（法律第123号）が成立	ケアマネジャー指導者養成講習会を開催	ケアマネジメントの普及・制度の定着化を図る
1998年6月	「社会福祉基礎構造改革について（中間まとめ）」（社会保障審議会基礎構造改革分科会）公表（6月）	成年後見人養成研修を開催（10月）	社会福祉士が成年後見を受任するための基盤整備を開始
1999年		「成年後見センターぱあとなあ」[※1]を創設	第三者による成年後見人等の役割を担う専門職の一つとして社会福祉士が認知されるようになった
2003年		ハンセン病回復者および家族の地域生活を支援するための相談センター（ハート相談センター）[※2]を開設	
2006年	介護保険制度の見直し（地域包括支援センターの設置など）	地域包括支援センター社会福祉士実務研修を開催	地域包括支援センターは社会福祉士が必置となった。これによって初めて社会福祉士は実質的な業務独占を得ることとなった
2007年	社会福祉事業に従事する者の確保を図るための措置に関する基本的な指針の公表「社会福祉士及び介護福祉士法」の改正	司法領域におけるソーシャルワークの必要性が協議され、翌年に調査研究が開始。都道府県社会福祉士会の地域生活定着支援センターの受託につながる	「社会福祉士及び介護福祉士法」の改正の附帯決議において、社会福祉士の職域を司法、労働、保健医療へと拡大すべきと指摘された
2011年		3月11日に起きた東日本大震災に際し、今までの災害支援の経験を踏まえ、翌日には災害対策本部を設置し、都道府県社会福祉士会と連携した支援体制を構築	
2013年	「生活困窮者自立支援法」が成立		衆議院付帯事項として、自立相談支援事業の相談員については社会福祉士等の配置を検討することが決議された
2014年	「子どもの貧困対策に関する大綱」が閣議決定	日本精神保健福祉士協会と連名で文部科学大臣および内閣府特命大臣に要望書を提出	
2016年	「成年後見制度の利用の促進に関する法律」が成立		
2017年	「成年後見制度利用促進計画」（基本計画）が閣議決定	8つの都道府県社会福祉士会が地域生活定着支援センターを受託	基本計画では社会福祉士会および社会福祉士の役割についてふれられている

※1 2003年「権利擁護センターぱあとなあ」と改称。本会の権利擁護実践（損害賠償保険の開発・加入など）を支える役割を担う。
※2 社会福祉専門職団体協議会（IFSW加盟4団体）が示したハンセン病回復者に対する支援は、ソーシャルワーカー全体の問題であるとの認識の下に開始。2012年には社会福祉法人ふれあい福祉協会の「社会復帰者相談事業」の一環として現在に至っている。

開かれたIFSW総会において「ソーシャルワークの定義」が採択され，ソーシャルワークの価値・理論・実践が改めて明文化された。それを受けて2005年に社団法人日本社会福祉士会は倫理綱領（「社会福祉士の倫理綱領」および「社会福祉士の行動規範」）の採択に至った。

このほか，ホームレスや新しい貧困層への支援では，2004年に専門職が相談員として利用できる『ホームレスの自立を支援する相談員の手引き』を独自に作成，2009年就労支援委員会として『ソーシャルワーク視点に基づく就労支援実践ハンドブック』（中央法規出版）の出版，滞日外国人への支援では2012年『滞日外国人支援の実践事例から学ぶ多文化ソーシャルワーク』（中央法規出版）の出版，教育分野における支援では，新任の学校現場のソーシャルワーカー向け「自己チェックシート」の作成などを行った。

3）組織形態の改革

本会は任意団体のままでは社会的な責任を果たすうえで限界が生じてきたため，都道府県支部の社団法人化を図ったが，すべての支部が法人化するには時間がかかったため，総会決議を2006年からは，都道府県支部から選ばれた150名の代議員による代議員総会に変更した。2008年から新しい公益法人の制度が始まり，旧民法での社団法人格の取得ができていなかった支部も，「一般社団法人及び一般財団法人に関する法律」（平成18年法律第48号）で定められた「一般社団法人」として法人格を取得し，2009年度中にすべての支部が法人化された。2010年6月総会において会員個人は都道府県社会福祉士会に所属し，法人である都道府県社会福祉士会の連合体として日本社会福祉士会が構成される方針が議決され，2012年4月に連合体組織へと移行した。

本会は一貫して，その目的を「人々の生活と権利の擁護及び社会福祉の増進に寄与すること」としており事業内容は公益である。そこで，2014年4月より公益社団法人へと移行した。2015年6月には連合体組織としての理念の共有化を図り連合体組織として守るべき規律の根拠とする日本社会福祉士会憲章を定めた。このように，専門職としての資質と社会的地位の向上のための地歩を固めるとともに，社会福祉の充実，権利擁護の実現に向けて歩んでいる。

② 日本社会福祉士会の組織を知る

1）基本方針

本会は，都道府県社会福祉士会を会員とする連合体組織であり，事業の性格として公益性が高いという認識から公益社団法人となった。本会が都道府県連合体組織へ移行した際の基本方針と役割分担は**表1-4**のとおりである。

2）日本社会福祉士会の概要

(1) 総会

総会の構成は都道府県社会福祉士会の代表者となる。公益社団法人定款が施行した2014年度以降は，議決権数は47となった。

(2) 業務執行理事・理事

公益社団法人定款が施行した2014年度からは理事は13名である。そのうち，代表理事を会長，業務執行理事を副会長3名が担っている。

(3) 事業計画および予算

本会は中長期的な視点をもって事業を計画する必要性があることから，2009年度から5カ年ごとの中期計画を策定している。そして，中期計画を踏まえつつ，毎年度の事業計画および収支予算を策定している。翌年度の事業計画および収支予算は理事会で決定され，3月総会で報告される。

(4) 会員への苦情などに対応するシステム

社会福祉士の実践の拠り所は倫理綱領である。連合体組織においては，各都道府県社会福祉士会が所属する社会福祉士の懲戒などの権限を有することになるため，日本社会福祉士会と都道府県社会福祉士会が懲戒事務処理に関する委託契約を結び，日本社会福祉士会が苦情対応システムの事務を担っている。苦情対応システ

表1-4　日本社会福祉士会と都道府県社会福祉士会における移行の基本方針と役割分担

新しい連合体組織への移行における基本方針
①目的：会員が増加するなか，日本社会福祉士会と都道府県社会福祉士会が役割分担しつつ，一体とした組織をつくることで組織強化を図ること
②移行手続：連合体移行には47都道府県社会福祉士会すべての合意を得ること
③運用：移行後は当面の間，急激な事務変更は避け，現在の運用を極力継続すること
役割分担
①全国47の都道府県各々に一つ設立された都道府県社会福祉士会を正会員とする
②社会福祉士個人は都道府県社会福祉士会へ加入する
③個人会員組織のときと同様，日本社会福祉士会と都道府県社会福祉士会が一体であり日本を代表する唯一の社会福祉士の代表組織であることを示している
④社会福祉士個人は間接的に日本社会福祉士会の所属となる
会員と会活動
①日本社会福祉士会や都道府県社会福祉士会の活動は会員が参加することで成立・発展する参加型組織である
②会活動に参加することでさまざまな情報が入手できるとともにネットワークを広げることが可能であり，社会的な活動につながる
③参加する機会は日本社会福祉士会および各都道府県社会福祉士会でさまざまな形で用意されているため，積極的に会の活動への参加を期待するものである

ムは，クライエントなどから都道府県社会福祉士会の正会員の実践に対して苦情が申し立てられたとき，事実関係を調査し，倫理綱領にのっとって苦情の申し立てに対応するものである。なお，調査は綱紀委員会が行う。

(5) 会員に提供する事項

　①会報の提供，②会員専用ホームページへのアクセス，③生涯研修制度の提供，④研修機会の提供，⑤生涯研修制度管理システムへのアクセス，⑥研修会受講の会員価格の設定，⑦書籍等の割引購入，⑧社会福祉士賠償責任保険の加入権，などがある。

参考文献

- 日本社会福祉士会：日本社会福祉士会十年史，2003．
- 日本社会福祉士会：日本社会福祉士会二十年史，2013．
- 日本社会福祉士会（編）：新　社会福祉援助の共通基盤（上下巻），第2版，中央法規出版，東京，2009．
- 日本社会福祉士会：東日本大震災災害支援活動の記録；2011.3〜2012.3，2012．
- 日本学術会議第18期社会福祉・社会保障研究連絡委員会：ソーシャルワークが展開できる社会システムづくりへの提案．社会福祉・社会保障研究連絡委員会報告，日本学術会議，2003．
- 日本社会福祉士会専門社会福祉士研究委員会：専門社会福祉士認定システム構築に向けた基礎研究事業報告書，2010．
- 日本社会福祉士会（編）：社会福祉士の倫理；倫理綱領実践ガイドブック，中央法規出版，東京，2009．

Ⅲ 東京社会福祉士会

① 東京社会福祉士会の歩み

　1993年2月20日東京社会福祉士会は東京都社会福祉総合センターで設立総会を開き，日本社会福祉士会支部として一歩を踏み出した。1987年の「社会福祉士及び介護福祉士法」の交付から6年後，任意団体としての日本社会福祉士会設立から2年後の設立となった初年度から，研究大会や都民福祉講座の開催，会員の現認研修，国家試験学習会などの活動を積極的に展開した。1995年からは，地区会単位の活動を推進する取り組みも開始された。大田区社会福祉士会が最初の地区会として設立された。また，阪神淡路大震災の支援活動に多くの会員が参加した。1996年の日本社会福祉士会の社団法人化にあたっては，支部としての体制を整備した。1997年からは，郵便局を拠点とする「暮らしの相談センター」への相談員の派遣が始まり，1998年からは，「東京いきいきライフ推進センター」から「高齢者のための夜間安心電話」の事業を受託した。ホームレス支援の活動は2001年のホームレス実態調査，路上生活緊急一時保護センターのアセスメント事業を受託し，その後，生活保護・ホームレス関連委員会によって行政機関からの受託事業に展開されていった。2002年からは，社会福祉専門職団体協議会のメンバーとしてハンセン病回復者に対する支援活動も行った（**表1-5，6**）。

表1-5 東京社会福祉士会の理念

設立宣言
今，新しい時代の扉を開き われわれは　市民とともに… 仲間とともに… 新たな一歩を　歩み始める ―創り出そう，首都東京の新しい福祉の連帯―
法人理念
私たちは公益を目的とする社会福祉士の団体として，豊かな地域生活の実現のため，責任と誇りをもって「より添い，ともに悩み，育み，創り出す」ソーシャルワーク実践を行う
東京社会福祉士会の使命と役割
東京をフィールドとしてコミュニティワークを実践し，地域社会の福祉に貢献する。東京における社会施策の充実と改革に寄与する。高い倫理観を保持した，専門的実践力のある社会福祉士を育成する。時代に適合した新たな支援の構築のため，実践に基づく調査研究を行い，広く発信する。利用者本位のソーシャルワーク実践を通して，社会福祉士の社会的認知向上を図る

② 東京社会福祉士会の組織を知る

1）東京社会福祉士会の構成

　会員数の推移を**表1-7**に示す。

　2005年，東京社会福祉士会は，任意団体から社団法人へと移行し，理事会と理事会を支える運営委員と運営会議を整備した。2007年には，地域包括支援センター委員会を設置した。2008年には，刑務所出所者に対する支援活動を開始し，この活動が司法福祉委員会の設置と刑事司法ソーシャルワーカーの養成につながっている。2011年，東日本大震災では，災害対策本部

表1-6 東京社会福祉士会の歩み（年表）

西暦	内容
1993年	東京社会福祉士会設立総会 「社会福祉士」の専門職団体として設立　会員数：66人
1998年	高齢者夜間安心電話設置
1999年	3月末会員数：587人
2001年	成年後見センター「ぱあとなあ東京」設置
2001年	路上生活者支援活動開始
2002年	東京都福祉サービス第三者評価機関として認証 社会福祉専門職団体協議会のメンバーとしてハンセン病回復者に対する支援活動の開始
2003年	10年史編纂，3月末会員数：1,092人
2005年	「社団法人東京社会福祉士会」として発足
2005年	権利擁護センター「ぱあとなあ東京」に改組
2006年	3月末会員数：2,124人
2007年	地域包括支援センター委員会設置
2008年	刑務所出所者に対する支援活動開始　→司法福祉委員会の設置と刑事司法ソーシャルワーカー養成へ
2011年	3月末会員数：3,124人 　東日本大震災災害本部を設置。陸前高田への派遣，都内避難所での支援活動を行った。
2013年	設立20年の節目に「公益社団法人東京社会福祉士会」へと移行
2015年	「東京社会福祉士会の理念」の制定
2017年	3月末会員数：3,657人　→会員数4,500人を目指す 権利擁護センターぱあとなあ東京登録者数：617人 東京社会福祉士会　成年後見受任件数：2,041件
2018年	25年史編纂

表1-7 東京社会福祉会会員数の推移

年	2005	2006	2007	2008	2009	2010	2011	2012	2013	2014	2015	2016	2017	2018
人数	1,842	2,124	2,440	2,655	2,875	2,986	3,124	3,282	3,370	3,435	3,431	3,550	3,657	3,862

を設置し，陸前高田，都内避難所の支援活動を行った。この取り組みは，災害福祉委員会の活動として継続されている。2013年4月1日，2年にわたる検討と準備期間を経て，東京社会福祉士会は，公益社団法人に移行した。公益社団法人にふさわしい組織体制を再構築するために，従来，会運営を実質的に担ってきた運営会議を廃止し，理事会を中心とした運営体制を確立した。各委員会は，会務を系統的に執行するために6つのセンター（生涯研修センター，調査・研究センター，権利擁護センターぱあとなあ東京，ソーシャルワーク協働事業センター〔2018年5月より低所得者支援事業センターを名称変更〕，事業推進センター，地区支援センター）に再編し，連絡調整のためのセンター全体会議を設置した（図1-1）。現在，41の地域社会福祉士会が地域ごとそれぞれの活動を展開している。（表1-8）

2）東京社会福祉士会の概要

(1) 総　会

定時総会を毎年6月に開催し，理事監事の選

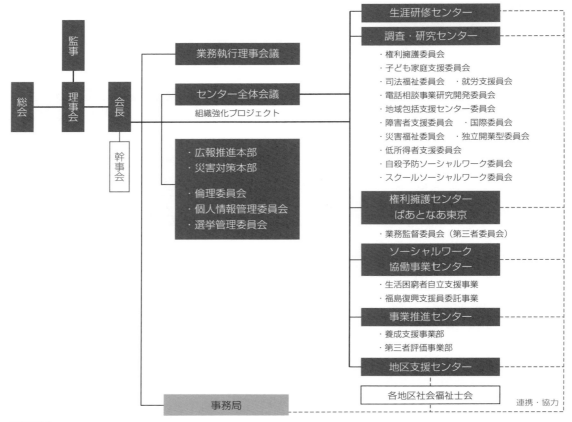

図 1-1 東京社会福祉士会の組織図

表 1-8 東京社会福祉士会の支部

区部東：	江東社会福祉士会 荒川社会福祉士会 あだち社会福祉士会 かつしか社会福祉士会 江戸川社会福祉士会
区部西：	杉並社会福祉士会 渋谷社会福祉士会 新宿区社会福祉士会 なかの社会福祉士
区部南：	おおた社会福祉士会 世田谷社会福祉士会 目黒社会福祉士会 品川社会福祉士会 中央5区社会福祉士会
区部北：	板橋区社会福祉士会 ねりま社会福祉士会 北区社会福祉士会 豊島社会福祉士会 文京社会福祉士会
多摩南：	八王子社会福祉士会 町田社会福祉士会 府中社会福祉士会 調布社会福祉士会 いなぎ社会福祉士会 多摩社会福祉士会 日野社会福祉士会 こまえ社会福祉士会
多摩北：	西多摩社会福祉士会 清瀬・東久留米社会福祉士会 立川社会福祉士会 三鷹武蔵野社会福祉士会 昭島社会福祉士会 国分寺社会福祉士会 東大和武蔵村山社会福祉士会 こだいら社会福祉士会 西東京市社会福祉士会 東村山社会福祉士会 くにたち社会福祉士会 小金井社会福祉士会
島しょ：	三宅島社会福祉士会 八丈町社会福祉士会（未組織：その他の島しょ）

任，貸借対照表および損益計算書（正味財産増減計算書）の承認，定款・規則の変更などを決議し，理事から東京社会福祉士会の事業概況を説明，報告する。書面表決による者も含め，7割を超える出席が必要である。

(2) 理事会

全理事と監事および相談役の出席の下，会の業務執行の決定，理事の職務の執行の監督，会長・副会長および業務執行理事，職責者の選定および解職の職務を行っている。

理事は，14名（学識経験理事4名，会員理事10名〔センター推薦5名，立候補5名〕）。具体的には，費用対効果を踏まえた事業計画であることの確認と事業展開に必要な職員の体制づく

り（採用・役割分担）を行っている。また，コンプライアンスの徹底を図り，定款や規則・規程を意識し，リスクマネジメントを行う組織内のスーパービジョン体制を構築していくことが重要な役割である。

(3) 業務執行理事会議，幹事会

会長の諮問機関としてそれぞれ毎月1回開催する。会の重要な課題について業務執行理事が協議し，意見集約と会の運営に関する情報共有を行う。

(4) 倫理委員会

会員に対する苦情が申し立てられたとき，事実関係を調査し，倫理綱領にのっとって苦情の申し立てに対応する。詳細は，「会員に対する苦情への対応及び会員に対する懲戒手続に関する規則」「倫理委員会規則」「懲戒基準規則」などによる。懲戒には，「厳重注意」「戒告」「除名」の3種類がある。

(5) 災害対策本部

災害支援協力員の養成を行う。また災害発生時には，災害対策本部を立ち上げて，協力員の派遣を行う。東京都との協定や，災害復興町づくり支援機構等との他職種との連携を協議している。

(6) 事業計画および予算

事業計画は，5つの重点施策を中心に会の活動を展開している。会の活動を活性化し着実に「東京社会福祉士会の使命と役割」を果たしていくことで，積極的な活動展開と成果還元による成長スパイラルを構築していくことである。また，中・長期計画を策定するために組織強化プロジェクトチームが立ち上がっている。事業規模は，設立当初の予算136万円余から2億4,000万円に達している。

(7) 会員と会活動

調査・研究センターの委員会活動は，魅力的な会づくりのための中心的な活動である。独立開業型委員会，自殺予防ソーシャルワーク委員会の新設を含めて13の委員会活動が展開されている。地区社会福祉士会の活動，委員会活動，各センター委員，研修のファシリテーター，理事等に積極的な参加を期待するものである。日々の一人ひとりの意識化されたソーシャルワーク実践を支えていくこと，本人主体の制度の運用や改正につなげていくことが職能団体の活動である。そして，各センターの事業推進にあたっては，時代が求めている①特定の分野に関する専門性のみならず福祉サービス全般についての一定の基本的な知見・技能を有し，②「分野横断的に福祉サービスを提供できる」人材であり，③アセスメント・マネジメント・コーディネート能力を持つ人材を養成し，「新しい地域包括支援体制を担う人材の育成・確保」することが求められている。

(8) 会員に提供する事項

①広報誌の提供，②会員専用ホームページへのアクセス，③認証研修・生涯研修制度の提供および研修機会の提供，④生涯研修制度管理システムへのアクセス，⑤実践研究大会の開催，⑥行政・社会福祉協議会等の各種委員会委員・講師の紹介，⑦スーパービジョンコーディネート，などを提供している。事務局の体制として，会全体の運営と事業推進をサポートし，会員の活動を底辺から支えることにより東京社会福祉士会の成長と発展に寄与している。

参考文献

- 東京社会福祉士会：公益社団法人東京社会福祉士会創立25周年記念誌，2018．

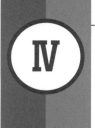

生涯研修制度と認定社会福祉士制度

2014年4月1日付で，初めての民間認定資格「認定社会福祉士」178名が誕生した。ここでは，社会福祉士から認定社会福祉士，認定上級社会福祉士へのステップに至る，時代の要請を受けながら変化してきた「社会から求められる社会福祉士像」を紹介する。

社会福祉士に求められる「研鑽力」

1）生涯研修制度の自己研鑽

2007年の「社会福祉士及び介護福祉士法」の一部改正では，社会福祉士の定義が現在の定義に変更されただけではなく，義務などにも新たな規定が加えられた。その一つが「資質向上の責務」（第47条の2）であり，その意図するところは資格取得後の自己研鑽にあった。

2）日本社会福祉士会の責務と生涯研修制度

生涯研修制度基本規則＊の第1条には，「公益社団法人日本社会福祉士会は定款第6条第4号及び第5条に基づき社会福祉士の専門性の向上のため本会生涯研修制度に関して必要な事項を定める」とある。その定めにより日本社会福祉士会は，都道府県社会福祉士会に所属する社会福祉士への責任として生涯研修を行い，社会福祉士の責務である専門性の向上と自己研鑽を支援している。生涯研修制度の実施機関は日本社会福祉士会が1999年に設置した生涯研修センターである。

生涯研修制度は「基礎課程」と「専門課程」で構成される。生涯研修制度の対象者は現に実践を行っているか否かは問わず，すべての社会福祉士である。生涯研修制度において，研鑽の責務がある社会福祉士にとって，基礎課程，専門課程の修了認定は，研鑽を積んでいる社会福祉士であることの証明となる。

② 社会福祉士に求められる「実践力」

1）認定社会福祉士認証・認定機構の創設と資格制度

2007年に「社会福祉士及び介護福祉士法」の一部改正が行われた際に法の実施にあたって付記された附帯決議には「社会的援助を必要とする者が増加していることにかんがみ，重度の認知症や障害を持つ者等への対応，サービス管理等の分野において，より専門的対応ができる人材を育成するため，専門社会福祉士及び専門介護福祉士の仕組みについて，早急に検討を行うこと」と示された。

日本社会福祉士会の生涯研修制度では，研修を積み重ねたという証明にはなるが，求められる実践力を評価・証明することにはならない。実践力の評価・証明には公正中立な第三者機関による認定制度が必要であった。そこで，日本社会福祉士会は他の複数の関係団体と共に，生涯研修制度とは別の実践力を担保する仕組みを検討した。

その結果を受けて2011年10月に認定社会福祉士認証・認定機構が設立され，2012年4月に「認定社会福祉士制度」が創設された。認定社会福祉士認証・認定機構は認定社会福祉士なら

＊日本社会福祉士会：生涯研修制度基本規則，生涯研修センター規則第1号（最終改正2015年3月14日），2015．

表1-9 認定社会福祉士と認定上級社会福祉士

【具体的な活動場面や役割のイメージ】

	認定社会福祉士（○○分野）※	認定上級社会福祉士
定義	「社会福祉士及び介護福祉士法」の定義に定める相談援助を行う者であって，所属組織を中心にした分野における福祉課題に対し，倫理綱領に基づき高度な専門知識と熟練した技術を用いて個別支援，他職種連携および地域福祉の増進を行うことができる能力を有することを認められた者	「社会福祉士及び介護福祉士法」の定義に定める相談援助を行う者であって，福祉についての高度な知識と卓越した技術を用いて，倫理綱領に基づく高い倫理観をもって個別支援，連携・調整および地域福祉の増進等に関して質の高い業務を実践するとともに，人材育成において他の社会福祉士に対する指導的役割を果たし，かつ実践の科学化を行うことができる能力を有することを認められた者
活動	・所属組織における相談援助部門で，リーダーシップを発揮 ・高齢者福祉，医療など，各分野の専門的な支援方法や制度に精通し，他職種と連携して，複雑な生活課題のある利用者に対しても，的確な相談援助を実践	・所属組織とともに，地域（地域包括支援センター運営協議会，障害者自立支援協議会，要保護児童対策協議会等）で活動 ・関係機関と協働し，地域における権利擁護の仕組みづくりや新たなサービスを開発 ・体系的な理論と臨床経験に基づき人材を育成・指導
役割	・複数の課題のあるケースへの対応 ・職場内のリーダーシップ，実習指導 ・地域や外部機関との窓口，緊急対応，苦情対応 ・他職種連携，職場内コーディネートなど	・指導・スーパービジョンの実施 ・苦情解決，リスクマネジメントなど組織のシステムづくり ・地域の機関間連携のシステムづくり，福祉政策形成への関与 ・科学的根拠に基づく実践の指導，実践の検証や根拠の蓄積
分野	・高齢分野，障害分野，児童・家庭分野，医療分野，地域社会・多文化分野	・自らの実践に加え，複数の分野にまたがる地域の課題について実践・連携・教育

※ 認定社会福祉士は分野ごとの認定
認定社会福祉士認証・認定機構 HP：「認定社会福祉士」「認定上級社会福祉士」とは．（http://www.jacsw.or.jp/ninteikikou/contents/02_seido/02_shigoto.html）より引用・改変

びに認定上級社会福祉士の認定および認定制度の対象となる研修を認証する公正中立な第三者機関である。認定社会福祉士制度の対象は，生涯研修制度とは異なり「現に実践者である社会福祉士」に限定されている。なお附帯決議では，「専門社会福祉士」という名称が使用されていたが，認定社会福祉士認証・認定機構は，社会福祉士の実践力に応じて，「認定社会福祉士」と「認定上級社会福祉士」の二段階の資格を設定し，それぞれの定義，期待される役割などを提示した（**表1-9**）。

2）認定社会福祉士制度の意義

認定社会福祉士制度と認定社会福祉士は，教育団体，職能団体，経営者団体，有識者等からの期待や社会福祉士の将来の展望をも託されて誕生した。社会福祉士が認定社会福祉士を取得する意義は[*1]，①自分のために，②相談者（クライエント）のために，③すべての社会福祉士のために，④国民の福祉の増進のためにである。認定社会福祉士認証・認定機構が示した2025年・中期目標の認定社会福祉士数は7,000人（社会福祉士会は5,000人）[*2]である。実践力を担保した認定社会福祉士が増えることは社会

---

*1 日本社会福祉士会：認定社会福祉士取得のすゝめ，2019年3月28日更新版．https://www.jacsw.or.jp/10-senmon/nintei/files/ninteitorokusyutokunosusume.pdf（2019. 3. 28閲覧）
*2 日本社会福祉士会：認定社会福祉士を目指そう；新しい認定社会福祉士取得ルートが始まります．日本社会福祉士会ニュース，180：4-7，2016．

福祉士の周知と地位向上に必ず寄与するものと期待されている。

認定社会福祉士では①現にソーシャルワークの実践者であることの証明，②5つの分野専門のなかから，明示された専門領域の証明，③実践力を習得していることの証明が認定される。

実際に認定社会福祉士登録機関から届く認定社会福祉士の登録証（A4版）には，専門領域，名前，社会福祉士登録番号，認定社会福祉士登録番号，登録回数および有効期間，初回登録日が記載されている。また，認定社会福祉士取得者の氏名などは日本社会福祉士会のホームページで公表され，誰でも見ることができる。

3）認定社会福祉士制度のねらい

認定社会福祉士制度の目的は*，社会福祉士としての能力開発とキャリアアップを支援し，その習得した実践力を認定することにある。そのねらいは，①社会福祉士の質を一定水準以上に保つことにより，社会のニーズに適切に対応できるようにする。また，そのような社会福祉士を可視化する，②社会福祉士が自らのキャリア形成について先の見通しを立て，計画的に研鑽を積み重ねることが可能になる，という点である。

4）認定社会福祉士制度の効果

認定社会福祉士制度の効果*としては，①社会福祉士の雇用の安定や待遇改善がなされ，それに伴う職場の定着率の向上が図られ，事業者は安定的な人材確保ができること，②社会福祉士有資格者は認定制度により質の担保がなされるというキャリア形成システムへの信頼は，若年者・未経験者の雇用や育成などにおいてそれらの将来性への信頼とつながること，③後進育成のシステムは，社会福祉士の養成過程へのフィードバックともなること，という点があげられる。

5）認定社会福祉士の課題

認定社会福祉士が，所属組織を中心とした相談援助部門でリーダーシップを発揮し，複雑なケースに対応でき，職種間連携のキーパーソン，地域や外部機関の窓口等を担うようになるには制度が熟すまでしばらく時間がかかる。

③ 認定社会福祉士取得のルート

認定社会福祉士認証・認定機構は認定社会福祉士取得のルートとして，**図1-2**のように通常ルートを含めて6つのルートを示している。左から3番目の「日本社会福祉士会生涯研修ルート」は，生涯研修制度の基礎課程修了者のルートになっており，生涯研修制度の基礎課程が認定社会福祉士認証・認定機構により認証されていることから，認定社会福祉士制度の共通専門研修修了10単位として認められることに基づいている。このルートは日本社会福祉士会の生涯研修制度と認定社会福祉士認証・認定機構の認定社会福祉士制度がリンクしている点に特徴がある。認定社会福祉士認証・認定機構は，各社会福祉士がどのルートが自分に適しているか自己研鑽のイメージを描き，認定社会福祉士取得のための研修計画を立てることを勧めている。なお，認定社会福祉士ならびに認定上級社会福祉士の資格を維持するためには，5年ごとの更新があり，更新のための単位取得が必要である。また，認定社会福祉士から認定上級社会福祉士にステップアップするには更新回数により決められた単位の取得が必要となる。

④ 東京社会福祉士会独自の認証研修

東京社会福祉士会では，会員に向けて積極的に認定社会福祉士取得を呼びかけている。認定社会福祉士認定申請をするときの要件は**表1-10**のとおりである。

東京社会福祉士会では，共通専門研修10単位

---

* 日本社会福祉士会生涯研修センター：社会福祉士生涯研修手帳，2018．

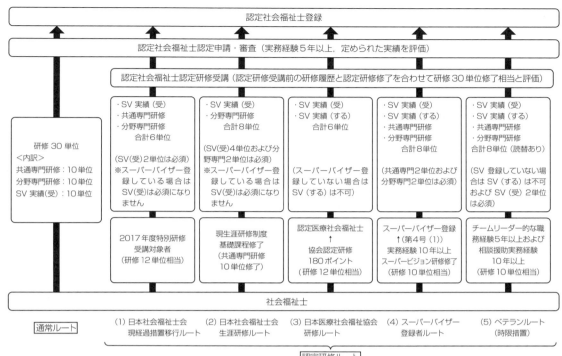

図1-2 認定社会福祉士取得ルート
認定社会福祉士認証・認定機構HP. http://www.jacsw.or.jp/ninteikikou/contents/04_kojin/files/07_shin_ninteiroot/files/flow.pdf より引用・改変

表1-10 認定社会福祉士認定申請要件

①社会福祉士資格および相談援助実務経験5年以上
②ソーシャルワーカーの職能団体で倫理綱領と懲戒の機能を有する団体の正会員
③定められた経験目標（経験すべき実務）の実績
④認証された研修30単位の受講である。認証された研修とは，都道府県社会福祉士会等の職能団体，大学等の教育機関などが実施しているもので「機構」の認証を得た研修をいう。30単位の内訳は，共通専門研修：10単位，分野専門研修：10単位，スーパービジョン実績（受ける）：10単位である。

の受講について会員が選択できるように①基礎研修体系受講，②科目ごと体系受講の2通りの受講方法を提案している（**図1-3**）＊。

基礎研修体系受講とは，日本社会福祉士会の生涯研修制度の基礎研修受講をいい，基礎課程を修了して10単位を取得する方法である。受講科目が基礎Ⅰから基礎Ⅲを通して横断的に計画されており期間は3～6年間で修了する。取得ルート一覧表では日本社会福祉士会生涯研修ルートにあたる研修でもある。

一方，東京社会福祉士会が提案する科目ごと体系受講は，科目ごとに研修を受講・修了する方法で，期間の定めがなく受講者の都合に合わせて受講が可能となる。特徴は，東京社会福祉士会が独自に認定社会福祉士認証・認定機構から5科目の認証を取得する点にある（一部検討中）。取得ルート一覧表での通常ルートを想定している。認定社会福祉士を目指すか否かにかかわらず受講が可能であり，会員は柔軟に計画を立てながら，研修受講を進めることが可能になる。この研修は2018年度より順次開催されている。

＊ 東京社会福祉士会：これから認定社会福祉士取得を目指す方に．東京社会福祉士会ニュース，242：15-17, 2018.

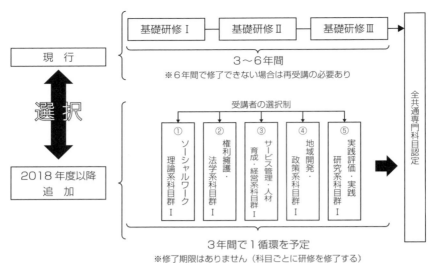

図1-3 2つの認定社会福祉士取得のルート

参考文献

- 東京社会福祉士会：認定社会福祉士取得に関わる認証研修の取組みについて．東京社会福祉士会ニュース，239：20-23，2017．

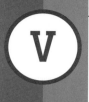

V 時代は社会福祉士を必要としている；明石市長が示す展望

① 社会福祉士は必要とされている

　私自身も社会福祉士と弁護士の資格をもつ者として，専門職への期待は大きい。その分，正直に申し上げて現在の社会福祉士の働き方には不満がある。

　対人援助の専門性を活かしきれていないし，ソーシャルアクション概念を学んだはずなのにアクションせず，世の中を変えるという強い意識が欠けているように見える。職場でも安値で雇われてその立場に甘んじているのは見ていて歯がゆいばかりだ。

　本来社会福祉士は，市民生活のさまざまな課題に，総合的かつ継続的にかかわれるはずで，そのためには弁護士や医師よりも能力が高く，使命感のある人がなるべきだと思っている。それにもかかわらず現状は資格が職業と結びつかず，社会的地位も上がっていない。現在のポジションでは，安定的に誇り高く働くことや，行政や政治とつながって現実的な政策提言をすることはできそうにない。では現状を変えるにはどうすればいいか。私の考えを述べる。

　日本は歴史的に個人単位ではなく，大家族，ムラ社会のなかで社会保障を担ってきた。近年の核家族化，都市化により家族では抱えきれなくなった社会保障が，ようやく社会化されつつある段階である。そこで登場した社会福祉士という専門職には，高度な専門性が求められるが，業務独占に至っていない。スクールソーシャルワーカーなど現場からのニーズはあるにもかかわらず，そのニーズに応えられていないようにみえる。

　しかし，諦めるのは早い。人権保障や世直しといった採算性の合わない分野には，公務員として位置づき，正規職員の権限と責任をもって働くという方法がある。

　例えば，現在，社会福祉士の職場は高齢者の部門が多いが，児童虐待の件数が増加しているのは明らかで，そこにもニーズはある。時代に先んじて，研修をしておくことも必要ではないだろうか。また，日本社会福祉士会として全国の児童福祉司の研修を請け負うという方法もある。刑務所などの施設でも，福祉職の採用は始まっている。ニーズはあるのに，後手に回っているのではないか。

　専門職が誇りをもって働くのは，自分のためではない。支援を必要としている国民のためだ。力をつけて，声をあげて，社会を変える立場にあることに早く気づくべきで，気づいたら，努力をするべきだ。自分たちが必要とされているのに，なぜ遠慮する必要があろうか。

　600万，700万円の年収を得ることを考えると，現在の社会福祉士の資格だけでは不十分で，公務員試験に合格するレベルは必要だ。特定の専門分野の研修を行い，プラスアルファの認定資格をつくり，専門性を高めて，職能団体としてお墨つきを与えて公務員並みの給与を求めるのも一つの方法であろう。

② 明石市における専門職の活用

　明石市では，社会福祉士だけでなく，弁護士，精神保健福祉士，臨床心理士，手話通訳士など50人以上の専門職を，全国公募で採用している。2018年度には，任期のない本格的な「福

祉職採用」も開始した。

私が採用した専門職に必ず最初に言う言葉は、「みんなと仲良く」と「魂を失うな」の2つである。公務員として働くには、使命感だけでは十分ではない。協調性、社会性がなければ、行政職とチームで働けない。わからずやだと思う相手も含めて、行政職員の気持ちを変えていくこともソーシャルアクションである。そして、仲良くはしても、染まらず、使命感を忘れずに働いてほしいという意味だ。

明石市の専門職採用の大きな特徴の一つは、常勤の正規職員であるということである。正職員であることで緊急支援、継続的な支援が可能になる。また、一般行政職員やほかの専門職員とのチームアプローチも可能になる。もう一つは、専門職員は職種ごとに1人ではなく、複数採用するようにしていることである。1人だと孤立したり、その人個人の考えだけが正解と受け取られたりするおそれもある。専門職といっても1人を絶対と考えず、複数の意見を聞くことが必要だと考えている。また専門職員同士も、複数いればお互いに情報・意見交換をしながら成長することができる。

私は、専門職は一般行政職の仕事もしたほうがいいと考えている。専門職としてのみ働くのではなく、専門職の素養があることにより公務員としてもできることが広がったり高まったりするのではないだろうか。例えば本市の弁護士職員も、常に弁護士業務をしているわけではなく、「弁護士の素養がある、法律に詳しい職員」として庁内のさまざまな部署で日常の職務にあたっている。

一般行政職の仕事も担当することにより、市民のニーズや地域の課題を一般行政職員と共有できる。市役所内の他部門とも信頼関係を築くことができ、関係課との調整や外部機関との調整がしやすくなる。つまり、日常的に一般行政職と共に仕事をすることが市民にとってプラスになり、市にとって専門職が不可欠な存在となるのである。キーワードは「ワンストップ」「アウトリーチ」「チームアプローチ」の3つである。

専門職は、1対1で仕事を依頼されると、お金をくれる人のために働くので、宿命的に依頼者に弱い立場になる。その点自治体職員となれば、子どもや市民のために働くことができるのである。

③ 明石市におけるソーシャルアクションの実践

困っている人を本当に助けるためには、個別救済だけでなく、制度そのものを変える必要がある。「困っている人がいますよ」と言うだけでは、何も変わらない。

私は、誰もが暮らしやすい共生のまちづくりを、「いつまでも・みんなで・助け合おう」と表現している。誰一人排除しないインクルーシブ社会をつくるという、明石市が進めてきたやさしいまちづくりの理念は、2015年に国連で定められた国際社会の共通目標、SDGs（Sustainable Development Goals、持続可能な開発目標）の基本理念と重なる。社会福祉士の資格をもつ市長として、私が明石市で実践しているソーシャルアクションをいくつか紹介する。

1）子ども施策

明石市では、貧困家庭の子どもだけでなく、すべての子どもを対象にユニバーサルな施策を展開している。中学校卒業までの子どもの医療費の無償化、第2子以降の保育料の無償化にも、所得制限はかけていない。子どもを親の収入で線引きすることはしない。

母子健康手帳の交付時の妊婦との面接も、乳幼児健診も、市役所に来ないケースは問題を抱えていたり、虐待を受けていたりする可能性があるので、職員が訪問して、必ず100％の子どもに会っている。妊婦の場合はお腹の中の赤ちゃんに会うのだと職員には指示している。

市内の全28小学校区に子ども食堂を開設し、子どもが歩いて行ける範囲に地域の大人の目が届く「気づきの拠点」を設けた。さらに2019年4月にはJRの駅前に児童相談所を設置、社会

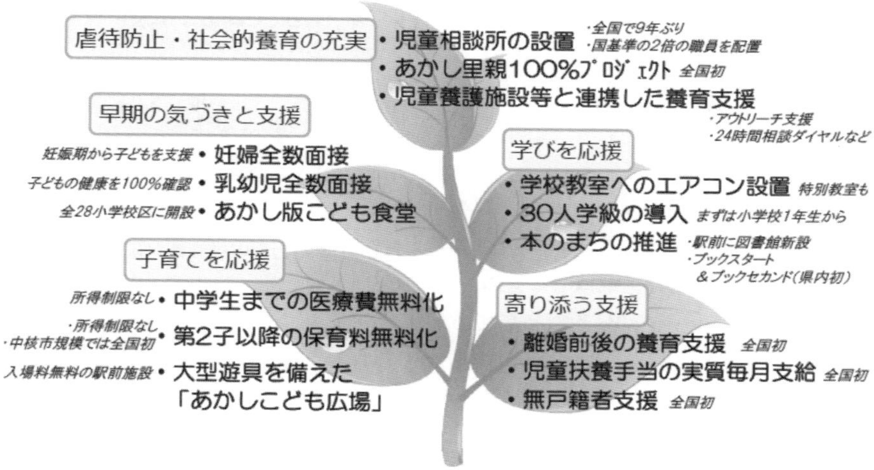

```
                                          ・全国で9年ぶり
虐待防止・社会的養育の充実  ・児童相談所の設置  ・国基準の2倍の職員を配置
                        ・あかし里親100%プロジェクト 全国初
     早期の気づきと支援    ・児童養護施設等と連携した養育支援
  妊娠期から子どもを支援 ・妊婦全数面接             ・アウトリーチ支援
  子どもの健康を100%確認 ・乳幼児全数面接           ・24時間相談ダイヤルなど
  全28小学校区に開設 ・あかし版こども食堂  学びを応援
                                ・学校教室へのエアコン設置 特別教室も
       子育てを応援           ・30人学級の導入 まずは小学校1年生から
  所得制限なし ・中学生までの医療費無料化 ・本のまちの推進 ・駅前に図書館新設
  所得制限なし                                        ・ブックスタート
  中核市規模では全国初 ・第2子以降の保育料無料化            &ブックセカンド(県内初)
  入場料無料の駅前施設 ・大型遊具を備えた     寄り添う支援
          「あかしこども広場」   ・離婚前後の養育支援 全国初
                              ・児童扶養手当の実質毎月支給 全国初
                              ・無戸籍者支援 全国初
```

図1-4 明石市のこども総合支援

福祉の資格がベースとなる児童福祉司を国基準の2倍採用し，今後さらに充実させるべく検討している。「里親100%プロジェクト」や児童扶養手当の毎月支給など，セーフティネット施策も進めている（図1-4）。

2）障害者支援

生まれてから死ぬまでに誰の支援も必要としない人間はいない。一人ひとりの市民が支援を必要とするときに必要な支援をして，暮らしにくさを解消することが行政の責任と考えている。

明石市では，聴覚障害者が手話を使いやすい環境を整備し，手話通訳や要約筆記，点訳，音訳などで情報・コミュニケーション保障を受けられるように「手話言語を確立するとともに要約筆記・点字・音訳等障害者のコミュニケーション手段の利用を促進する条例」（手話言語・障害者コミュニケーション条例）を全国で初めて制定した。条例検討委員会は当事者，支援者を中心に，事業者にも参加いただき，当事者，本人目線の障害者施策を展開している。

また，「障害を理由とする差別の解消の推進に関する法律」（障害者差別解消法）の施行に合わせて「明石市障害者に対する配慮を促進し誰もが安心して暮らせる共生のまちづくり条例」（障害者配慮条例）を制定し，事業者が障害者に対する合理的配慮を実施する際の経費を市が助成する公的助成制度を全国で初めて創設した。現在は明石駅前を中心に，市内300以上の店舗が制度を利用し，筆談ボードや点字メニューを導入し，折り畳み式の簡易スロープを設置して，まちの風景が変わってきた。まちの風景が変わると人の気持ちもやさしくなる。制度を利用したお店の店員が手話を学び始めたり，「他にできることはないか」と新しい提案をしてくれるなど，うれしい報告もある。とはいえ，残念ながら今はまだ，車椅子でどの店にでも自由に入れる状況にはない。今後公的助成制度を拡充して，誰もが入りたい店で食べたいものを食べられるまちにしたいと考えている。

3）犯罪被害者支援と更生支援

明石市は全国に先駆けて，犯罪被害者支援と犯罪者の更生支援に取り組んできた。相反する施策のようだが，犯罪被害者を生まないためには，加害者を出さないことが必要で，高い再犯率をどう下げるかが重要になる。被害者支援と更生支援は，誰もが安心して暮らせるまちづくりのための車の両輪であり，どちらが欠けてもいいというものではない。そしてこのテーマを

進めるには，福祉分野と司法分野の連携が不可欠である。「あっち行け」ではなく「おかえりなさい」が言える誰も排除しないまちづくりを進めている。

4）高齢者支援

すべての市民にはもちろん高齢者も入るが，一般的な「高齢者」の概念での施策はしていない。高齢者すべてが必ずしも支援を必要としているわけではない。支援が必要な「要支援高齢者」と「元気高齢者」がいるのだから，元気高齢者には支え手として活躍してもらえるように応援をする施策をとっている。一方，認知症検査を受診する費用を助成する制度を全国で初めて新設するなど，新たな施策もスタートした。

「すべての子どもをまちのみんなで支える」という考え方を，「すべての市民をまちのみんなで支える」に拡大し，子ども，障害者，高齢者を一緒に地域で支える地域総合支援センターを市内6カ所に開設し，専門職による総合的で幅広い相談・支援体制を整え，センターに来られない人には個別訪問をするなど，厚生労働省の「我が事・丸ごと」を地域で実現しようとしている。

これらの市民一人ひとりのニーズに寄り添う施策により，明石市は6年連続の定住人口の増加，交流人口の増加，出生数の増加，住宅需要の増加，新規出店の増加，税収の増加，市の基金増額と，7つのV字回復を達成した。これらはさらに相乗効果を生み，好循環が生まれている（図1-5）。

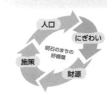

図1-5 明石市の好循環システム

社会福祉士への期待

これからは「福祉と司法の連携」が間違いなく重要になる。日本では，本来福祉分野が担うべきテーマを司法分野に位置づけてしまったために，支援に結びついていないケースが多い。連携を始めても，定着するには時間も労力もかかる。例えば刑務所に採用された社会福祉士は，異文化組織で働くことになり，孤立しがちである。専門職を孤立させては，力を発揮できなくなる。

専門職は，集団とつながっていることに意味があると考えている。専門職集団から応援をもらって，自分をバージョンアップしていくべきで，バージョンアップしない人は専門職とはいえない。つまり，集団から孤立したら専門職たり得ないのである。また，同様の職場で働く者同士のネットワークづくりも必要になるであろう。

筆者がいつも専門職の人にお願いするのは，「高く」「広く」「強く」の3つである。

①「高く」

社会福祉の専門家として，専門性の向上に努めていただきたい。そのためには日々の精進が必要となる。社会の動きをビビッドに感じながら，政策を企画立案できる力をつけていただきたい。

②「広く」

自身の知識の幅を広げることはもちろん，幅広い隣接領域との対等な立場での連携をもっていただきたい。医師，臨床心理士などと連携することにより，さらに専門性が活かされることになる。

③「強く」

権利擁護者としての自覚と使命感をもっていただきたい。皆さんの仕事は，自分たちのためだけでなく社会全体のためなのだという強さと自信をもって働いていただきたい。

専門職団体としての日本社会福祉士会のこれからの課題は，「自らの生活保障」と「やりが

い」をどう制度化するかである。

　日本社会福祉士会は，ほかの専門職団体や自治体とのネットワークを作り，多様な研修によって人材育成をし，人材の供給源となるべきである。スーパーバイズ機能をもつなど，集団が全体として力を発揮することで，社会福祉士が活躍する分野は広がるし，国民のニーズに寄り添うことができる。

　「標準家庭」と聞いて，どのような家庭を思い浮かべるだろうか。父親はまじめに働き，母親は専業主婦で子育てに熱心，夫婦仲睦まじく，2人の子どもはかわいくて健全という家庭だろうか。現実は違う。父親はアルコール依存で暴力を振るって働かず，母親は精神を病んで子育てに無関心，子どもは不登校で，認知症の祖母の介護が必要，というような，いくつもの支援が必要な家庭を「標準家庭」と考えるように私は常々職員に言っている。そうすれば，介護の担当者が家庭訪問したとしても，介護だけでなく，生活支援，就労支援，障害者支援，子ども支援など，いくつもの部署にわたる支援が必要な家庭が当たり前だと思えるからである。それを標準と思っていないから，タテ割りの対応をしてしまう。時代が変わっているのだから，発想を転換する必要がある。

　そのような家庭の支援こそ，社会福祉士をはじめとする専門職が活躍する場である。ニーズは確かにある。時代が専門職を必要としているのに，専門職団体がついてきていないのが現状だ。厚生労働省が進める「我が事・丸ごと」を担えるコミュニティソーシャルワーカーが必要になり，そのような人材を育て，コーディネートできる存在も必ず必要になる。時代は動いているのだから，時代を先回りして人材育成をしておくことで，専門性の担保と業務独占ができるのではないだろうか。

　社会福祉士という資格が，一定の収入があり，困ったときに頼りになるかっこいい職業として，子どもたちのあこがれとなることを期待して，私からのエールとしたい。

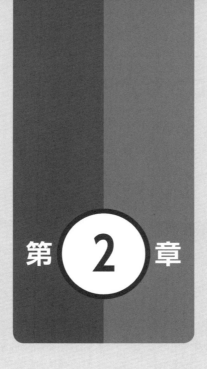

第 2 章

ソーシャルワーカーの素地

本章では，ソーシャルワーカーの基盤を固めるために，社会福祉制度やその根拠となる憲法や国家機構，社会福祉隣接領域の社会科学，社会福祉学やソーシャルワークの変遷，さらに臨床倫理や意思決定支援等について確認する。
ソーシャルワークの定義の真意を踏まえた包括的なソーシャルワーク実践を目指す。

I 福祉にかかわる法制度

1 憲法

日本国憲法は，法律の根拠になる日本における最高法規である（第98条）。

このような最高法規の前身は，君主（天皇）を主体とする大日本帝国憲法（1889年制定）であった。現在の日本国憲法は，国民を主体としている（1946年11月3日公布，1947年5月3日施行）。つまり，国民が国のために尽くす視点から国が国民を守るという視点となったのである。

前文には，「ここに主権が国民に存することを宣言し，この憲法を確定する」とある。ソーシャルワーカーであれば，大いにこの意味を実感し，国民主権の憲法の意義を実感すべきである。

とくに日本国憲法で示される「生存権や社会福祉・社会保障・公衆衛生」（第25条，**表2-1**上段）と「個人の尊重と公共の福祉」（第13条）については，ソーシャルワークの原点ともいえる。もちろん（社会）正義の構成要素といえる"自由"（第19条「思想の自由」，第20条「信教の自由」，第21条「表現の自由」，第22条「職業選択の自由」）が国民の権利として示されている点も重要である。

このほか，ソーシャルワークにかかわる権利としては，第26条の「教育を受ける権利」（表2-1下段），第27条の「勤労の権利」がある。勤労の義務があるからこそ，自立した生活の支援の一つとして就労支援が関与するともいえよう。また行政側の執行が国民の権利に反するときは第17条「行政賠償請求権」にて訴えること

表2-1 憲法における理解

第25条 すべて国民は，健康で文化的な最低限度の生活を営む権利を有する。⇒救貧（公的扶助）
2 国は，すべての生活部面について，社会福祉，社会保障及び公衆衛生の向上及び増進に努めなければならない。⇒防貧（年金保険・児童手当等）

第26条 すべて国民は，法律の定めるところにより，その能力に応じて，ひとしく教育を受ける権利を有する。⇒学習権の保障（不登校でも教育機会の保障）
2 すべて国民は，法律の定めるところにより，その保護する子女に普通教育を受けさせる義務を負ふ。義務教育は，これを無償とする。⇒授業料は無料，憲法としては，文具，教科書，制服，給食等は入っていないが1963年12月以降「義務教育諸学校の教科用図書の無償措置に関する法律」が成立し段階的に無償となった（給食費は食材費の実費のみで人件費等はなし）。なお，別途幼保，高等学校の無償化が基礎自治体により進んでいる。

条約においては日米安全保障条約（第3条）など高度な政治判断が伴う国際的な条約の場合，最高裁においてもこれを違憲と確定できないとした「砂川裁判」（1959年12月）があるが，一応，憲法が条約よりも優先されているといえる。逆に言えば，憲法に反する条約を批准することは難しいといえよう

ができる。これは，行政執行（法律に適合した執行）に対する不服審査（法律に適していない主張）ができる権利（行政不服審査法）だけでなく，そもそも違憲であれば国を相手に個人でも訴訟できる権利である（国民年金法や生活保護法などは，裁判所の負担軽減等を鑑み，個別に不服申し立ての方法が規定されている）。

2 三権分立

広辞苑では，三権分立を「権力の濫用を防ぎ，国民の政治的自由を保障するため，国家権

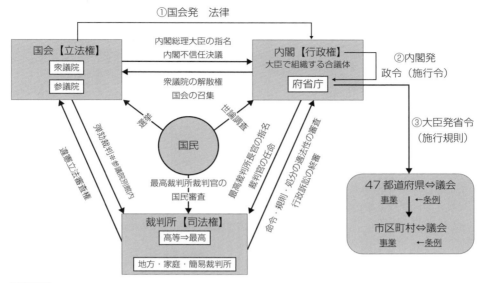

図2-1 三権分立と法令の流れ

力を立法・司法・行政の相互に独立する3機関に委ねようとする原理」としている。18世紀にロック*1（Locke J）やモンテスキュー*2（Montesquieu CSB）らが主張した事項である。三権分立には，国民の選挙権（第15条），最高裁判所裁判官の国民審査権（第79条），憲法改正の国民投票権（第96条）も大いにかかわる（図2-1）。また三権分立は，それぞれに均衡していることが有用と考えられる。

国会は二院制（衆議院：任期4年・参議院：任期6年で半数が3年ごとに改選）をとる立法機関として機能する。法律を立案する際には，内閣には内閣法制局が，参議院・衆議院にはそれぞれの議員法制局が補佐する。なお地方自治体の首長，ならびに国会議員と地方議会議員は選挙により選ばれ，内閣総理大臣は国会で指名される。

3 社会保障にかかわる法制度

世界最初の救貧支援の法律は1601年英国のエリザベス救貧法*3であるが，世界で最初に社会保険を制度化したのが1883年ドイツの疾病保険法*4である。さらに，「ゆりかごから墓場まで」の保障への概念を提示したベヴァリッジ（Beveridge WH）により報告された「ベヴァリッジ報告」（1942年）は，英国だけではなく世界的な社会保障（経済の安定成長と完全雇用〔失業率3％〕，国民福祉の充実を目指す「福祉国家」）を築きあげる基盤ともなった。そこでは，5つの悪（窮乏：want，疾病：disease，無知：ignorance，不潔：squalor，怠惰：idleness）に対するナショナル・ミニマムへの方向性が示された（救貧から最低限度の生活へ）。のちに医療福祉の財源を圧迫するいわゆる英国病として紆余曲折（経済成長の鈍化で小さな政

---

*1 英国の政治思想家・哲学者；統治二論（自然法に基づく社会契約説＋立憲主義）．
*2 フランスの絶対王政を批判した政治思想家・法学者．
*3 貧民の救済として労働能力の有無を基準に，①有能貧民，②無能貧民，③児童の3種類に分け，それぞれに強制労働に就かせたり，徒弟奉公に出したり，親族扶養を徹底させるなどの方策が図られた．
*4 ビスマルク政権による，のちの労災保険，傷害・老齢年金保険が築かれていった世界初の社会保険．

I 福祉にかかわる法制度

府を目指す）を経る。

日本では，1950年10月16日に社会保障制度審議会により，社会保障制度に関する企画・立法に対して「社会保障制度に関する勧告」が政府に提出され，社会保障は「疾病，負傷，分娩，廃疾，死亡，老齢，失業，多子その他困窮の原因に対し，保険的方法又は直接公の負担において経済保障の途を講じ，生活困窮に陥った者に対しては，国家扶助によって最低限度の生活を保障するとともに，公衆衛生及び社会福祉の向上を図り，もってすべての国民が文化的社会の成員たるに値する生活を営むことができるようにすること」と定義した（**表2-2**）。

1993年2月の社会保障制度審議会社会保障将来像委員会「社会保障将来像委員会第一次報告」では，社会保障の側面として，国民の生活の安定が損なわれた場合に，公的責任による給付を行うことを通して，国民に健やかで安心できる生活を保障する制度（貧困の予防や救済から，生活の保障に拡大）を提示した。なお上記報告では，社会保険（医療保険，労働保険，年金保険，介護保険）に関する保障（保険方式）と公的扶助（生活保護：税方式）が社会保障とされた（狭義の社会保障）。現在は福祉サービスや児童手当等の社会手当等と公的扶助を含めた一般財源による給付の社会扶助，ならびに社会保険のどちらでも行われる形態とした。そして社会保障の基盤を形づくる制度として，医療や福祉の資格制度や公衆衛生，公害防止等を併せて広義の社会保障とした。

日本では，1874年12月8日に最初の公的扶助法令である恤救規則が制定され，極貧の障害者（廃疾者），70歳以上の重病者や老衰者，疾病で働けない者，身寄りなく13歳以下の者（これらを無告の窮民という）を対象とし，親族扶養が優先された（1日男米3合，女米2合分の現金給付等）。1922年の工場労働者に対する社会保険が健康保険法による日本初の社会保険である。その後，医療負担による身売り，餓死等への対応として労働者以外の者を適用し，1938年に国民健康保険法制定，また1941年に男性工場

表2-2 生活保護制度

生活扶助	食費，被服費，光熱水道費等
住宅扶助	アパート等の家賃
教育扶助	義務教育の学用品費
医療扶助	医療サービスの費用
介護扶助	介護サービスの費用
出産扶助	出産費用
生業扶助	就労に必要な技能の修得等の費用，高校の費用も含む
葬祭扶助	葬祭費用

このほか，福祉事務所生活保護担当課等が窓口となり，一時的な食住の支援として救護施設（保護施設）や母子生活支援施設等への入所へ至ることもある。また被保護者への自立支援プログラムとして，就労支援（ハローワークによるチーム支援等），高校進学支援，在宅生活支援（介護の必要な高齢者・精神障害者等）等もある
生活保護世代類型では，高齢者世帯，傷病・障害者世帯，母子世帯の順で多い

労働者のための労働者年金保険法制定（女子や事務職にも拡大し1944年に厚生年金保険法へ），さらに1961年に国民皆保険・皆年金制度を実現させた（年金は1階建て）。1973年老人福祉法改正により70歳以上の高齢者の医療費無料化となったものの，それによる医療費高騰（1972年福祉元年とされたがオイルショックで負担の公平化へ）により，1982年老人保健法にて一部負担の方向へ至った。2008年老人保健法が「高齢者の医療の確保に関する法律」と改称され（老人保健事業は健康増進法へ），75歳（寝たきり等の場合65歳）以上の老人医療を定める後期高齢者医療制度発足へ至った（医療の自己負担1割，現役並みの所得者3割負担等）。

4 社会福祉にかかわる法制度

1）社会福祉法

社会福祉にかかわる法律の基盤となる一つは社会福祉の増進を目的とする「社会福祉法」である。憲法第25条第2項で「国は，すべての生活部面について，社会福祉，社会保障及び公衆衛生の向上及び増進に努めなければならない」と言及されたことから，社会福祉が着目された。先の「社会保障制度に関する勧告」（1950

年10月16日）では，「社会福祉とは，国家扶助の適用をうけている者，身体障害者，児童，その他援護育成を要する者が，自立してその能力を発揮できるよう，必要な生活指導，更生補導，その他の援護育成を行うこと」とされた。それまでの国家が福祉事業に助成するという"社会事業"（社会事業法：1938年）から，国家が責任をもつ"社会福祉"（社会福祉事業法：1951年）という言葉へ転換していった。

1951年に公布された社会福祉事業法が2000年に社会福祉基礎構造改革によって改正され，社会福祉法へと改題された。例えば，自治体の福祉事務所，社会福祉法人，社会福祉協議会，地域福祉に関する事項等が示されており，改革の具体的内容として，①社会福祉事業の推進，②質と効率性の確保，③地域福祉の確立が盛り込まれた。なおこのとき，介護保険法施行（成立1997年）も伴い高齢者介護への福祉サービスの充実が図られた。2017年4月改正では，社会福祉法人における運用資金を超える内部留保を職員や地域福祉のために全額活用する社会福祉充実計画（第55条の2）の実施（地域や行政が関与する5年間の計画作成）が盛り込まれた。

2）日本の社会福祉に影響を与える条約

法制度を規定する条約として，まず「児童の権利に関する条約」（子どもの権利条約）がある。本条約は，1989年に第44回国連総会で採択され，1990年に発効，日本は1994年に批准した。本条約は，世界的に子どもたちの人権尊重がなされていないことを踏まえ，児童の人権の尊重，保護の促進を目指すものである。2016年の児童福祉法改正において，その第1条（理念）に「児童の権利に関する条約の精神にのっとり」と明記されるなど，子どもに関する法制度の基軸となっている。

次に「障害者の権利に関する条約」がある。本条約は，2006年に第61回国連総会で採択され，2008年に発効，日本は2014年に批准した。本条約では，障害に基づくあらゆる差別（合理的配慮の否定を含む）の禁止，障害者の社会への完全かつ効果的な参加および包容など，障害者の人権や基本的自由の享有を確保する内容となっている（理念の一つに"Nothing about us without us"がある）。多くの人々のために資するユニバーサルデザインな基礎的環境の整備（スロープの設置など）のほか，障害のある人から何らかの配慮を求める意思表示があった場合，求められた側は，負担になりすぎない範囲で，社会的障壁を取り除くために必要で合理的な配慮を行うことが求められている。

これらを実施するために，締結に先立ち，2011年の「障害者基本法」改正，2012年の「障害者の日常生活及び社会生活を総合的に支援するための法律」（障害者総合支援法）制定，2013年の「障害を理由とする差別の解消の推進に関する法律」（障害者差別解消法）制定および「障害者の雇用の促進等に関する法律」（障害者雇用促進法）の改正がなされた。

3）社会福祉に深くかかわる法制度

そのほかの制度として，高齢者福祉にかかわる介護保険制度，障害者福祉にかかわる障害福祉サービスがある。近年，介護保険，障害福祉サービスともに，サービスを受けるために認定を受け，サービス利用計画（前者：介護支援専門員によるケアプラン，後者：相談支援専門員によるサービス等利用計画）の作成が求められている。そして高齢者と障害者の共生型サービス事業所が動き出している。

上記のほか，判断能力が不十分な人々のために財産管理や身上監護を行う成年後見制度がある。一方で，判断能力はあるが，金銭管理や書類管理に不安がある場合には，社会福祉協議会がその手助けをする地域福祉権利擁護事業がある。また，大分県では「障がいのある人もない人も心豊かに暮らせる大分県づくり条例」が施行（2016年4月）され，障害のある人の恋愛や結婚における課題解消の責務等を示すなど，各自治体の制度もさまざまに動き出している。

なお2018年には，民法の一部を改正する法律が成立し，2022年4月より成人年齢が18歳に引

き下げられる。また，女性の婚姻開始年齢も18歳に引き上げられ，男女の婚姻開始年齢が統一される。本改正により，社会福祉にかかわる法制度もさまざまな影響を受けることが考えられる。

5 社会福祉士と精神保健福祉士にかかわる法律制度

日本のソーシャルワーカーは戦後の社会福祉事業から活躍の場が増え，とりわけ高齢化社会を迎えた1970年以降，その傾向はより顕著となった。こうしたなか，1987年に「社会福祉士及び介護福祉士法」（以下，社会福祉士法）が成立し，社会福祉士と介護福祉士が国家資格化された。また，精神障害者の社会的入院が問題となり，人権擁護や地域での生活支援を背景に成立した精神保健福祉士法（1997年）により精神保健福祉士が国家資格化された。

社会福祉士法・精神保健福祉士法では，義務規定として相手の立場に立って誠実に業務を行う誠実義務，社会福祉士・精神保健福祉士の信用失墜行為の禁止，秘密保持義務，福祉サービス関係者等（精神保健福祉士では，保健医療サービスや障害福祉サービスに力点）との連携，ソーシャルワークの知識・技能等の資質向上の責務が記されている。

●コラム：児童虐待と親権●

児童虐待における痛ましい事件が連続して起こるなか，その予防が注目され，「児童虐待の防止等に関する法律」（以下，児童虐待防止法）や児童福祉法の改正へとつながっている（2020年4月施行）。本改正では，親権者は，児童のしつけに際して体罰を加えてはならないことが示された。一般的に，「しつけ」と「虐待」の違いは，子どもにとって有害であるか，子ども自身が苦痛を感じているかという観点から判断すべきとされる。

親権者と保護者とはそもそも位置づけが異なる点に留意するが必要がある。まず，親権者は民法第820条にて「親権を行う者は，子の利益のために子の監護及び教育する権利を有し義務を負う」とされ，大きく身上監護権と財産管理権をもつ。親権は，子が成年に達するか（法第818条），結婚するまで（法第753条）保持される。身上監護権では，どこに住むか「居所指定権」（法第821条）・しつけに関する「懲戒権」（法第822条）・氏の変更等の「身分上の行為の代理権」（各条）がある。しつけと虐待については，民法における親権者の懲戒権とのあり方が問われている。

保護者は児童福祉法第6条にて保護者とは，「親権を行う者，未成年後見人その他の者で，児童を現に監護する者」とされ，同世帯の祖父母や親せきが保護者となることもある。また場合により，離婚した親権・監護権を有しない親や，同居していなくても頻繁に出入りしている親のパートナー等も，子どもにとって「保護者」に等しい存在である場合は，対象となる。ただし，面倒を見ない父母の代わりに祖母が監護をしている場合であっても「父母の親権がない」というわけではない。

II ソーシャルワークと社会福祉学隣接領域

ソーシャルワークの定義にあるように社会科学は一つの基盤であることから，社会科学の概要を紹介する。

1 哲学－政治学

図2-2はおおよその各社会科学の変遷である。そもそもは，「観察⇒記録⇒論理化（整理⇒体系化）」という科学の基礎をつくり，万学の祖と呼ばれたアリストテレス（前384～前322年ころ）が，それまでの神話や理想世界にばかり目を向けていた理想主義よりも現実的な思考をもったところに特徴がある。彼は極端よりも中庸的バランスに徳（倫理的優越性）があるとし，秩序と調和が保たれたものをギリシャ的善とした。そしてバランスのよい生活を実現するには政治力が必要であり，そこには正義が求められるという方向に至った（正義は最高善の行為が最高の徳の顕現となる優れた徳）*。

そういう意味では，哲学や国家はいかにあるべきかは紀元前より議論されてきた事項である。ポリス（都市国家）の政治的経緯では，全市民が会議場に参加し（女性や奴隷は例外），市民一人ひとりが発言できたことから（選挙はなく議員のように参加），有力な議論となるよう弁論術が求められた。

1）ソクラテスの哲学

ソクラテス（前469～前399ころ）は，当時信仰の的であったアポロン神殿で「汝自身を知れ」と書かれた額を見たことで，無知の自覚の上に立ってはじめて物事を本当によく知ることができ，善く行う道が自覚され，人間の道徳につながると主張した。つまり，「善く生きること」のために，知恵や知識を磨き（知徳合一），その知は正しい行いにつながらなければならない（知行合一）。そして，この行為にこそ人間の意思が働く（主意主義）とした。

このようにソクラテスは，魂の善さである徳は知識であるとし，徳があるか否かでなく，徳に基づく行動ができるか否かが問題であるとした。これは単なる知識のための知識でなく，現実の諸問題の解決に向けて生きて働く知識である*。

2）プラトンの哲学

ソクラテスの弟子のプラトン（前427～前347年ころ。アリストテレスの師）は，宇宙の手本である"イデア"が存在し，それは，すべての真理と存在の源泉である"善のイデア"によって秩序づけられているとした。

また，人間の魂は元来"イデア"にあるものが，肉体が誕生したことで体内に宿ったものとし，"イデア"界に戻ろうと願っているとした。そしてその魂は3つに分けられるとする「魂の三分説」を説いた。

「魂の三分説」とは，魂は①頭に宿る理性的部分，②胸に宿る気概（意志）的部分，③腹に宿る欲望的部分，という3つの特徴に分けられる。そして，それぞれに①とくに政治家が最大限活用する「知恵」という徳，②とくに軍人が最大限活用する「勇気」の徳，③とくに庶民が

＊ 和田正美：ソクラテスの倫理・教育思想．関西国際大学研究紀要，13：239-251，2012．

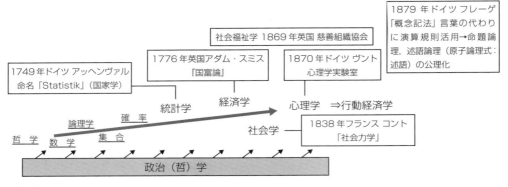

図2-2 社会科学の変遷

活用を制御する「節制」の徳，という性質をもち，これら3つの徳が調和するための「正義」の徳をもつことで，人間らしい生き方，ひいては正義の国家が実現できるとした。つまり，理性が，気概と欲望を制御するときに人間の魂は健全になることから，理性が人間の善を具体的に教え，幸福な生活へと導くと説いたのである[*1]。

一方で，政治家や軍人という優秀な者は，国家にとって優秀な子どもが生まれるように国家の管理によるくじの結婚がなされ，生まれた子どもは国家が引き取り，養育する（親は子どもの顔を知らないことになる。優生思想的でもある）という国家的善（共通善）を求める時代背景があった[*2]。

3）アリストテレスの哲学

アリストテレスは，師プラトンの現実離れした世界を批判し，バランスのよさを善（幸福：善く生きる状態）とした。つまり，人間が善き人となるためには国制（政治や立法）が善きものでなければならないとしたのである（倫理原則＝政治原則）。

アリストテレスはまず国家のあり方を2つに分けた。一つは，交代がない君主一人のための利益を配慮する僭主制（貴族の富の規模により支配権を得る寡頭制，多数派である貧困者の利益のために少数派が抑圧される民主制が続く）で，もう一つが交代があり支配者と被支配者と共通の利益を配慮する王制（交代ある優秀者が徳を求める貴族制，富裕者と貧困者に共通の利益を配慮する国制が続く）である。そして，前者を逸脱した国制，後者を正しい国制とした。

また，国制の原理として「分配的正義」（労働の貢献度の比により分配を決める考えで，優れた者が優れた地位に就く。名誉・財貨・安全など利得にかかわる）と「調整的正義」（利得と損害の絶対量を足して2で割り，その中間点に到達するよう命令する正しさ。暴力を振るった加害者へ被害者に慰謝料を出すよう命じることで，相手が優れた者でも不均衡は是正する考え）という2つの部分的正義と，他人に対する行為の一般的な正しさを指す全体的正義を示した。

アリストテレスは，真理探究の生活こそが最高の善にして幸福であるとしており，富裕者と貧困者の差別があると善き政治が行われないとして，中間層を広げるための所得の再分配政策

[*1] 和田正美：前掲書，2012.
[*2] 高橋雅人：プラトン『法律』における女性と節制．女性学評論，31：133-153，2017.

を支持した。これは先の分配的正義というよりは，よい政治的支配確立のためといえる[*1, 2]。

4）近代の哲学

アリストテレスが正義を定義してから1800年余ののち，米国の独立宣言（1776年）やフランスの人権宣言（1789年）に大きな影響を与えたロック（Locke J）は，「生命」「自由」「財産（所有権：労働権利も一部含む）」の権利を人間に固有の権利（つまりこれらは所有物）とし，これらの権利を確実なものとすることが政府の務めであるとした[*3]。また，暴政に抵抗する権利，君主や立法府が人間としての権利を侵害している場合，革命によって社会契約をやり直すことが認められる権利を示した（王権神授説の批判と市民政府のあり方を示す統治二論）。ロックは，原始的自然な状態での自由（身体〔生命〕的・精神〔信仰〕的・経済的な自由）である状態から多数決で共通の権力をもつ共同社会となり，そこから法的秩序の下で，代表を通じた議会にて討議する考え（社会契約説）を示した[*4]。これはのちのモンテスキュー（Montesquieu CSB）の三権分立につながっていく。なお，参考までに近代正義論の系譜を図2-3に示す。

> 【一口メモ　ソーシャルワークにかかわる視点】
> ・ストレングス？：徳の原語"アルテー"はそれぞれがもつ善さや優秀性などの意味があり[*1]，ソーシャルワークにおける同様の意味をもつ"ストレングス"に類似する。
> ・ソクラテスの質問は今も主流？：認知行動療法で示されるソクラテス式質問は「人間とは何か？」など，多くの人に回答がなくなるまで問い続けた方式に準じる。
> ・ピタゴラス（前569～前470年ころ）：万物の精気（アルケー：要素）は数（均衡と調和を図る手段）であるとし，三平方の定理やドレミファソラシドの音律の基礎を提起した。

② 論理学－統計学

論理学はどのような推論が正しい（妥当である）かを体系的に研究する学問であり，演繹的推論を扱う部門と帰納的推論を扱う部門とに分かれる。とくに「論理学」というときには前者を指すことが多く，後者は「帰納論理学」と呼ばれる。演繹的推論の体系化は，アリストテレスの三段論法（形式論理学ともいう）に始まり，その影響は19世紀後半まで続く（伝統的論理学）。例えば，「AならばBである」「BならばCである」から，「AならばCである」という2つの前提と1つの結論を基本前提としての公理を立て，それから諸結果を演繹する（「すべてのバラは花である」「一部の花はすぐにしおれる」「したがって，一部のバラはすぐにしおれる」[*5]）。このとき記号だけを用いる論理学を記号論理学または命題論理学という（図2-4）。記号倫理学も含め伝統的論理学を数学の論証などで分析できるようにしたものが現代論理学である。論理学に従えば，解がBなのにそれを知らなければCと推論していくという人の判断や思考における学習性の意義を大きく説いている。現代論理学では確率論とも合わせた論理学の展開を行っている。

統計学は，ケトレー（Quetelet A）により社会現象・自然現象いずれも数量的にとらえる「統計」として形を整えられた[*6]。社会統計を

[*1] 稲村一隆：分配的正義とアリストテレス国制論の基礎．政治思想研究，8：146-170，2008．
[*2] 岩田靖夫：アリストテレス政治思想の現代的意義：プラトン『国家』の思想との対比において．学術の動向，16：28-35，2011．
[*3] 神島裕子：正義とは何か；現代政治哲学の6つの視点，中央公論新社，東京，2018．
[*4] Laslett P，角田安正（訳）：市民政府論，光文社，東京，2011．
[*5] Kahneman D，村井章子（訳）：ファスト＆スロー；あなたの意思はどのように決まるか，上巻，早川書房，東京，2014, pp83-85．
[*6] 清水幾太郎：オーギュスト・コント；社会学とは何か，岩波書店，東京，1978．

○ロック「自由論」
人間に固有の「生命」「自由」「財産」の権利
・リベラリズムよりも自由と権利を主張；アダム・スミス『国富論』国家の市場介入は適正な資源配分と価格決定を阻んでいるとした
（古典的リベラリズムを源流とするリバタリアン）

○カント「理性論」
「理論理性（自然科学の世界）」＜「実践理性（道徳世界）」
・理論理性：認識が対象を規定：感性でとらえきれないものは認識できない
・実践理性：自分で立てたルールに従うことが自律＝自由…ただし，いつ，どこでも，誰にでもあてはまる普通的な行為が道徳世界 ⇒個人を他者の目的を達成するための単なる手段として扱うことを不正とする

○ロールズ「正義の二原理」（国内に焦点）
①基本的自由＋②格差原理・機会均等
・健康・体力・精神力・想像力以外の自由は自由のためだけに制限される。格差原理〈機会均等…生まれによって差別されなければ能力の差による社会的・経済的不平等は認められる
・道徳の発達段階：家庭（権威）の道徳性⇒社会（連合体）の道徳性⇒正義にかなった制度の推進（原理）の道徳性
・正義の主題は社会的諸制度（リベラリズムの発展へ）

○オニール「女性の正義」
請求権の権利でなく義務から議論
マタニティケアの請求権は女性の権利
・義務を遂行するのは国家（フェミニズム）

○ドゥオーキン「正義論」
厚生の平等でなく「資源の平等」
・「平等な配慮と尊重」を受ける個人の権利を基底とする
・資源の平等は誰もが他者に対する羨望を抱かなくなった状態。厚生の平等では高価な嗜好を求める人にばかり資源が与えられる
・自然災害等の自然運が介在する不平等の放置は不正義

○セン「正義論」
個人的福利（自由）＋社会的厚生（平等）
財 ⇒ ケイパビリティ ⇒ 機能
（多様性）（実行への自由）（個人的選択）
・ロールズの二原理は手段としての財に過ぎない
・障害・病気をもつ場合，同じケイパビリティのために財は不平等に分配
・個人的選択に重きを置き，そのためのケイパビリティを個人的福利を評価する情報とした
・絆のない共同体意識だけを頼りにはできない

○サンデル「正義の限界」
包括的世界観が複数あることを前提にした共通善に基づく政治（コミュニタリアン）

○「国際的正義論」コスモポリタニズム
国境を越えた相互の尊重，グローバルな貧困の削減は正義の義務
・ヘレニズム時代ポリス侵略と世界帝国規模の支配が初期

○ロールズ「国際正義」
主体は人民
人権−①生存権，②自由権（奴隷制），③財産権，④形式的平等（類似のケースは類似の仕方で扱われる）

図2-3 近代正義論の系譜

・選言文：DVDを見るまたはTVを見る（DVD∪TV）
・連言文：TVを見てかつDVDも見る（DVD∩TV）
・条件文：DVDを見るならばTVを見る（DVD⊃TV または DVD→TV）
　　　　　If p then q = p if only q （p→qのこと）
☆前提に結論を含むので必然的に解がわかるreasoningであり，解のないinferenceではない。

2値論理学（記号論理学）

		p	q	¬p	¬q	p→¬q	p∩q	p∪q	p/q	p→q	(p→q)&(q→p)
P	真1										
	偽0	1	1	0	0	0	1	1	0	1	1
		1	0	0	1	1	0	1	1	0	0
q	真1	0	1	1	0	1	0	1	1	1	0
	偽0	0	0	1	1	1	0	0	1	1	1

両立的選言文　排他的選言文　真理関数的含意 Material implication　真理関数的同値 Material equivalence

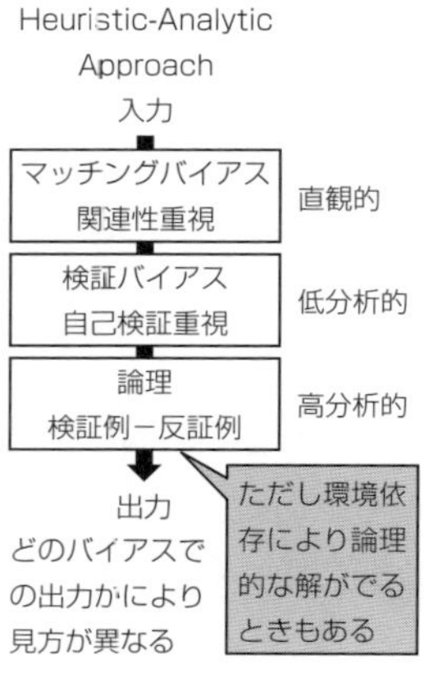

Heuristic-Analytic Approach
入力
↓
マッチングバイアス　関連性重視　直観的
↓
検証バイアス　自己検証重視　低分析的
↓
論理　検証例－反証例　高分析的
↓
出力　どのバイアスでの出力かにより見方が異なる

ただし環境依存により論理的な解がでるときもある

Evans JS：The heuristic-analytic theory of reasoning：extension and evaluation. *Psychon Bull Rev*, 13：378-395, 2006. をもとに作成

図2-4 命題論理学とバイアス過程
∩は"かつ"，∪は"または"を意味する。¬は"否定"を意味し，¬pはpでないとなる。⊃は"ならば"を意味し，p⊃qはpならばqとなる

科学的に作成・分析するために確率論を導入したのである。

統計の歴史は，社会調査の歴史が関連するといえよう。それは古代エジプトが紀元前3000年にピラミッドを建設するために行った調査にまで遡る。その後ローマ帝国では人口や土地を調べる調査（Census）が行われた。

統計のドイツ語"statistik"はラテン語の"status"（国家・状態）に由来し，19世紀のフランスの統計学者ブロック（Bloch M）は「国家の存するところ統計あり」という言葉を残すほど，統計が国家経営に欠かせないものとして発展してきた[*1]。そのため国の実態把握（国勢調査：デンマーク1769年，米国1790年）や国家間比較，限られた量のサンプルによる全体データの推測（1600年代グラントによる死亡統計による推測）からパスカル（Pascal B）とフェルマー（Fermat P）によるサイコロ賭博からの確率論の基礎とその発展である期待値，推定，検定，標本理論等まで統計の対象は幅広い[*1]。

統計学では，"過誤"という概念による，1～5％の間違いを踏まえた考え方（確率水準；有意水準）がある。これは100％の正しさがない点を意図的に示しており，ソーシャルワーカーが自らの判断において幾分かの誤差がある可能性を前提とする考え方は，クライエント支援にとって重要であろう。

ところで，ノーベル経済学賞を受賞したカーネマン（Kahneman D）は，意思決定における認知的バイアスを示した。例えば，以下のような問題がある[*2]。

> バットとボールを買ったら合計1,100円だった。バットはボールより1,000円高い。ボールはいくらだったか。

カーネマンは，ヒトの判断には直観的判断（印象・感覚・傾向）を形成する特徴があるとした。努力はほとんど伴わず，信じたことを裏づけようとする（検証）バイアスがあるというのである。難しい質問を簡単な質問に置き換えることがあるなど，注意しなければ動かない判断があるとしている。そして適切な訓練を積めば，専門技能を磨き，それに基づく反応や直観を形成できるとしている[*2]。上記の例では直観的にボールを100円とすることをあげているが熟慮の対象となる。バイアスをいかに除くかが専門職として必要になるといえよう。

3　経済学－社会学

アダム・スミス（Smith A）は，『国富論』（1776年）において，国家による市場への介入が適正な資源配分と価格決定を阻んでいると重商主義（金銀の蓄積によって国富を増やす）政策を批判し，元来，個人の利己心に発する需給の不均衡が「見えざる手」（需要と供給による価格と量という市場メカニズム；個人の内にある観察者と公平な観察者）によって調整されることを論じた[*3]。ロックの考えも踏まえ古典的リベラリズムの基盤となっている（後のベンサム［Bentham J］による「最大多数の最大幸福」思想への功利主義的言及に関連；夜警国家主義[*4]）。

しかし，1929年ニューヨーク株式市場大暴落による世界大恐慌によって，自由放任主義（レッセフェール）では個人の生命，自由，幸福追求権は守れないとし，ルーズベルト大統領はニューディール政策によって公共事業による雇用促進を行った。これは国家による有効需要の創出を説くケインズ（Keynes JM）の理論（貸付利子率低減による金融政策・雇用機会への財政政策）と符合する政策であった。

[*1] 清水幾太郎：前掲書，1978．
[*2] Kahneman D，村井章子（訳）：前掲書，2014．
[*3] 神島裕子：前掲書，2018．
[*4] 国家による国外の防衛と国内の治安維持の最小限の役割を夜警国家といい，社会保障等による国民の生活を安定させる役割を福祉国家という．

経済学は，アダム・スミスによって「道徳哲学」（社会秩序の要因として，人々に是認されるための共感と自己統制による利害をもたない公平な観察者があるとした）として生まれ，ケインズによって論理学を基盤にした「道徳科学」として完成したといわれるが[*1]，夜警国家と福祉国家のあり方は，国家の市場介入の意義と失敗により現在でも問われている。

社会学は，さまざまな社会現象を解明する学問である。フランス革命やその後の王政復古等を背景に，社会主義的革命よりも社会秩序（社会静学）や社会構造を変える進歩（社会動学）を重んじたフランスの哲学者・社会学者であるコント（Comte A）により発展していった。コントは，歴史的背景より人間の知識を神学的→哲学的→実証的（科学的）の3段階の法則を経るとし，社会科学を観察可能な社会物理学の方向へ進ませ国家の運営（政治学）に寄与させるべきであるとした[*2]。近年では，社会学はさまざまな領域に広がっており，行動や心理などの要因も踏まえるようになっている（教育社会学，福祉社会学等）。社会学の一つの手法である社会調査にかかわり，1886～1902年ブース（Booth C）によって行われたロンドン市の貧困調査では，ロンドン市民の3分の1が貧困状態にあり，その原因は個人よりも低賃金や失業などの社会的要因にあるとした[*3]。また1899年のラウントリー（Rowntree BS）によるヨーク市の貧困調査では，どんなに節約しても貧困となり得る第一次貧困線（下回る層が貧困層）と嗜好品を買うと貧困に陥る第二次貧困線を示した。"貧困"の概念に"窮乏"を加えたといえる。

> コントの手紙「パリの人々の貧しさは驚くべきものです。パンは大変に値が高く，食えない惧れもあります。町へ一歩踏み込めば，貧民の惨めな様子で胸が痛まずにはいられませんし，パンも仕事もない労働者に絶えず出会います」（1817年2月12日）[*2]

4 心理学

心理学の起源は哲学とされ，自然科学の発展のなか，ヴント（Wundt WM）が意識の構成を解明するとし，世界初の心理学実験室を大学に設置し，構成主義心理学を世界中に広めていった。この後，フロイト（Freud S）により意識よりも無意識への着目の重要性が示され（のちの自我心理学・発達心理学），また，構成ではなくまとまりをもった理解の必要性を示すゲシュタルト心理学（のちの知覚心理学・社会心理学），さらに意識・無意識という観測不可能な事項でなく観測可能な行動に焦点を当てた行動主義（のちの学習心理学・認知心理学）へと至った（実験や観察により般化性の高い基礎心理学領域）（図2-5）。

それぞれの立場の違いを自我からとらえると理解しやすい。フロイトは無意識に焦点（超自我が本態〔欲求〕を抑えられているときはいいが，そうでないと心身の症状へ）を置き，自我が機能的に欲求─超自我─現実を調整できることを目指す，ベックは否定的な自我の修正に焦点（自我が意識的に自己を否定する）を置き，ロジャーズは肯定的な自我に焦点（居場所づくりのようにあるがままを受け止めることを目指す）を置いている。

近年，心理学を人に応用していく応用心理学として，臨床心理学，教育心理学，健康心理学，福祉心理学，犯罪心理学，産業心理学など，さまざまな心理学が台頭するなか，厚生労働省と文部科学省共管の国家資格として，基礎心理学と応用心理学の専門性を踏まえ，国民の心の健康の保持増進に寄与することを目的とし，保健医療・福祉・教育等の分野で心理に関する援助などをする公認心理師が設置された（2017年9月15日全面施行；2018年9月 第1回国家試験）。その焦点は，法制度の理解を踏ま

[*1] 坂本達哉：社会思想の歴史；マキアヴェリからロールズまで，名古屋大学出版会，愛知，2014.
[*2] 清水幾太郎：前掲書，1978.
[*3] 米川和雄：ソーシャルワーカーのための社会調査の基礎，北大路書房，京都，2016.

図 2-5 心理療法の変遷

米川和雄：ソーシャルワーカーのための社会調査の基礎．北大路書房，京都，2016．より引用・改変

え，医療やエビデンスのあるアプローチ（例：認知行動療法），多職種連携をする点である。

5 社会福祉学

1) 宗教と社会福祉学

日本の社会福祉は宗教が支えてきた歴史がある。宗教と社会福祉のかかわりは，593（推古元）年建立の聖徳太子による仏教思想に基づいた四天王寺四箇院における慈善活動が，文献にも残されている日本における最初の社会福祉事業とされている。すなわち，施薬院での薬草栽培と施与，療病院での病人への施療保護，悲田院での貧窮者や孤児の収容保護，また，敬田院での仏教教育，教化を施す施設設立である。それは奈良時代の僧である行基の慈善救済事業，鎌倉時代の僧である叡尊による困窮者，ハンセン病者，囚獄人への救済事業や忍性による棄児，非人，病者救済事業活動へとつながっていく。私たちは，これら過去における仏教者らによる社会福祉ないしは慈善事業の歩みがあったことを忘れてはならない。それは

今にも続く一つの系譜であるからである。

　一方で，とくに近代における社会福祉事業の進展において，キリスト教思想に基づいたキリスト者ら（それは聖職者に限らず，一般信徒も含む）による活躍ほど，今日における日本の社会福祉事業に大きな影響を与えてきた歩みはない。

　その始まりは，安土桃山時代にやってきたイエズス会宣教師ザビエル（Francisco Xavier）の跡を継いだアルメイダ（Luis de Almeida）が，豊後府内（現・大分県）に育児院を創設して，困窮児を救済し，1556（弘治2）年には西洋医学に基づく総合病院を開設したことである。そのやり方は，当時の厳しい身分制度のなかで身分を問わず，「神の前にはすべての人は平等」という考えのもと，身分で人を分け隔てなく，すべての人を平等に扱ったことから，一部において反発を受けながらも，当時の社会に大きな影響を与えたのである。

　そして，キリスト者がさらに大きな影響を与えたのは，明治になって近代社会福祉事業が展開されるようになる時代である。それは1859年，米国長老教会派遣の医療宣教師ヘボン（Hepburn JC）による横浜の医療施療院開設をはじめとする活動であった。1891年，スラムであった岡山市花畑地区での貧民救済活動を始めたセツルメントの開始を意味する，女性宣教師アダムス（Adams AB）の岡山博愛会による救済事業を先駆する。この働きは1897年，東京都神田に設立された同じセツルメント活動の系譜である片山潜によるキングスレー館へとつながっていく。ちなみに片山も，のちに社会主義者に転向したが初めはキリスト者であった。また，同じ岡山において孤児院を設立し，日本における孤児教育に大きな影響を与えた石井十次も熱心なキリスト者であった。そのほか，知的障害者教育における先駆的教育を施した「滝乃川学園」を設立し，知的障害者教育に大きな足跡を残した石井亮一と，その妻，筆子もキリスト者として著名である。また，貧民のための幼稚園，「二葉幼稚園」を設立した野口幽香，監獄改良に尽力し「北海道家庭学校」を設立した同志社大出身の留岡幸助，大学教育を通し，社会貧の防止を訴えた生江孝之，またその教え子の一番ケ瀬康子，貧民救済活動（隣保事業）から身を起こし，日本の共済・協同組合発展に力を尽くした賀川豊彦，戦後においては「この子らを世の光に」のモットーのもと，「近江学園」を設立し，のちに「びわこ学園」を創設して養護児童と知的障害児の共生，今の統合教育（インテグレーション）の先駆者となった糸賀一雄も熱心なキリスト者であった。そのほか，日本における近代社会福祉事業発展のために，その生涯を捧げたキリスト者は枚挙にいとまがない。もちろん，浄土宗仏教学者の渡辺海旭らによる宗教大学（現・大正大学）社会福祉事業研究室開設（1918年）を通した仏教福祉事業思想の啓蒙や実践活動，また長谷川良信らによるマハヤナ学園設立を通したセツルメント活動の一環を示す仏教側の働きがあったことはいうまでもない。

2）キリスト教社会福祉の原動力となったスピリットと思想
(1) ボランタリズム

　今日，社会福祉における先駆的国家となっている国は皆，プロテスタント（1517年以降の宗教改革ののち，ローマカトリックから分かれたさまざまな教派）の背景をもった国である。英国をはじめ，スウェーデン，ノルウェー，フィンランドの北欧諸国，また，オランダをはじめベネルクスといわれる国々も皆，プロテスタントの影響を受けている。ここにはドイツも含まれるであろう。

　こうした国々を先駆的社会福祉国家にさせていったスピリットとは何か。それは，第一に，この国々に共通するボランタリズムの精神である。そのボランタリズムとはどういう精神であり，またどうしてこれらの国々にそのようなスピリットが生まれたのか。横須賀基督教社会館館長を長く勤め，また1998年の社会福祉基礎構造改革時における厚生省・高齢者部会において

部会長代理を務め，実質的にその議論をリードしていった阿部志郎（神奈川県立保健福祉大学・元学長）は，その長いセツルメント活動の経験をもとにして，その原因を次のように述べている。「voluntarism とは，元来，国教会から分離して信者が自らの献金で教会を支えようとする意志を表現する用語である。即ち，自己の生命を犠牲にしても守り抜くだけの価値を見出しているが故に，積極的に自主と自由を確保しようとする主体的決断をさす。任意団体（associations）の voluntarism は，無批判に大勢に盲従しないディセント（dissent）の精神から生まれた。ディセントは『異議を唱える』の意であるが反対のための反対ではなく，相手がいかに多数で強力であっても所信を曲げずに自己の立場を捨てない批判精神をいうのである」*1

ディセントの精神こそがプロテスタントの中心にあったのであり，そこからボランタリズムが生まれてくるのは必然の流れであったともいえよう。阿部はさらにボランタリズムを2つに分けて次のように述べた。すなわち voluntarism と voluntaryism の違いである。前者には Y が付いていないが後者には Y が付いている英単語である。この2つの言葉は共にラテン語の voluntas（自由意志）に由来する。前者は心理学でよく用いられ，いわゆる「個のボランタリズム」といわれるものに対し，後者の Y のついたボランタリズムは「結社のボランタリズム」と呼んでおり，阿部は，この「結社のボランタリズム」を大切にするとしている。すなわち，この「結社のボランタリズム」こそがプロテスタントが大切にしてきた精神，スピリットであり，そこにこそプロテスタントたらしめる精神が宿るとしているのである。その精神は「国家の優越性を認めず，国家からの援助と支配を否定し，教会と国家からの分離と独立」を意味しており，「そこから自由な民間的結社＝任意団体（voluntary association）の原型が生まれてきた」とするのである*2。多くのキリスト者が型に縛られず自由にその福祉活動を展開していったのも，このスピリットが存在していたからであろう。

(2) 人格（ペルソナ）における自立の確立

第二に，キリスト者を社会福祉事業に邁進させたもう一つの理由が，キリスト教はすべての人の中にみる神の像（かたち），人格権（ペルソナ）の回復を願う業であるということである。それは創世記1章27節の聖句を基盤とする。すなわち，神は自分のかたち（Image of God）に人を創造されたということである。それはすべての人の中に神の像（かたち）を認め，それがとくに欠如状態にされている人であればあるほど，その回復，それも人格権（ペルソナ）の回復を願う働きが必要とされることであり，そのことが福祉対象の原動力となるものであるということである。それはまた，新約聖書のマタイ福音書で語られている「私の兄弟であるこれらの最も小さい者のひとりにしたのは，即ち，私にしたのである」（マタイ25章40節）の聖句に共通したキリスト教社会福祉事業の原動力ともなる聖句といえる。キリスト者である者は，この世でもっとも助けを必要としている人の必要に応え，その必要に応えていくことを通して，その人のなかにイエス・キリストの姿（人格）を見出し，そうした人が幸せになってこそ，初めてこの社会全体の幸せもくるのだということを福祉活動の働きのなかに見出していくということである。

3）社会福祉の源流とソーシャルワークの展開

社会福祉学は，公正・効果的な社会福祉制度の運用，援助のあり方を解明する学問である。源流は，1869年ころより，慈善活動として，貧困者の施しよりも友人として感化させる友愛訪問から始まり，それを組織化していった慈善組織協会の流れ，そして1872年ころより，慈善活

---

*1 阿部志郎：公私社会事業の関係．季刊社会保障研究，6(2)：8，1970．p10．
*2 阿部志郎：キリスト教と社会福祉思想．嶋田啓一郎（編），社会福祉の思想と理論，ミネルヴァ書房，京都，1980，p84-85．

動が金品を与えるだけという点を批判し，大学生らが貧困（スラム）地域に住み込みで入り，家庭に対する教育的支援を行うセツルメント運動の流れがある．前者は，その活動をケースワークとし科学化していったリッチモンド（Richmond M）が，後者は慈善よりも博愛の大切さを説きロンドンのトインビーホールに倣い，米国でセツルメント運動を行うハルハウスを設立し社会事業化へ進ませたアダムス（Addams J：ノーベル平和賞受賞）がかかわる（図2-6）．

日本では，救貧政策としては，民衆同士の助け合いを前提としたうえで，独身で身寄りがなく働くことができない貧困者，重病者，70歳以上高齢者，13歳以下を対象とする恤救規則（1874年）があった．しかし，軍事救済以外の福祉施策は限定的であったために民間による慈善事業が進んでいった[*1]．例えば，石井十次の岡山孤児院設立（1887年），片山潜のキングスレーホール設立（セツルメント運動：1897年），留岡幸助の家庭学校設立（感化院：1899年）があげられる．

4）現在のソーシャルワーク

ソーシャルワークとは何か，それは国際ソーシャルワーカー連盟（International Federation of Social Workers；IFSW）が示した世界的基準である「ソーシャルワーク専門職のグローバル定義」より理解することができる．

IFSWとは，専門的なソーシャルワークを通じて社会的に公正な世界の実現に寄与することを目的として，全世界128の国と地域のソーシャルワーク専門職団体が参加する，ソーシャルワーク専門職のための国際的組織である．日本においては，「日本社会福祉士会」「日本ソーシャルワーカー協会」「日本医療社会福祉協会」「日本精神保健福祉士協会」の4つの専門職団体で組織された「日本ソーシャルワーカー連盟」（JFSW）が代表団体として加盟している．

IFSWは2014年に国際ソーシャルワーク教育学校連盟（International Association of School Social Work；IASSW）との合同総会において「ソーシャルワーク専門職のグローバル定義」を採択した（表2-3）．このグローバル定義を図解すると図2-7のようになる．

また，2018年には，誠実さ（倫理性）を達成するために，IFSWやIASSWにて「Global Social Work Statement of Ethical Principles」（ソーシャルワークにおける倫理原則のグローバル声明[*2]）が示された（表2-4）．声明には，人々だけでなくソーシャルワーカーも含めた尊重，社会正義への挑戦，地域社会や職場内外の同僚との協力によるネットワーク構築，ソーシャルメディアへの認識のほか，IASSWの声明では，政策策定の関与等が含まれた．

日本の職能団体の倫理綱領においても，同様の倫理責任を示している（表2-5）．このほか日本精神保健福祉士協会では，「精神保健福祉士の責務」として，批判・評価を謙虚に受け止め，改善に努めるという特有の観点が盛り込まれている．

[*1] 阿部敦，渡邊かおり：社会事業教育における社会科学の視点：戦前・戦後のつながりに着目して．奈良女子大学社会学論集，20：53-64，2013.
[*2] JFSW 国際委員会仮訳（2018年6月25日時点）

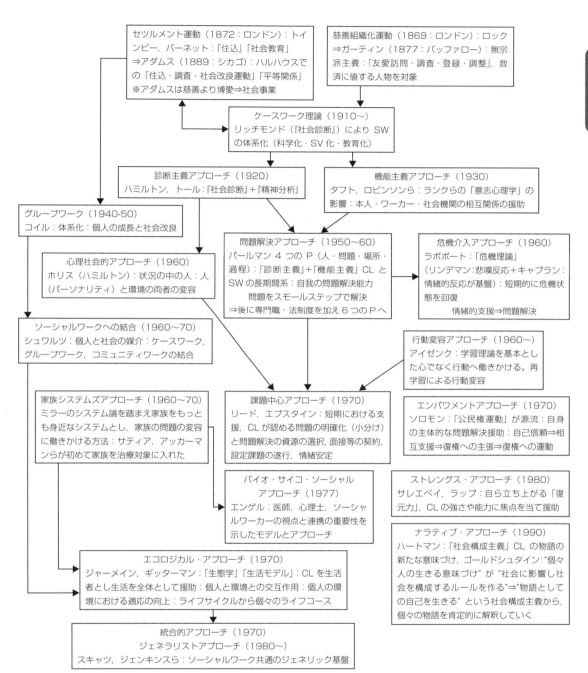

図2-6 ソーシャルワークの変遷

表2-3 ソーシャルワーク専門職のグローバル定義と注釈

『ソーシャルワーク専門職のグローバル定義』	
ソーシャルワークは，社会変革と社会開発，社会的結束，および人々のエンパワメントと解放を促進する，実践に基づいた専門職であり学問である。社会正義，人権，集団的責任，および多様性尊重の諸原理は，ソーシャルワークの中核をなす。ソーシャルワークの理論，社会科学，人文学，および地域・民族固有の知を基盤として，ソーシャルワークは，生活課題に取り組みウェルビーイングを高めるよう，人々やさまざまな構造に働きかける。 ※ソーシャルワークが尊重する権利は世代で表す。 ・第一世代の権利：市民・政治的権利（言論や良心の自由等） ・第二世代の権利：社会経済的・文化的権利（合理的なレベルの教育・保健医療・住居・少数言語の権利など） ・第三世代の権利：自然界・世代間平等の権利など。	
原　理	社会正義，人権，集団的責任，多様性尊重
中核任務	社会変革，社会開発，社会的結束 人々のエンパワメントと解放
ソーシャルワークの両輪	実践と学問（研究）を両輪とし，ソーシャルワークは複数の学問をまたぎ，その境界を超え，広範な人間諸科学的理論および研究を利用する。
参加重視の方法論	「人々のために」でなく，「人々とともに」働きかけるという考え方。 Not for the people, but with the people ＊木原活信：J. アダムズの社会福祉実践思想の研究，川島書店，東京，1998
ウェルビーイング増進が目的	"生活に関する課題"を扱い"治療や心理面"という限定されたものではない。ソーシャルワークの戦略は，抑圧的な権力や不正義の構造的原因と対決しそれに挑戦するために，人々の希望・自尊心・創造的力を増大させることを目指す。

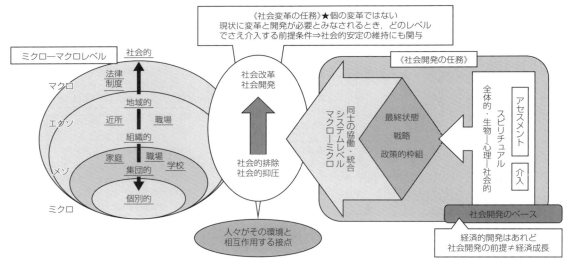

米川和雄：スクールソーシャルワーク実践技術，北大路書房，京都，2015，を基に作成

図2-7 ソーシャルワーク専門職のグローバル定義の解釈

表 2-4 ソーシャルワークにおける倫理原則のグローバル声明9つの原則

1	人間固有の尊厳の承認
2	人権の促進
3	社会正義の促進
4	自己決定権の尊重の促進
5	参加する権利の促進
6	守秘とプライバシーの尊重
7	全人的な個人としての人々への対応
8	技術とソーシャル・メディアの倫理的な活用
9	専門的な誠実さ

表 2-5 専門職としての倫理責任

1. （専門職の啓発）社会福祉士は，利用者・他の専門職・市民に専門職としての実践を伝え社会的信用を高める。⇒実践研究大会参加技能の保持
2. （信用失墜行為の禁止）社会福祉士は，その立場を利用した信用失墜行為を行わない。
3. （社会的信用の保持）社会福祉士は，他の社会福祉士が専門職業の社会的信用を損なうような場合，本人にその事実を知らせ，必要な対応を促す。⇒職場内いじめも見逃さない
4. （専門職の擁護）社会福祉士は，不当な批判を受けることがあれば，専門職として連帯し，その立場を擁護する。⇒職能団体の意義
5. （専門性の向上）社会福祉士は，最良の実践を行うために，スーパービジョン，教育・研修に参加し，援助方法の改善と専門性の向上を図る。⇒客観的観点の獲得
6. （教育・訓練・管理における責務）社会福祉士は教育・訓練・管理に携わる場合，相手の人権を尊重し，専門職としてのよりよい成長を促す。⇒ SV 技能の獲得
7. （調査・研究）社会福祉士は，すべての調査・研究過程で利用者の人権を尊重し，倫理性を確保する。

日本社会福祉士会の倫理綱領より引用・改変

参考文献

- 安彦一恵：「道徳的である」とはどういうことか；要説・倫理学原論，世界思想社，京都，2013.

Ⅲ 倫理

1 倫理・倫理学とは何か

1）倫理・倫理学とは？

「倫理」というコトバを耳にすると、それだけで「難しい」であるとか、「当然、人として守るべきこと」など、さまざまなイメージが浮かんでくるだろう。このコトバを正確に定義することは、実はそう簡単なことではない。例えば、世間に出回っている一般的な辞書を紐解いてみると、そこには「行動の規範としての道徳観や善悪の基準」であるとか、「人倫のみち。道徳の規範となる原理」、さらには「倫理学の略」とさえ記されているものもあり、これではわかったようなわからないような、漠然とした感覚になる人も少なくないだろう。「倫理学」についても、「道徳とは何か、善悪の基準を何に求めるべきかなどを通して、社会的存在としての人間のあり方を研究する学問」や、「社会的存在としての人間の間での共存の規範・原理を考究する学問」といった解説が多く、結局、こうした辞書に書かれている「道徳」や「規範」というコトバが、「倫理」というコトバとどう違うのか、どう関係しているのかが不明なので、スッキリしないままになってしまうのではないだろうか。

2）「道徳」と「倫理」の違い

「道徳」もまた一般の辞書では、「人のふみ行うべき道」や、「社会生活の秩序を保つために、一人ひとりが守るべき行為の基準」と解説されていることが多く、これだとやはり「倫理」との違いがよくわからない。そこで、語源からたどってみることにすると、倫理は英語では ethics（エシックス）、ドイツ語では Ethik（エーティク）、フランス語では éthique（エティケ）であるが、これらはすべて古代ギリシャ語の ἦθος（ethos：エートス）に由来する。エシックスの語源であるエートスは「慣れ親しんだ場所」を意味し、そこから転じてやがて共同生活を営むうえでの「習俗」や「慣習」を意味するようになった。

他方で、道徳は日本語でもカタカナで「モラル」と言うことがあるように、英語では moral（モラル）、ドイツ語は Moral（モラール）、フランス語も morale（モラール）である。語源はすべてラテン語の mos（モース）、複数形は mores（モーレス）であり、その意味は「風習」や「習慣」を表していて、古代ローマ人は「mos majorum（モース・マイヨールム、祖先の風習）」ということわざを大切したともいわれている。このように西洋においては、エシックスの語源であるエートスも、モラルの語源であるモースも、どちらも「慣習」や「習慣」という意味を有していることから、倫理も道徳もことさらに区別しないで用いていることも少なくない。歴史的にも、キケロー（前106〜前43年）という哲学者が、ギリシャ語の ἠθικά（ethica：エティカ）をラテン語に翻訳しようとした際、moralis（モラリス）という語を用いているように、もともとは同じ意味であるということになる。

しかしながら、漢字としての語源をたどると、倫理の「倫」は「同列に並んだ仲間」を表していて、もともと社会的秩序や、人と人との「間」という意味をもつため、仲間関係におけ

る「秩序（ルール）」という意味合いを有している。一方で，道徳の「徳」は，最初は「直線」の「直」と「心」を組み合わせた「悳」と書いて，「真っ直ぐな心」を表していた。その後，「彳（ぎょうにんべん）」を加えて「真っ直ぐな正しい行い」へと変化し，現在の「徳」という漢字に至ったとされている。徳は「人徳」という表現にも用いられるように，「個人が備えておくべき性質」という意味合いが込められていることになる。

以上から，西洋語としてとらえるなら倫理も道徳も大きな違いはないというべきだろうが，漢字の語源を踏まえて日本語としてのニュアンスを意識し，両者をあえて意図的に区別するなら，以下のように整理できる。

「倫理」は仲間同士の「秩序（ルール）」という点で社会的・共同体的性格が強く，そのためエシックスは，社会的性格である「人と人との間」という意味合いをより意識して「人倫」と訳されることもある。それに対して「道徳」は，個人の自律的性格が強く，社会的・共同体的なルール，例えば「法律」のような外的な強制力に従う（罰せられるのが嫌だから）のではなく，内面的な動機（良心の声など）に従って行動することである。

3）「非規範的アプローチ」と「規範的アプローチ」

「倫理学」とはやや乱暴に定義すると，「善悪とは何か？」「どう行為すべきか？」を問う人間の行為規範に関する学問であるが，倫理学を大別すると，「非規範的アプローチ」と「規範的アプローチ」の2種類に分類することができる。非規範的アプローチは，「記述倫理学 descriptive ethics」と「メタ倫理学 meta ethics」に大別される。規範的アプローチは，「規範倫理学 normative ethics」とも呼ばれる。このとき規範倫理学は，ある種類の行為・判断が善いか悪いかの基準（Norm）を論じるのに対して，メタ倫理学は，「善いとは何か」などを考察する。前者が参加者の倫理学・一階の倫理学と呼ばれるのに対して，後者は観察者の倫理学・二階の倫理学と呼ばれることがある。例えば「遷延性意識障害での延命はこの患者にとって善いか」「真実告知は医療者にとって義務か」などは規範倫理学の問いであるのに対して，「患者にとって善とは何か」「医療者にとって義務とは何か」などはメタ倫理学の問いである。

2 非規範的アプローチ

1）記述倫理学

記述倫理学は，人間の道徳的行動や道徳的信念，あるいはある共同体社会のなかで，どのような倫理規範が実際の社会生活を規定し，影響を及ぼしているかなどに関する事実的探求を行い，それらが実際に＜どうあるか＞を「記述する」ことを目標とし，そうした倫理規範が＜どうあるべきか＞という規範的課題は，直接の対象としない。また，その研究方法も，哲学的手法に限定されず，文化人類学や社会学，あるいは心理学的な科学的手法や社会調査などの統計学的手法を用いて行われる。記述倫理学は，規範倫理学が課題とする「いかにあるべきか」という問題を扱う以前に，現に私たちの道徳的行動や社会的な倫理規範が「どうなっているか」を解明するのに有効であるといえる。

2）メタ倫理学

他方，メタ倫理学とは，規範倫理学が目標としているような「どうあるべきか？」という行為指針の確立と正当化を行う際に，ある意味では無自覚に用いられている「善い」とか「悪い」といった倫理的な言語表現の意味分析や用法の解明をその学問的課題としている[*]。規範倫理学と異なり，具体的な倫理問題やジレンマに直面した場合の実践的な行為指針を確立するという課題からやや距離をとって，むしろその

---

* Kaulbach F, 池上哲司, 有福孝岳, 他（訳）：倫理学の根本問題, 晃洋書房, 京都, 1980.

課題を超えた（meta）ところから批判的に，倫理的な言語分析を行うことを主な手法としていることから「分析哲学」とも呼ばれる。メタ倫理学は，「認識説（cognitivism）」と「非認識説（non-cognitivism）」とに大別される。

(1) 認識説と「直観主義」

認識説は，例えば「X は善い（あるいは悪い）」という倫理的な価値判断は，事実として客観的に真か偽かを問われ得る認識可能な命題であるとするのに対し，非認識説は，倫理的な価値判断は，その判断を表明している話者の「情緒的な態度」を表現しているにすぎず，それゆえに「X は善い（あるいは悪い）」という命題について，それが真であるか，偽であるかを論じることはできないとする。

認識説における「自然主義」(naturalism)と呼ばれる立場では，ある倫理的判断の真偽は，経験的な事実命題によって定義可能であるとする。例えば「苦痛がある」という状態は「善くない（＝悪い）」のであって，「苦痛がなく，心地よい」という状態が「善い」のだと，誰もが経験的に「自然の属性」として理解できるからである。

一方で，同じ認識説の「非自然主義」(non-naturalism)でも，確かに倫理的判断の真偽（何が「正しく」〔＝真〕て何が「間違ってる」〔＝偽〕か）について論じ得ることは認める。上記の「苦痛がある」ということが「正しい」〔＝真〕のか「間違っている」〔＝偽〕のかは，事実として「苦痛があれば，正しい」し，「苦痛がなければ，間違っている」というだけのことだからである。しかし，それが「真偽」ではなく，「善悪」の判断であるならば，経験的な事実命題によって定義することは不可能であるとした。なぜなら，「善悪」の判断が可能だとすると，もし「心地よいことが善である」とするなら，薬物依存症患者にとってみれば薬物が体内にある状態が「心地よい」という自然状態にあるのだから，薬物の摂取は「善いこと」になる。したがって，覚せい剤も麻薬も，誰もが皆どんどん使うことは「善いこと」となってしまうからである。

「非自然主義」の立場を代表する「直観主義(intuitionism, 直覚主義とも訳される)」は，ムーア（Moore GE）によって提唱された*。規範倫理学は，どうすべきか，ということを問う場合，「善い行為」を前提にしているが，その前に「善とは何か」がわかっていなくてはならないはずである。この問いに対してムーアは，「善は善であり，それで終わりである」と答え，「善とは定義不可能である」とした。その理由は，「善」とは「黄色」という概念と同様，それ以上分割できない単純観念だからであるという。黄色とは何か，と問われた場合，すでに黄色というものを色覚によって知覚したことのある人に対してしか，私たちは説明することができないのと同じだ，という。「黄色い色をしているもの」は，「一定周期の光の振動」と定義できるとしても，それは「黄色そのもの」の定義ではない。同じように善についても，「善いもの」とは「素晴らしいもの」とか「美しいもの」，あるいは「精神的な満足感のような快楽をもたらすもの」と，さまざまな性質をあげて定義することはできても，それは「善そのもの」の定義ではない。このような定義不可能な善について，自然的な性質で定義する誤りを「自然主義的誤謬（naturalistic fallacy）」と呼ぶ。

では，善はどのようなものであるかをとらえる（認識する）には，どうすればよいのか。ムーアは，黄色は色覚によって認識されるしかないのと同じように，善は「直観（直覚）」によって認識する以外にないとしている。彼によれば，「価値は事実から導き出すことができる」，あるいは「価値は事実によって定義可能である」と主張する自然主義的認識説の立場は，例えば「善とは快楽である」と定義することで，「善そのもの」を定義したつもりになっ

---

* Moore GE, 深谷昭三（訳）：倫理学原理，三和書房，東京，1973．

ているだけである。もしも「善とは快楽（≒心地よいこと）である」とするなら，その根拠を提示しなくてはならないが，しかしそのときには，「なぜなら快楽（≒心地よいこと）は善だから」という同語反復を繰り返すしかない。

(2) 非認識説と「情緒主義」

非認識説は，倫理的な価値判断は，その判断を表明している話者の「情緒的な態度」を表現している理論的立場であることから，「情緒主義（emotivism，価値情緒説）」と呼ばれる。

情緒主義は，分析哲学における「論理実証主義」を理論的背景としている。論理実証主義とは，科学的認識を絶対的な基準とし，ある命題の真偽は，それが感覚的・経験的な検証を受け得るか否かということにかかっているとする。真偽を経験的に検証できない命題は，論理実証主義にとっては，真偽を確定する方法をもたないために「無意味な命題」であるとされる。そうであるならば，すでに直観主義の立場のところで述べたように，倫理的な価値判断は，経験的な真偽を問い得る事実による検証が不可能であるゆえに，論理実証主義の立場からするなら，意味をもたないことになる。

では，倫理的な価値判断とはいったい何なのか。スティーヴンソン（Stevenson CL）によると，それは事実を述べているのではなく，その倫理的な価値判断を表明している話者の道徳的な心情を表現しているものであって，話者自身の感情を表現し，他人を感動させたり，ある行動へ向かわせようとする情緒的な機能をもつものであるのだから，そもそも真偽の検証など客観的には不可能であって，実証主義的に「無意味な命題」となるのは当然である，という。「倫理的判断に，事実に関する記述的要素が含まれていることに疑問の余地はない。しかし，倫理的判断が完全に記述的であるとは決していえない。倫理的判断の主な用途というものは，『事実を示すこと』にあるのではなく，『影響を及ぼして相手の意見や態度を動かす』ことにあるのだ」*。

倫理的な価値判断において生じる見解の不一致は，スティーヴンソンによると，「確信による不一致」と「態度による不一致」に分かれる。前者の「確信による不一致」は，確信のもととなっている事実についての不一致であるので，事実を再確認したり，あるいは認識の発展，経験の進展によって解決され得るものである。それに対して，後者の「態度による不一致」は，一人ひとりの選好や欲求の違いに基づくものであるので，意見が分かれた場合，どちらかが他人の価値観を受け入れなければ一致は得られない。このように倫理的な価値判断とは，事実に関する記述的部分と，価値に関する情緒的部分からなっている。

「情緒主義」の立場では，倫理的判断においては，他人に対して同調を要求する説得的な要素が含まれていることになる。しかし，事実判断と価値判断を区別し，前者の記述的部分にのみ，客観性を認め，後者の情緒的部分に関しては，個人的・主観的なものであることを強調しすぎると，倫理的な価値判断そのものも最終的には個人的・主観的なものにすぎないことになってしまうだけでなく，ある個人の倫理的価値判断が受け入れられるかどうか，あるいはその価値判断の倫理的妥当性は，どの程度他人を感動させ，強く心を揺り動かすことができたかという，まさしく情動的で不安定な，およそ倫理理論としては客観的・普遍的とは言い難い原理に委ねられてしまうことになってしまう。そうなると，倫理的な価値判断の妥当性は，周囲の人々の心をどれほど揺り動かし，「感動」させたかによって左右されてしまうことになりかねない。

---

* スティーヴンソン CL，島田四郎（訳）：倫理と言語，増訂版，内田老鶴圃，東京，2000.

3)「事実」と「価値」の混同

医療専門職が陥りやすい誤解として,「事実 fact」と「価値 value」の混同がある[*1]。例えば,「抗がん剤の奏功率は5％である。ゆえに,抗がん剤は投与すべきではない」という臨床判断がなされたとする。前半は「奏功率は5％である」という「事実」だけを述べており,「価値」判断は含まれていない。したがって,この事実認識（5％）が本当に正しいのかどうかは「真偽」にかかわる問題となるので,この点でもし見解の不一致が生じているのであれば,「情緒主義」が主張するように,それは事実に基づく「確信の不一致」であるといえる。したがって,この判断全体の倫理的妥当性の鍵を握っているのは,後半の「投与すべきではない」という部分である。

今回の抗がん剤が効く可能性が実際5％だったとすると,医師は「文献的には効果が5％『しか』ないのだから,患者にとっては"無益"」と思うだろう。しかし,「5％『も』あるじゃないか」と思う患者もいる。この患者は「5％の可能性に賭ければ,よくなる」という期待をもっている。その「少しでも生きたいという思い」から,「5％に賭けたいという願い」を発していることを,医療者はまずしっかりと受け止めることが大切である。したがって,「どちらかというと抗がん剤はおやめになったほうがよい」ことを伝える場合には,決して「もう治療の効果がないから諦めてください」と言うべきではない。つまり「事実を伝えること」と「希望（≒価値）を奪うこと」は異なることを意識して,コミュニケーションを図る必要がある。したがって,例えば「抗がん剤によって副作用が起こると,正常な細胞まで壊してしまいます。それがかえってAさんご自身がおもちになっている,生きようとする＜いのちの力＞を奪ってしまうのではないかということを心配しています。少しでもAさんがAさんらしく生きることを実現するために,抗がん剤以外の方法を一緒に考えてみませんか？」などの声がけが望ましいであろう。

確かに患者に「説明する・伝える」ということは,「説明責任を果たすこと」ではあるが,実践の場では,相手の価値観に共感を示す「対話（コミュニケーション）」が重要であり,「対話」とは「科学的事実」でもって相手を論破すること（≒「"知的腕力"で捻じ伏せること」）ではない。インフォームドコンセントを取得する際に医療専門職に求められる「説明」においては,ただ単に「情報を提供する」（情報伝達型コミュニケーション）だけではなく,患者の「不安」などの心情にも応えるコミュニケーション・スキル（心理援助型コミュニケーション）が重要なのである[*2]。

このコミュニケーションの部分を,情緒主義のように「情緒的部分」であるとし,完全に個人的・主観的な「感情の表明」だととらえるべきではない。ましてや「直観（直覚）」によって真偽が認識可能だとも考えるべきではない。ある倫理的な価値判断は,個人の心情や信念に支えられて発話されている点で,確かに個人的・主観的な性格をもつものではある。

「倫理的に考え,伝えるスキル＝倫理的推論（ethical reasoning）」のトレーニング不足が,「抗がん剤の奏功率が5％"しかない"のであれば,患者の意向（自己決定権）よりも,専門性（医師の裁量権等）を優先すべきである」や,「医師は救命の義務・使命感で行動すべき」などが含まれている（隠されている）ことに気づかない医療専門職を「再生産」してしまっている。このことが,患者や家族の立場からするならば「5％『しか』ない」ではなく,「5％『も』ある」という「価値」判断があり,そこには必ず「不安」という心情が伴っているからこそ,「心理援助型コミュニケーション」が必要なのである,という視点を欠落させている。それが

[*1] 箕岡真子：事実と価値／倫理理論．箕岡真子（編著），医療倫理／臨床倫理，医療経営士テキスト，日本医療企画，東京，2018，pp21-23．
[*2] 板井孝壱郎：EBM・NBMと情報．浅見昇吾，盛永審一郎（編），教養としての応用倫理学，丸善出版，東京，2013，pp46-47．

「対話」というプロセスを経ることなく，「独善（悪意からではなく，強すぎる正義感などに起因した「独り歩き」した善意）」で，医療専門職としての価値観を「押しつけて」しまっている原因になっている。

倫理的な妥当性を考察する際に大切なことは，その主観的な価値判断を支えている根拠を，「反照的（reflective）に対象化・自覚化する（＝照り返す，振り返る）」ことによって，医療ケアチームや患者・家族らと共に「集団的・客観的に共有（share）されるもの」として「対話する・話し合う（コミュニケーションを図る）」ことである。

3 規範的アプローチ

1）規範倫理学（normative ethics）とは何か

規範倫理学でいう「規範性」とは，判断が行為を引き起こすことをいう。つまり，善いという判断は善い行為を引き起こし，悪いという判断は行為を引き起こさない・または悪い行為を引き起こすことをいう。「認知症高齢者に人工透析を導入することは悪いことだ」と判断する医師は，認知症高齢者に人工透析を導入するという行為を行わないだろう（少なくとも，この判断を上回る理由がないかぎり）。

規範倫理学は，いくつかの理論に分かれている。なぜなら，それぞれの理論は，行為を，それぞれの側面から評価するからである。行為の基本形は以下のように示すことができる。

行為者　➡　動機　➡　行為　➡　帰結
「行為者が，ある動機から，ある行為を行い，ある帰結をもたらす」

ある行為を評価する際に，行為者の性格を評価するのが「徳理論」であり，動機を評価するのが「義務論」であり，帰結を評価するのが「功利主義」である。ある行為が善いと評価されるのは，行為者の性格が善いから，または，動機が善いから，帰結が善いから，と三様に評価することができる。「ずる賢い田中さんは，中村さんの仕事を邪魔しようと思って，うその列車の時刻を教えた。その結果，中村さんは列車に乗り遅れて仕事に失敗した」。この場合，うそという行為の悪さの理由を，性格のずる賢さ，または，邪魔しようとした動機，乗り遅れた結果と，それぞれの理論から考察することができる。「仕事熱心な河村さんは，高齢者施設にいる誤嚥を繰り返すクライエントを支援しようと思い，とろみ食を根気強く与えたことで，クライエントの栄養状態を改善して感謝された」。こうしたことも，同様に解釈することができる。

もちろん，要因が不分明な事例はある。「正気ではない中島さんが，ある会社の社長を殴った」場合，中島さんは行為者でないかもしれない。「小林さんは，森の中に自分だけしかいないと思って木を切り倒していたが，迷子になっていた前川さんは倒れてくる木の下敷きになって死亡した」場合，小林さんは前川さんを殺したといえないかもしれない。「加藤さんは倉持さんに『それを担いでごらん』と言ったが，倉持さんは『それを嗅いでごらん』と言われたと思い，それの匂いを嗅いだ。そのことで，倉持さんはそれまで知られていなかったアレルギー物質のために病気になった」場合，倉持さんの病気は加藤さんの言語行為の帰結といえないかもしれない。こうした例外は別にして，多くの場合「行為者・動機・行為・結果」の4要因が行為には備わっている。

2）功利主義

(1) 功利主義の考え方

功利主義は，善悪について，幸福という帰結をもたらした行為を善い行為，不幸という帰結をもたらした行為を悪い行為と考える。

(2) 功利主義の特徴

功利主義の特徴を2点示す。

①帰結主義（consequentialism）

行為が善い・悪いと評価されるのは，これがもたらす帰結によって評価されるという考え方

である。帰結主義は，個々の行為を評価するもの（行為功利主義）と，規則を評価するもの（規則功利主義）に分かれる。「行為功利主義」とは，善い結果をもたらしたがゆえに，ある行為は善い，と考える考え方である。例えば，「ある飢えた人に食事を与えた」という一つの行為は，その人を餓死から救ったがゆえに，善いと評価される。これに対して，「規則功利主義」とは，善い結果をもたらしたがゆえに，ある規則に従った行為は善い，と考える考え方である。「飢えた人には食事を与える」という規則に従って，多くの飢えた人に食事を与える行為は，多くの餓死者を救ったがゆえに，善いと評価されるのである。

②総和主義

関係者の効用を単純に加算し，総和の大小を比較して，行為の善し悪しを判定する。功利の原理は「最大多数の最大幸福」といわれる。最大多数というのは，公（おおやけ）を意味して，少数者が幸福になる行為ではなく，公（みんな）が幸福になる行為・規則が評価されるのである。少数の飢えた人に対して食事を作る行為よりも，多くの飢えた人に食事を作る行為のほうが，幸福の量が多いことになり，より善い行為と判定されるのである。

(3) 功利主義の種類

功利主義では，幸福・不幸を以下の3種類で考えている。

①量的快楽説

価値をもつのは快楽があること，もしくは，苦痛がないことである。人生の価値は，快楽と苦痛という同種の心理的量を測定することで決定できる。快楽と苦痛の量は，強度，持続時間，生じる確実性，生じるまでの時間などで測定される。

②質的快楽説

快楽には質的に異なるものがある。芸術鑑賞や科学的真理の探究に伴う知的快楽は，性的快楽などの感覚的快楽よりも価値が高いと考えられる。2つの快楽のどちらが高いかを判定できるのは，両方を経験した判定者のうちで大多数が選んだほうが高いと考えられている。

③選好充足説

人が，おいしい食事や，快い入浴に価値を置いたり，音楽を聴いたり，パズルを解くことを幸福と考えることに疑いはなく，快楽説で十分のように思われる。しかし，快楽説では，苦痛を感じるが価値が高いと考える場合を説明できない。例えば，スポーツ選手が苦しみに耐えて自己ベスト記録を目指すことや，虫歯をもつ者が抜歯の痛みに耐えて歯の治療を受けることなどを説明できないのである。現在では，快楽説に代わる標準的な見解は選好充足説である。価値の尺度は，快楽と苦痛ではなく，選好の充足つまり欲求や望みが満たされることと考えられている。これにより，虫歯治療希望者が，小さな歯痛よりも，大きな抜歯の痛みを選好するのは，虫歯のない状態（幸福な帰結）を望むがゆえである，と説明できるようになる。幸福は選好充足と考えられる。ゆえに，幸福つまり好まれたことをもたらす行為が善い行為とみなされるのである。

(4) 功利主義への批判

功利主義は，理解しやすい考えであり，支持されることが多いが，批判されることもある。

①保安官の事例

暴動が起きて数百人が死にそうな事件で，ある人を無実の罪で処刑することで暴動が防げるとしよう。数百人の死よりも一人の死のほうが，総和主義からすると，善いことになる。しかし，無実の人を処刑するのは，明らかに常識に反する。これは総和主義の難点である。

②運動会の事例

子どもの運動会を観に行くと約束して学校に行く途中で，交通事故を発見した。通報などの人命救助をしていたら，時間に間に合わなかった。約束を破ったという悪い結果によって，人命救助は善い行為と判断できなくなる。これは帰結主義の難点である。

3）義務論
(1) 義務論の考え方

義務論は,「ある行為をすべきである」「ある行為を控えるべきである」という行為を考察する。この「すべきであるという気持ちでなされる行為」（義務の行為）は,「したいという気持ちでなされる行為」（功利主義の選好行為）とは異なっている。義務論の歴史的起源は, ユダヤ教および後期ローマ思想に特有な法的思考であり, 十戒や神の命令という宗教色があった。宗教色が消えた時代においては, 自然法の流れに属している。人間は, 生き物として自然に属しながら, 自由と理性を有する者として自然に反する行為をすることもある。言い換えれば, 生き物としての欲求である誘惑に駆られながらも, 人を規則に従わせようとする「良心」に従って行為する場合を論じる。義務論には, この規則に従わせようとする遵法意識を, 厳密に導き出そうとする流派と,「一応の義務」と考える流派がある。

①完全義務と不完全義務

厳密に導き出そうとする流派は次のように考える。普遍的な道徳法則になり得るのはどのような行為指針かと問いを立てる。例えば, 人は誰しも自分なりの行為指針に従って生きている。「困っているときにも, 守るつもりのない約束はしてはならない」という行為指針（A）で生きる人と,「困っているときには, 守るつもりのない約束をしてもよい」という行為指針（B）で生きる人がいる。行為指針（B）を自分だけではなく, 誰しも皆が採用したとする。つまり普遍化するのである。約束はいつ破られるか知れず, 約束をしようとしなくなり, 約束自体が成立しなくなる。それゆえ, 行為指針（B）は誰もが認める普遍的道徳法則にはならない。これに対して行為指針（A）は, 普遍化しても矛盾しないゆえに道徳法則になり得る。これが完全義務である。また,「困窮者には助けの手を差し伸べる」（C）と,「困窮者には助けの手を差し伸べない」（D）という指針を比べたときに（D）を普遍化しても矛盾には至らない。困窮者は死んでいなくなるかもしれないが, この世がなくなるわけではないからである。しかし, 私たちはそのような状態を理性的存在者として意識することができない。これが不完全義務である。このように普遍化して自己矛盾に陥らないものを完全義務, 普遍化しても自己矛盾に陥るものを不完全義務と区別した。

②一応の義務

義務の導出を厳密に行わずに直観に頼ろうとするのが「一応の義務」の流派であり,「誠実」「無危害」「正義」「自己研鑽」「善行」「感謝」「補償」の7つの義務を列挙している。一応の義務は相対的な義務であり, 2つの義務が対立する姿をうまく描くことができる。「観に行くと約束した子どもの運動会に行く途中に, 瀕死の人をみつけた」事例などは, 誠実の義務と善行の義務, つまり「義務の衝突」を描くことができる。

(2) 義務論の特徴

遵法意識以外の義務論の特徴を述べる。

①主体性重視

功利説が総和主義をとり「最大多数の最大幸福」を原理にしたのに比べて, 義務論はまず「私」が道徳法則に従って行為することを原理にする。例えば「Aが5人を殺そうとしている。仮に, 私がAを殺せば, 5人は殺されずにすむ」という事例で,「私は人殺しをすべきではない」というように, 私が道徳法則に従うことを求める。それゆえに, 義務論に従えば,「私」はAを殺すことはできないので, 5人は殺されてしまう, という事態が起こりそうである。功利的には「私」はAを殺し, 5人の死よりも1人の死を総和的に選好することになる。

②作為と不作為

義務の衝突に対して一定の答えを与えるのが, 作為（身体的動作の存在）と不作為（身体的動作の不在）の区別である。「1人を殺す（作為）」と「5人を見殺しにする（不作為）」や,「塩化カリウムの注射による患者の死（作

為）」と「延命行為の差し控えによる患者の死（不作為）」などの例が考えられる。しかし，作為が1つの結果だけではなく，2つの結果をもたらしたときに作為・不作為の区別だけでは役立たない。

③意図と予見（二重帰結）

「鎮静剤を投与すること（作為）」によって，「苦痛の緩和（善い結果）」と「死期の短縮（悪い結果）」という二重の結果が生じた場合，この行為は善い行為なのだろうか悪い行為なのだろうか。意図には責任や善悪の評価が伴い，予見には善悪は評価されないと考えてみよう。すると，死を意図して苦痛緩和を予見する鎮静剤の投与は悪い行為，これに対して，死を予見するが苦痛緩和を意図する鎮静剤の投与は善い行為と評価される。

4）徳倫理

(1) 徳理論の考え方

行為を評価する基本として行為者の性格を考えるのが徳理論である。性格として示される「徳」を意味するvirtureは，事物の卓越性を意味するので，物の卓越性（ナイフの卓越性は刃が鋭いこと）なども意味した。古代ギリシャの思想家たちは，人間の理想つまり「善い人（卓越した人）」に備わる徳を，正義・節制・勇気・知恵と考えた（枢要徳）。これにキリスト教は三徳，つまり，信仰・希望・慈悲を加えて七徳を唱えるようになった。これら中枢の徳から，正直・仁愛・共感・忠実・自己犠牲など，具体的な行為を要求する徳が導かれる。例えば，正直という徳を有する人は，真実を語ることを要求されるし，仁愛という徳を有する人は，他人の幸福・福利を促進することを要求される。

(2) 「徳」の特徴

①徳は中庸の状態

例えば「勇気」という徳は，恐怖を感じる状況で恐怖をまったく感じない無謀でもなく，感じすぎる臆病でもない中間の状態のことをいう。

②徳は実践知

「気前のよさ」という徳は，適切な種類の物を，適切な量だけ，適切な理由から，適切な人に，適切な機会に与える徳である。物・量・理由・人・機会などの「適切さ」を判断するのが実践知であり，状況理解の能力のことである。また実践知を身につけるためには，お手本を模倣すること，つまり，ある領域で卓越した人たちをじっくり見て「まねぶ」ことが有効といわれる。

③徳の還元不能性

徳は，功利や義務へ還元できない価値をもっている。徳の善さは，何かを実現したり快をもたらしたりという帰結によって決まるわけでもなく，それを所有したいと欲求することによって決まるわけでもない。溺れている人を助けるために川に飛び込む勇気は，人を助けたことにより評価されるわけでもなく（功利説批判），助けるのが義務だから評価されるわけでもない（義務論批判）。川の流れ具合や，自分の泳力や，ほかに助ける手段がないことなど，その個別的な状況で評価される勇気ある善の行為なのである。

④徳の行為者相対性

徳理論は，価値が不偏不党とは考えない，つまり，客観的に善が多いほうを選ぶとは考えない。例えば，友情という徳は，私と親友との関係のほうが，私と知人との関係よりも価値が高いと考える。友人との約束を守ることが，会社の同僚との新年会に出席する約束よりも価値があると考えるのである。

5）ケアの倫理

ケア（care）という言葉は，心配・注意・配慮・関心などの意味をもち，元来は，医療・福祉の現場に限定されるわけではない。人と人は相互にケアする・ケアされる存在であり，ケアなくして人は人として生きていくことができないほどに，ケアは基礎的なものである。

ケアの倫理は，発達心理学の分野で発生し，

次のような事例で考察しはじめられた*。

「ハインツという男が,病気の妻の命を救うために薬を盗むべきかどうか悩んでいる。その薬は非常に高価でハインツには手が届かない。薬局の店主は値を下げるつもりはない。ハインツは薬を盗むべきだろうか? この道徳的ジレンマを,少年ジェイミーは,盗むべきだと答える。財産と生命の価値の葛藤がある場合,生命に優先性があると考えて,数学を解くように解を導出する。他方で少女エイミーは,例えば,お金を借りるとか,ローンを組むとか,盗んだとすると牢獄に入って奥さんの病気はもっと悪くなるかもしれない,と人間関係の物語を考えて,論理的に答えを出さない」

このようにケアの倫理は,論理的かつ普遍的な答えを出す倫理理論に対して,ケアをする人と,ケアを受ける人が,ケアという行為のなかで喜びと苦しみを共有しながら協働で意味のある人生という物語を紡いでいくことを考察する理論である。

6)「普遍的な善」と「個別的な善」

功利主義と義務論は,帰結を重視する理論と動機を重視する理論として異なるとはいえ,両者は総和主義であったり遵法主義であったりと普遍的な善を求める傾向の強い倫理理論である。これに対して,徳理論とケアの倫理は,行為する私であったり,配慮を感じる私であったりと,行為者相対性を重視する理論であり,個別的な善を求める傾向の強い倫理理論である。

7) 規範倫理とジレンマ

次のような事例を,いくつかの規範倫理を用いて考えてみよう。

> アルツハイマー型認知症のAさん85歳は,最近,火の不始末や徘徊があり,お嫁さん(B)はパートに出かけるのが不安です。また,家族の顔もわからないことが多く,尿便の失禁があります。元気なときに「施設に入るのは嫌だ」といっていましたし,お嫁さんも,最後まで家で面倒を見たいと思っています。日々,在宅介護か施設介護かを,息子のCとBは悩んでいました。ある日,Aさんは行き先も告げられないままに,CとBによって,車に乗せられ知らない施設に連れてこられました。

徳理論から考えると,行為者は複数おり,当事者Aと,嫁Bと,息子Cである。それぞれの性格を考えると,Aは認知症の行動・心理症状(BPSD)が出ているゆえにBPSDを性格と考えることにする。また嫁は介護熱心であり,息子は親孝行であると考えよう。

義務論から考えると,施設に入るのは嫌だというAさんの気持ちを尊重すること,最後まで家で面倒を見たいと思う嫁の気持ちを尊重することは,いずれも自律尊重の立場である。在宅介護の限界を考えて,専門職のいる介護施設で医療・介護の提供を受けることが最善の医療の提供と考える(善行の立場)。すると「自律尊重」と「善行」という2つの義務の対立が考えられる。

功利主義から考えると,Aさんの昼夜逆転した生活や,興奮し暴言や暴力を振るう姿や,もの取られ妄想や失禁の世話などで,嫁は介護疲れによって結果的にうつになるかもしれない。施設には介護専門家がいてBPSDに則したケアができ,Aさん自身のストレスも減り,嫁の介護疲れも減り,家庭の平安が結果的に到来するかもしれない。自宅における家族による親密な介護よりも,施設における専門家による適切な介護を「選好する」かどうかが一つの論点である。また,本人のQOLだけでなく,関係者(Aと嫁と息子)のQOL'sという「総和」を自宅介護と施設介護で比べるという選好かつ総和という帰結主義的な観点がある。

この場合,嫁と息子は施設入所という行為を実行した。善行の義務の優先という義務論の観点,本人および家庭の平安という帰結の総和という功利主義の観点,介護熱心な嫁と親思いの息子が彼らの性格から入所行為を選んだとする

---

* キャロル ギリガン,岩男寿美子(訳):もうひとつの声;男女の道徳観のちがいと女性のアイデンティティ,川島書店,東京,1986.

徳理論の観点，日々悩んでいたという点に，数学の解を求めるような思考方法ではないケアの倫理の観点など，それぞれの理論からこの入所行為を考察することができる。

 正義・自由・平等

1) 正 義
(1) アリストテレスの正義論

人間の行為を，正しい，正しくないと判断するための基準が正義である。『ニコマコス倫理学　第五巻』からまず古典的なアリストテレスを考えてみよう。

第一に法律的正義，つまり正しいことは法律にかなうことであり，不正なことは法律に反することとして示されている。これは理解しやすいだろう。そして，第二に配分的正義，つまり，名誉や財などの配分における正義が示される。配分における正しさは何らかの値打ちに従って定められなければならないという原則によって，正しさは比例をなすと考えられている。すなわち，人Aと人Bの値打ちの比が，事物Cと事物Dの配分の比と等しければ正しいが，比例に反する場合に不正となると考えられる。正しい配分とは，彼の価値にふさわしい分け前を意味する。第三に矯正的正義が示されている。これは人と人とのかかわりを正しく規制するものである。取り引きの均等化や罪と罰の均等化を意味する。Aは搾取し，Bは搾取された。係争が生まれ，裁判官のもとに正しさを求めにいき，裁判官は利得と損失の平等を回復するために利得を差し戻す。または，Cは殴り，Dは殴られた。Cは利得を得ており，Dは損失を受けている。利得側と損失側があり不平等があるので，裁判官は平等なものにしようと，Cに罰という損失を与えて，CとDとの利得と損失を矯正して均等化を得ようとする。これらが矯正的正義である。

アリストテレスの正義論は，貨幣と法を重要視する。利得と損失を測るのは，異なるものすべての値を測る貨幣である。例えば貨幣は，どれだけの靴と，どれだけの家屋，または，どれだけの食物が等しいかを測ることができる。法にかなった行為が正しい行為であるということは，秩序や調和に従った行為が正しいという意味である。動物であれば，秩序や調和は本能に従った行為のことであるが，人間には本能に従った行為を望むことはできない。人間は言語を有することによって本能を逸脱して，第二の自然つまり国家・共同体を形成した。また，貨幣によって多くの通約不可能なものが通約できるようになった。食物と靴は，元来は通約できないが，貨幣を媒介にして通約できるようになった。このように国家に帰属し，貨幣に置き換え可能なものを，正しいもの，価値あるものと考えた。その反面，国家の成員でない奴隷・女性や，貨幣に置き換えられない物を軽視する思想となっている。

(2) ロールズの正義論

現代の倫理学者ロールズ（Rowls J）の正義論は，アリストテレスの正義論と正反対である。アリストテレスは，国家共同体が成立してはじめて正義が成立すると考えたが，これとは逆に，ロールズは，正義が成立してはじめて国家が成立すると考えた。主著『正義論』*は1971年に出版された。

①ロールズの功利主義批判

20世紀初頭は功利主義的倫理観が主流をなしていたが，ロールズは，功利主義的正義観の特徴を批判している。功利主義が目指すのは最大多数の最大幸福であるゆえに，功利主義は「個々人が自分の満足を人生にどう配分するか問題にしないし，満足の総和が，個々人にどのように配分されるのかを問題にしない」と批判している。

②無知のヴェール

ロールズは，正義を公正（fairess）として考えて，社会契約説を再生させようと試みた。無

---

* Rawls J：A theory of justice, Harvard university press, Cambridge, 1971.

表2-6 正義の二原理

第一原理：各人は，他人の自由と両立する，基本的権利と自由を平等にもつ
第二原理：社会的および経済的不平等は，次の2条件を満たすとき正当化される 　1．社会でもっとも不遇な人々の利益を最大化する〔格差原理〕 　2．万人に開かれている地位や職務は機会均等という条件下にある〔機会均等原理〕

知のヴェールに覆われた原初状態において，われわれは正義の原理に基づいて契約を交わし社会を形成すると考えたのである。人はたった一人で生活するよりは，他人と社会を形成して協働したほうが便益が増し，それを配分することで，よりましな生活ができる。そこで，他人と契約を交わし社会を形成する，というのが社会契約論の考えである。ただし，自分が若者であれば，若者が有利な社会を形成するだろうし，日本人なら日本人が有利な社会を形成しようとするだろう。そこで，各自が，年齢や人種がわからない無知のヴェールに包まれていると仮定すると，年齢や人種で有利不利になる制度は作らないであろう。

さて，原初状態で社会を形成するときに用いる原理が正義の二原理である（**表2-6**）。

ロールズの正義論は，原初状態で契約することを第一原理として万人に平等な自由を与えること，第二原理として社会的および経済的に不平等がある格差社会のなかでもっとも不遇な人々の利益を最大化することと地位や職務につく機会均等があること，と考えている。

(3) 政治目標としての正義

社会および政治が目指す正義論として主要なものは5つある。
①自由尊重主義者（リバタリアン）は自由を目標とする。
②社会主義者は平等を目標とする。
③福祉型自由主義者は，契約論的公平性を目標とする。
④共同体主義者（コミュニタリアン）は，共通の善を目標とする。
⑤フェミニストは，ジェンダーフリーな社会を目標とする。

①自由尊重主義者の正義論

ハイエク（Hayek FA）の『自由の条件』[*1]（1960）に影響された自由尊重主義者は，「自由」を「人が望むところの行為を他者によって制限されない状態」と定義する。そして万人が同等に最大の自由をもつことを求めることが，道徳的そして政治的理想であると主張する。この理想に基づいて生存権，言論・出版・結社の自由，財産権を主張するが，福祉に対する権利は主張しない。したがって，財産権として，先占取得や自由な合意によって財産を獲得する権利を主張するが，自分の福祉のために他者から必要な財貨を受け取る権利を主張しない。そして政府には限定的な役割だけ，つまり，強制的行為の出現を阻み処罰する役割だけを担わせようとする。必要とする人たちへの福祉や医療の提供は，正義というより慈善の問題と考えて，そうした供給を怠ったからといって，非難や処罰されることとは考えていない。

②社会主義者の正義論

エンゲルス（Engels F）とマルクス（Marx KH）の『共産党宣言』[*2]（1848）は，平等という政治的理想に基づく社会の建設を主張した。そのような社会では，社会的財の分配は，はじめには「能力に応じて働き，貢献に応じて分配する」という原理に従うだろうが，共産主義の最終段階に達したときには「能力に応じて働き，必要に応じて分配する」という原理に従うことになるだろうと主張した。資本主義社会に育った者は，もし収入が貢献に基づいてではな

---

*1 Hayek FA : The constitution of liberty, university of Chicago, press ; chicago, 1960.
*2 Engels F, Mary K : Manifest der kannunistischen partei, london, 1848.

く，必要に基づいて得られるのならば，能力に応じた貢献を，人々にどのように求めることができるのか，疑問に思うだろう。これについて社会主義者は，職場を民主的に管理させることで，経営者は年俸を半減するし，社員は平等を実現すると考えた。また，つまらない仕事を，例えば，ゴミの収集，便器の交換などを，できるだけ楽しいもの，できるだけ報われるものにする，もしくは，報われない仕事と報われる仕事を公平に分担するなどで，能力に応じて貢献するようになるだろうと考えた。

③福祉型自由主義者の正義論

先ほどみたロールズの『正義論』によって発展してきたのが契約的公平性によって正義を実現する考えである。原初的な社会契約をもとにして，自由の原理と，平等な機会均等の原理，そして経済的財の分配がもっとも恵まれない人に最大の利益をもたらそうとする原理によって正義を実現しようとする考えである。

④共同体主義者の正義論

先ほどみた古代のアリストテレスの『ニコマコス倫理学』にみられる共同体の価値を重んじる思想を自己形成における「共同体」の重要性へと発展させたのが共同体主義者の正義論である（テイラー〔Taylor C〕）*1。現代の自由尊重主義者の行き過ぎを批判するものである。

⑤フェミニストの正義論

オーキン（Okin SM）の『正義・ジェンダー・家族』*2（1989）では，表面的には人間一般を扱っている正義論がいかにして両性間の不平等を無視していたのかを論じている。

2）自　由

「自由」という言葉は，ありふれた言葉で，私たちは日常しばしば肯定的な意味で使っているが，その使い方にはかなりの幅がある。一方では，「制服と自由服」「定型詩と自由詩」「思想の管理と表現の自由」など，何らかの強制に縛られているものに対して，それと異なるものを自由と表現する場合がある。結婚の自由や，思想・信条の自由，職業選択の自由などは，親が決めた相手と結婚すること，教師に思想を植えつけられること，家業を継ぐしかないなどの伝統的な価値観・束縛等を拒否する態度を表している。

他方では，「子どもを産むか産まないかを決定する自由」「延命治療を拒否して尊厳死を選ぶ自由」「高校卒業後の進路に医療系大学を選ぶ自由」は，自分の生き方や，自分の個性を発揮する道を選ぶ場合に用いられている。これらは，自己決定や自発性としての自由と考えられる。強制の不在を「～からの自由」，自己決定・自発性を「～への自由」と呼ぶ場合や，前者を「消極的自由」，後者を「積極的自由」と呼ぶ場合がある。

次に，日本において法律的に私たちの自由はどのように保障されているのか，憲法をみて確認してみよう。日本国憲法は，国民主権，平和主義，基本的人権の尊重という3原則をもっており，基本的人権には，①自由権，②平等権，③社会権，④参政権，⑤請求権がある。さらに自由権には，①精神的自由権（思想・良心の自由〔第19条〕，信教の自由〔第20条〕，集会・結社，表現の自由〔第21条〕，学問の自由〔第23条〕）と，②経済的自由権（居住・移転，職業選択の自由〔第22条〕，財産権の不可侵〔第29条〕）と，③身体的自由権（奴隷的拘束や苦役からの自由〔第18条〕，法定手続きの保障〔第31条〕，住居の不可侵〔第35条〕，被疑者・被告人の権利保障〔第33, 36 39条〕）がある。

このように，私たちの自由は法律的に保障されているとはいえ，大衆化社会である現代は，自由の観念が拡散している。個人と社会の隔たりは拡散して，社会の変革の主体としての個人の自由という意識は失われ，大衆は個人生活に閉じこもるとともに，変革の対象としての社会

---

*1 Taylor C：Multiculturalism；Examining the politics of Recognition, Princeton University, Press, New Jersey, 1994.
*2 Okin SM：Justice, gender, and the family, Basic Books, New York, 1989.

に対する関心を失いつつある。つまり自由の使用は，個人的な意味での消極的な「～からの自由」と，自分の生き方を決める積極的な「～への自由」に限定され，社会的な意味での「この社会から自由になる」とか「理想的社会へ向かう自由」などは恐れられている。

自由意志論について考察しておこう。意志は，先行する状態によって決定されているのか，いないのかという論争である。古くは神学的な論争，つまり，人間は神の指示どおりに生きているのか，神から独立に生きることができるのか，という問いであり，近代では機械論的論争，つまり事物の因果関係に従うのか，それから独立なのかという論争であった。こうした決定関係だけではなく，自由意志論には，非難・称賛という価値的な論争もある。意志が自由だから悪いと非難されたり，善いと称賛されたりするのであって，独立性がなかったら，非難・称賛は，先行するものに負わされるという論点である。さらに自由意思を段階的に考える思想もある。私たちは日常的には，性質の傾向（性向）などにより行動する，ここには直接的な自由はない。しかし，性向を形成してきた経験の積み重ねのなかでは，先行する規程要因から独立に判断した場合もある。もしそうならば現在の意志は過去の自由意志からの間接的な結果であり，現在の意思行為にも非難・称賛の責任が及ぶ，という考えである。

3) 平 等

(1)「機会の平等」と「結果の平等」

仕事への熱意も実力も自分よりはるかに劣る同期入社の同僚が（おそらく社長の息子だという理由から）いち早く昇進し，自分より高額の給料を得るようになったとしよう。たぶん私たちは，それは不公平だと感じるだろう。ここには平等な処遇への要求がある。

昇進競争には，参加できるかできないかがまずある。社長の息子だから参加でき，息子でないから参加できない仕事があったとしたら，または出身・学歴・性別などで参加できるか否か

が決まるとしたら「機会の平等」が脅かされている。そして，評価は行った仕事の量や質で測られるならば不満がないと考えられている場合には「数の平等」が想定されている。

「機会の平等」は，人々の競争条件を等しくしたうえで，個人の意欲や才覚の違いによって生じる結果や所得の格差を是認する立場（「機会均等論」）である。これに対して，「結果の平等」は，能力や努力にかかわりなく所得や財を均等に再分配することだと考えられている。この考えは「働かざる者食うべからず」と批判されることがある。結果の平等は生産をしない「怠け者」にも意欲ある勤勉な者と同じ量の分配を与えるものである。また「数の平等」は，富める者も，貧しい者も，投票においては1人一票などの考えを支えており，特権階級に対する一般庶民の異議申し立ての思想的根拠になっている。

機会が平等ならば，本人の能力・努力次第で，結果はついてくるのだから，所得に格差があっても仕方がない，というのが機会の平等説を正当化してきた。しかし，能力は，教育や環境によって左右されるものである。高額所得者の親は，子どもに質の高い教育を与えることができ，教育によって能力の高い子どもが成長することが判明してきた。能力は後天的に決定される部分も大きいのである。生まれつき能力が劣っている場合も含めて，機会の平等だけでは，平等が実感できる社会は実現できない。

(2)「厚生の平等」と「資源の平等」

厚生（welfare）とは幸福とほぼ同義であるから，幸福の平等と言い換えてもいい。厚生の平等とは幸福を平等にするように財や所得を再分配しようという思想である。この考えなら，障害者などに対する福祉をうまく説明できる。障害者に健常者と同じ財や所得を配分しても，障害のせいで厚生が健常者より低い場合，それを補うさらなる配分を行えるという思想である。分配される財や所得の量は不平等だが，人々が得られる厚生は平等になる。

厚生の平等には「高価な嗜好」という問題点

がある。厚生が個人の幸福であるとすると，美食家の幸福と，粗食家の幸福には，費用の差が生じる。本人の意図と無関係に生じた障害ではなく，本人の自由意思で生じた高コストの美食家に対して，多くの財や所得を再配分することには異論がある。

厚生を得るための手段としての資源を平等に配分しようとする思想もある。与えられた資源でどれほどの量の幸福を実現するかは個人の裁量の範囲であり，その結果生じる厚生の不平等は是認するという発想である。しかし，障害者に健常者と同じ資源を与えればそれで平等と考えるのでは，与えられた障害者は困ってしまう。身体的能力も幸福を実現するための資源だと考えれば，身体障害者は資源不足なのだから，身体的能力を補う福祉器具などにかかる費用の支出が正当化されることとなる。

(3) アマルティア・セン

厚生経済学・倫理学の提唱者にセン（Sen A）がいる。彼の思想の1つに「適応的選好」がある。

個人の選択・選好を尊重すべきだとよく言われる。しかし，どこまで選好・選択が尊重できるのかを考えるにあたっては，その個人が自律した個人として，自らの意思をもち判断することが可能であると想定される必要がある。選択する際には，外からの強制がないことと，主体が判断能力をもつことが条件とされている。しかし外的強制がなくても，内面的な傾向が環境によって形成されている場合，それは正しい選好・選択といえるだろうか。

①すっぱい葡萄

> お腹を空かせた狐が，たわわに実ったおいしそうな葡萄を見上げている。食べようとして懸命に跳び上がるが，葡萄は木の高いところにあって届かない。何度跳んでも届かないので，狐は「どうせこんな葡萄はすっぱくてまずいのだ」と負け惜しみを吐き捨てて去っていった。

この寓話をさらに発展させると，狐は葡萄を見ても跳びはねることも，欲しがることもしなくなるのである。奴隷は理不尽な主人の命令に逆らわないことで平安に暮らすことができる。諦めきった奴隷は，ほんの少しの幸せで満足してしまう。

労働の成果を得られない労働者は労働意欲を減退させ平安に暮らし，それを見た支配者は労働者を怠け者と判断するようになる。このように環境に適応することで選好が形成されると考えるのが適応的選好形成である。

厚生の平等を考えるときに，「高価な嗜好」のような自由意思による選好形成まで考慮すべきだとは言えないかもしれないが，「すっぱい葡萄」のような本人の気づかないうちに形成された適応的選好ならば，その人を正当に評価しているとはいえないかもしれない。

②潜在能力の平等

センの思想で注目すべきもう一つに，「潜在能力（capability）」がある。潜在能力とは，財やサービスを利用して達成可能となる諸機能（行いやありよう）の集合である。そして「機能」とは，ある人が価値を見出すことができる行動や状況である。例えば，「十分な栄養を得ている」「避けられる病気にかからない」という基本的なものから，「コミュニティの生活に参加する」「自尊心をもつ」というものまで多岐にわたる。潜在能力とは機能の集合なのだから，何ができるか，という範囲を表していることになる。それゆえ，個人の福祉（well-being）を「達成された機能」（適応的選好）ではなく，「達成するための自由」を尺度として評価しようというのが，潜在能力アプローチである。福祉を潜在能力によってとらえるのである。

5 臨床倫理

1）臨床倫理とは

臨床倫理とは，「臨床現場で倫理について考えることだ」といってしまえば，まさにそのとおりであるが，シーグラー（Siegler M）は臨床倫理を，「日常診療において生じる倫理的課題を認識，分析し，解決しようと試みることにより，患者を向上させること」と説明し[*1]，藤沼

は，「臨床の現場では，医学的・科学的判断だけでなく，倫理的問題を同定し解決することを求められる．ある特定の患者の具体的な臨床場面で，より良い倫理的意思決定を模索するのが臨床倫理である」と説明している[*2]．白浜は「クライエントと医療関係者が，日常的な個々の診療において発生する倫理的な問題点について，お互いの価値観を尊重しながら，最善の対応を模索していくこと」と説明している[*3]．浅井は，「臨床倫理とは，一言で言えば，医療現場の患者ケアに関わる疑問，葛藤，ジレンマに対応し，よりよい決断を行うための実学である」と説明している[*4]．

いずれも，20年近く前の説明であることから，現代の高齢・多死社会，医療・介護における地域多職種連携を基盤にして，「臨床倫理とは，患者（クライエント）・家族等関係者すべての価値観を尊重しながら，最善の医療・ケアは何かを多職種で考えること」と筆者は説明している．

2）臨床場面で遭遇する倫理的キーワード

私たち医療・福祉従事者は，意識していないかもしれないが，日常，私たちは臨床倫理的問題のなかで働いている．以下に日常臨床場面で遭遇しがちな臨床倫理的キーワードを以下に記す．

> ねたきり老人，高度認知症，身体拘束，高齢者・後期高齢者（看取り・人工栄養，在宅医療，高齢者用施設，その他），難病，人工呼吸器（装着・呼吸器外し），透析開始・中断

また，人生の最終段階を担当する場面においては，さらに多くのキーワードがある．

> 終末期医療，緩和医療，ホスピス，がん難民，QOL，Living Will，DNAR，End of Life Care，スピリチュアルケア，グリーフケア，傾聴，共感

上記のような，臨床倫理的キーワードの洪水のなかで，医療・福祉従事者たちは，種々のジレンマを感じながら，日々仕事に従事している．代表的なジレンマの例を**表2-7**に示す．

これらの問いに対して，回答を出す作業が臨床倫理と説明してもよいと思われる．臨床倫理に答えはないといわれることは多いが，「答えがないのではなく，何通りかの答えがあるが，その答えは，その人・その家族に特有のものであり，他人の場合は，状況が似ていても，まったく違う答えになることもある」という説明が正しいのではないだろうか．

3）臨床倫理の原則

臨床倫理の原則について，臨床現場において，医療・福祉従事者がとるべき態度を皆で列挙し，KJ法などでまとめてみると，理解しやすいが，ビーチャム（Beauchamp T）とチルドレス（Childress J）は，臨床倫理を4つの原則からなると説明し，これが現在において広く普及している[*5]．清水は，無危害と善行を併せて，「与益（よえき）」として，3つの原則にまとめている[*6]．

(1) 自律尊重

患者（クライエント）を1人の人間として尊重する．患者（クライエント）の想いを大切にする．インフォームド・コンセント，協働意思決定，事前指示，アドバンス・ケア・プランニングなどは，自律尊重原則から発展した概念である．

[*1] Siegler M, Pellegrino ED, Singer PA：Clinical medical ethics. J Clin Ethics, 1：5-9, 1990.
[*2] 藤沼康樹：臨終の立ち会い方；臨床倫理．JIM 6：617-618, 1996.
[*3] 白浜雅司：臨床倫理とは何か．緩和医療学, 3：3-12, 2001.
[*4] 浅井篤：臨床倫理；基礎と実践．浅井篤, 高橋隆雄（編），臨床倫理, シリーズ生命倫理学13, 丸善出版, 東京, 2012, pp2-21.
[*5] Beauchamp T, Childress J：Principles of Biomedical Ethics, 5th ed, Oxford University Press, New York, 2001.
[*6] 清水哲郎, 臨床倫理プロジェクト：臨床倫理エッセンシャルズ；2016年春版, 改訂第5版, 東京大学大学院人文社会系研究科死生学・応用倫理センター上廣講座, 東京, 2016.

表2-7　倫理的ジレンマ

- 患者（クライエント）の希望が自らの良心に反するとき，どうすればよいのか
- この患者（クライエント）には，どこまで積極的に治療したらよいのか
- この患者（クライエント）に心肺蘇生を行うべきなのか
- 患者（クライエント）の意向と家族の希望が異なる場合，どうすればよいのか
- チームの方針が自分の価値観とは明らかに異なるのだが，どうしたらよいのか
- 主治医の方針が自分達の価値観と明らかに異なるのだが，どうしたらよいか
- いったん始めた延命治療は決して中止してはいけないのか
- 身寄りのない認知症のクライエントの治療・介護方針を誰がどう決めるのか

など

(2) 無危害

患者（クライエント）に，不利益のない方法を考える。また，患者（クライエント）に，危害を加えないような道筋を考える。例えば得られる結果に大きな差がなければ，侵襲の少ない方法を選ぶ。高齢者には，なるべく侵襲の少ない治療法を考えるなどが考えられる。

(3) 善　行

患者（クライエント）にとって，最善と思われることを選択する。患者（クライエント）にとっての総合的な「最善」を多職種で考えることなどがあげられる。

(4) 正義（公平・公正）

今考えている治療・福祉方針は，（日本の）現代社会において許容されるものなのかを考える。例えば治療法があるからといって，この患者に，その治療法を実施することが本当によいことなのか，目の前の患者（クライエント）を年齢・性別・社会背景などで差別はしていないか，などは，正義のよい例であるかと思われるが，この原則には，マクロの視点とミクロの視点があることに留意しなくてはならない。

例えば，重度の認知症の患者に対して，高度な延命治療を継続することは，医療資源の浪費になるからやめましょうという考えは，国家の医療費問題を考えると，理が通るかもしれない（マクロの視点）が，目の前にいる患者（クライエント）（ミクロの視点）に，それを強いることが正義とはいえない。国家の医療費抑制という説明を受けて，理解する患者（クライエント）・家族は，納得して治療を諦める一方で，国家予算など知ったことではないという患者・家族に対しては，延命治療を継続せざるを得ないことになり，両者の間に不公平が起きてしまうことになる。

4）臨床倫理コンサルテーション

臨床倫理コンサルテーションとは，医療やケアの現場において倫理的問題に直面した人々が，これらの問題を解決できるように支援する活動と定義される[*1]。近年，日本病院機能評価においても，病院内に臨床倫理的問題を取り扱う部門の設置が求められており，さらに，厚生労働省による「人生の最終段階における医療・ケアの決定プロセスに関するガイドライン」でも，臨床倫理コンサルテーション機能を求めていることから，全国的な広がりをみせている。臨床倫理コンサルテーション機能をもたない，小規模の施設や，在宅医療・介護の現場に働くスタッフのために，インターネットで相談を受け付けるというサービス[*2]もある一方，病院に設置された臨床倫理コンサルテーションおよび臨床倫理の教育プログラムを，地域に開放している施設も出はじめ，徐々に身近なものになりつつある。

5）臨床倫理の検討方法について

臨床倫理的検討を行う場合，いくつかの検討方法が提唱されているが，ここでは，利用頻度の高い，Jonsenの4分割表についての概説を行

[*1] 堂園俊彦（編）：倫理コンサルテーションハンドブック，医歯薬出版，東京　2019．
[*2] 病院倫理委員会コンサルタント連絡協議会HP．
http://www.medicalethics.med.tohoku.ac.jp/hecnetwork/index.html（2019．3．26閲覧）

う。Jonsenは，患者の置かれている状況を，「医学的適応」「患者の意向」「患者のQOL」「周囲の状況」の4つの面から検討を加えることで，問題点が抽出されやすくなり，今後の方針を立てやすいと提唱した*。

①医学的適応：患者の病状，診断，予後と治療について臨床の現場で通常検討される項目を指す。例えば，効果に若干の差があるとしても，3通りの方法が考えられる場合は，それをすべて列挙し，それぞれを選択した場合の予後やQOLに与える影響なども列挙しておくと参考になる。

②患者の意向：現代医学においては，治療法の決定プロセスにおいて，旧来からのパターナリズム（父権主義）からの脱却，患者の自律尊重が求められており，個々の部分では，患者が何を欲しているのか，患者の目標は何であるかが尊重される。ここで，患者の意向は何なのかを明確にする。また，患者の意向が明確でない場合，患者の意向を推定できる材料を探すこともここで行う。

③周囲の状況：患者家族の状況，患者に対する思い，療養場所の問題，経済状況，身体障害認定の有無，介護認定の状況，宗教，文化的背景など，患者を取り巻く周囲の環境要因が含まれる。

④患者のQOL：患者の基本的なQOLだけでなく，現在選択肢にあげられている医療手段を実施した場合のそれぞれの選択肢がQOLに及ぼす影響，患者が生活のなかで重きを置いている事柄などを総合的に勘案する。

ここで留意すべき点は，多くの医療者は，Yes，Noで流れ行くガイダンスを求めがちであるが，4分割表は，あくまで状況・情報の整理に使用されるものであり，これを埋めたからといって，自動的に回答が引き出されるものではない点である。そもそも，どんなに類似の病態であったとしても，それをどのように受け止め，どのような意向を表明するかは，患者ごとに異なるという，臨床の不確実性を顕著に現すのが臨床倫理的問題である点からも理解されたい。

「臨床倫理には答えがないから…」という意見は，ここから発していると思われるが，「この患者と家族にとっての最善の回答」は，数通り存在するはずであり，それを多職種の価値観をすり合わせて求めるのが臨床倫理であるといえる。ここで，事例検討を紹介する。

> 75歳男性，7年前に胃がんで，胃全摘手術を受けた。5年前に脳梗塞を起こし，左上下肢の不全麻痺あり。トイレは何とか自立しているが，入浴には妻の介助を必要としている。
>
> 2カ月ほど前から，腹部膨満感，腹痛，食欲不振，体重減少があったため，入院精査したところ，肝臓への多発転移，腹水・腹膜播種が見つかった。化学療法を行ったとしても，効果は期待できず，余命は2〜3カ月と告知された。現在入院中。
>
> 7年前の手術の際から，同じ主治医が担当してくれており，家族全員が心から信頼している。
>
> 妻（70歳）は，健康状態は良好。もともと，心配症で，考え込んでしまう性格であることに加え，最近は医療に関する細かな説明などの理解が難しくなってきていた。そのため，医療に関する決断は常に長女が行ってきた。
>
> キーパーソンである長女（40歳）は一人娘で，43歳の夫，12歳の息子，10歳の娘と，患者宅から徒歩10分のところに住んでいる。市内の会社に勤務。残業もあり，現状で父の介護を手伝えるのは日曜日のみ。しかし，患者の妻が判断に困るような状況の場合は，長女が勤務中であっても電話相談することは，ある程度可能であった。
>
> 自宅の状況は，2階建ての一軒家。本人の居住は1階である。
>
> 今後の方針について，本人は，このまま入院生活を続けたほうが安心な気もするし，自宅療養するとなると，妻や娘に迷惑をかけてしまうという遠慮もある。妻と娘はできるならば自宅療養させてあげたいと思う一方，不安がいっぱいである。
>
> 主治医は，「あと1〜2カ月だから，このまま病院で診てあげてもよいですよ」と，言ってくれている。

4分割表（**表2-8**）を作成して，上記症例を検討すると，患者は，家族への負担を気にして

＊ Jonsen, AR, Siegler M, Winslade WJ, 赤林朗，他（監訳）：臨床倫理学，第5版，新興医学出版社，東京，2006.

表2-8 Jonsenの臨床倫理4分割表

医学的適応	患者の意向
・75歳男性，7年前に胃がんで，胃全摘手術を受けた。5年前に脳梗塞を起こし，左上下肢の不全麻痺あり。トイレは何とか自立しているが，入浴には妻の介助を必要としている ・2カ月ほど前から，腹部膨満感，腹痛，食欲不振，体重減少があったため，入院精査したところ，肝臓への多発転移，腹水・腹膜播種が見つかった ・化学療法を行ったとしても，効果は期待できず，余命は1〜2カ月と告知された ・現在入院中	・このまま入院生活を続けたほうが安心な気もするし，自宅療養するとなると，妻や娘に迷惑をかけてしまうという遠慮もある
患者のQOL	**周囲の状況**
・左上下肢の不全麻痺あり。トイレは何とか自立しているが，入浴には妻の介助を必要としている	・妻（70歳）は，健康状態は良好。心配症に加え，最近は医療の理解が難しい ・キーパーソンである一人娘（40歳）は，43歳の夫，12歳の息子，10歳の娘と，患者宅から徒歩10分のところに住んでいる ・市内の会社に勤務。残業もあり，現状では，父の介護を手伝えるのは日曜日のみ ・2階建ての一軒家。父の居住は1階 ・病院の主治医とはがんの診断以来の仲で，家族皆が心から信頼しており，このまま入院していてもよいといってくれている
問題点と今後の方針 ( )	

症例の種々の情報をJonsenの4分割表に記載する。これによって，情報の不足している部分や倫理原則の対立している部分が見えてくるため，その後の方針を立てやすくなる。医学的適応以外の部分の情報は，医師よりも看護職・介護職のほうが精通しており，それによって多職種での話し合いが必要であることが理解しやすい構図になっている。

おり，本当の希望は，家で時間を過ごすことにありそうである。家族も患者を家で過ごさせてあげたいと考える一方で，実現可能かどうなのかの不安が非常に強いという状況がみえてくる。患者のQOLに関する情報が少なかったが，後日の聞き取りにより，自分が育ててきた庭のバラが咲く時期なので，それを見に帰りたいという気持ちが強いことがわかった。そのバラを眺めながら，ペットの猫と日なたぼっこをするのが毎年の楽しみだったことがわかった。

そこで，今後の方針として，①家族の負担を減らし，安心感を与えるために，利用可能な社会資源について，家族に紹介する，②病院医師・在宅医・訪問看護師などの連携が十分できており，退院後も，緊急時には，病院が対応してくれることなどを説明し，安心感をもたせてあげる，③話題に出てこなかった，娘の夫や子どもにも，負担のない範囲で介護に協力を求める，などの対策が練られた。

前述したように，臨床倫理コンサルテーションは，現在かなりの速度感をもって，全国に普及してきており，病院に設置されたコンサルテーション機能を地域に開放している施設も出はじめているが，在宅医，訪問看護ステーションなど小規模な施設では，多職種により臨床倫理コンサルテーションのシステムを構築できないところが多い。しかし，在宅の環境にこそ，倫理的問題が山積しているのは間違いない。そこで，倫理コンサルテーションができない場合のセルフチェックとして，**表2-9**のことが勧められている。表2-7を自問自答し，すべてYESであれば，概ね間違いのない選択がされていると考えてよいであろう。

表2-9 選択の普遍性のセルフチェック

今回あなたが選択しようとしている方針は
・患者があなた自身の場合でも
・患者があなたの肉親の場合でも
・患者があなたの受け持ちの場合でも
・つまり，患者が誰であってもかわりなく，あてはまりますか？

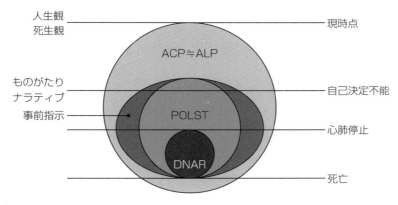

図2-8 ACP，POLST，事前指示，DNAR の概念図

ACP は「将来の医療およびケアについて，患者さんを主体に，そのご家族や近しい人，医療・ケアチームが，繰り返し話し合いを行い，患者さんの意思決定を支援するプロセスのことです」と説明されており，そこには患者の人生観・死生観が色濃く反映されている。事前指示とPOLSTは，ほぼ同じ次元のものを扱っている可能性もあるが，POLSTは医師と共に考えて作成されている点が強調される。DNAR（心肺蘇生不要指示）は，その名のごとく，心肺停止に陥った際に，蘇生を行わないことを意味しており，それ以外の医療行為については言及していない点に注意が必要である

6）自律尊重の原則にのっとった，医療に対する意思表明について

医療現場では，1960年代の消費者意識の向上とともに，インフォームド・コンセント，DNAR（do not attempt resuscitation，心肺蘇生不要指示），事前指示（advance directive；AD），POLST（physician orders for life-sustaining treatment），ACP（advance care planning）といった，患者の意向を医療において表明する概念が登場してきた。これらの違いについて，図2-8にまとめたが，それに沿って説明を加える。

(1) DNAR

DNAR とは，「CPR（cardio pulmonary resuscitation，心肺蘇生術）を行わないという患者の自己決定を基礎においた指示である」と一般的には定義されている。DNAR は，あくまでも心肺蘇生のみに関する指示なのであるが，DNAR と指示が出ると，それ以降の栄養補給や抗菌薬の使用などの医療行為まで控えられてしまい，ケアの質も低下してしまうという残念な現象が多く見られる。DNAR の指示が出た後こそ，医療・福祉従事者が，患者（クライエント）を温かく見守り，看取るというプロ意識を発揮してほしい場面である。

(2) 尊厳死宣言書（終末期医療における事前指示書）

人生の最終段階における医療について，自分の希望を表明することができる日本で最初に認知された手段は，日本尊厳死協会の尊厳死宣言書（2017年から，「終末期における事前指示書」に改訂されている）であろう*。現在，約12万人の会員がいる。しかし，医療現場，とくに，救急医療の現場では，尊厳死宣言書に悩まされることも多く，以下のような理由から倫理相談を受ける機会も多い。

・この状態は，終末期と言い切れない。
・この状況において，無駄な延命治療とは何を指すのか？
・患者（クライエント）が，どのような背

---

* 日本尊厳死協会 HP：リビングウィルとは．
http://www.songenshi-kyokai.com/living_will.html （2019年3月26日閲覧）

景・価値観・死生観から尊厳死宣言書を書いたのかが不明。

救急現場の医師たちはジレンマを感じている。

(3) 事前指示

事前指示とは，昏睡状態や植物状態，重度の認知症などで，自分自身の受ける医療行為について，自分で決めることができなくなってしまったときに備え，意識が明瞭なうちに，自分の受けたい，または受けたくない医療行為についての希望を表明しておくことを指し，その希望する内容を文書にしたものが，リビング・ウィルである（内容指示）。また，代理人を指名しておくことも含む概念である。

日本，米国，ドイツの透析専門医に対する意識調査では，「重度認知症に陥った透析患者に対して，透析の継続または中止のどちらを推奨しますか？」という問いに対して，事前指示も家族の希望表明もない場合と仮定すると，日本では98%の透析専門医が継続を推奨すると回答したのに対して，米国では98%の医師が透析中止を推奨するという結果であった。しかし，患者の事前指示があったり，家族が何らかの希望を表明した場合には，それを尊重するという姿勢は，日本，米国，ドイツに共通していた[*1]。続く調査結果において，「日本の透析患者の多くが，現状で心停止を起こしたとしても，心肺蘇生を希望していない」「日本の透析患者は，事前指示をしたいと考えている」「日本の透析患者は，自分の希望を，家族や主治医は理解してくれていると思っている」といった結果が得られた[*2]。

しかし，引き続き行った調査において「患者の終末期に対する希望を，家族・主治医は全く理解していない」という結果が得られた[*3]。そこで，透析患者用[*4]および一般向けの事前指示書[*5]を公表するとともに，事前指示の概念を，1990年代後半に日本に紹介した。透析医療の分野では，それなりに普及したが，一般患者における普及にまでは至らなかった。米国において事前指示の概念が普及しなかった原因として，患者が自己判断で作成したものであるため，詳細な指示があったとしても，事前指示が効力を発揮すべき段階（いわゆる最終段階）において，指示内容が，患者の置かれた状況にそぐわないことが多いとの指摘がなされている。

(4) POLST

米国では，前述の事前指示の後に，POLST（physician order for life-sustaining treatment，生命維持治療に対する医師による指示書）の概念が登場してきた。これは，患者が慢性疾患に罹患し，余命が数年以内と考えられる時期に，主治医とともに作成し，両者のサインが入っていることにより，終末期における医療行為に対して法的効力をもつものとされており，多くの州が，POLSTに準じた制度を導入している（州によってはMedical…と表現し，MOLSTと略されている）。

日本においては，現時点で法的効力はないものの，高齢多死時代の到来と，救急搬送の窮状なども鑑みて，日本臨床倫理学会が，日本版POLSTを作成した[*6]。書式そのものだけでなく，その基本姿勢や作成までのプロセスについて，とくに，DNARのあり方などについても詳細に解説しているので，ぜひとも参考にしていただきたい。

[*1] Sehgal AR, Weisheit C, Miura Y, et al：Advance Directives and Withdrawal of Dialysis in the United States, Germany and Japan. JAMA, 276：1652-1656, 1996.
[*2] Miura Y, Asai A, Nagata S, et al：Dialysis patients' preferences regarding cardiopulmonary resuscitation and withdrawal of dialysis in Japan. Am J Kidney Dis, 37：1216-1222, 2001.
[*3] Miura Y, Asai A, Matsushima M, et al：Families' and physicians' predictions of dialysis patients' preferences regarding life-sustaining treatments in Japan. Am J Kidney Dis, 47：122-130, 2006.
[*4] 三浦靖彦，浅井篤，細谷龍男：透析導入時における事前指示．日本内科学会認定内科専門医会（編），より良いインフォームド・コンセント（IC）のために，日本内科学会，東京，2003, pp254-258.
[*5] 重症疾患の診療倫理指針ワーキンググループ：重症疾患の診療倫理指針．医療文化社，東京，2006.
[*6] 日本臨床倫理学会：日本版POLST（DNAR指示を含む）作成指針；「生命を脅かす疾患」に直面している患者の医療処置（蘇生処置を含む）に関する医師による指示書．http://square.umin.ac.jp/j-ethics/pdf/POLST指針.pdf（2019.3.26 閲覧）

(5) アドバンス・ケア・プランニング

アドバンス・ケア・プランニング（advance care planning；ACP）の概念については，従来各国のACPの翻訳が用いられ，事前指示やPOLSTとの混同もあったが，日本医師会が2018年3月にACPのリーフレットを公表した*。その説明は「将来の変化に備え，将来の医療及びケアについて，患者さんを主体に，そのご家族や近しい人，医療・ケアチームが，繰り返し話し合いを行い，患者さんの意思決定を支援するプロセスのことです。患者さんの人生観や価値観，希望に沿った，将来の医療及びケアを具現化することを目標にしています」と表現されており，理解しやすい表現にまとめられた。厚生労働省が進めている「患者の意向を尊重した意思決定のための研修会（E-FIELD）」においても，ACPを積極的に紹介しており，今後の発展が期待されている。ACPの作成にあたっては，本人の人生観や死生観が，色濃く反映されるため，臨床倫理コンサルテーションで話し合いを行う際には大きな参考となることから，元気なうちから徐々に作成することが望まれる。2018年11月には，ACPの愛称を「人生会議」と制定し，いわゆる「自分ごと」として，国民が考えることを促している。

ACPの理解において留意すべき点は，「最終段階における医療行為の選択を求める」ことのみを指しているものではないという点である。そもそも，「最終段階における医療行為を選択する」行為は，事前指示やPOLSTであり，ACPは，その名のとおり，ケアに焦点を当てた概念であることを忘れないでほしい。

7）臨床倫理を実践するにあたって

現場で臨床倫理を実践することは，患者（クライエント）と家族の最善を考える姿勢（患者中心の医療の展開）を発揮することであることから，患者（クライエント）・家族の満足度が上がるという効果が期待できる。さらに，自己の行動（最善と考えた医療決断）の倫理的裏づけになり，医師の独断専行を防止できることから，医療安全や施設の防衛にも役立つであろう。また，チームの方向性の統一，チームワークの向上が計れることから，職員満足度の向上，燃え尽き防止，離職防止にもつながるものと思われる。日本病院機能評価機構の審査要件に，臨床倫理のシステム導入が盛り込まれて久しいが，とくに，診療報酬などはついておらず，あくまでもボランティアな活動ではあるが，医療・福祉現場での行動の根本をなすものではないかと思われることから，さらなる普及を期待している。

---

* 日本医師会：終末期医療；アドバンス・ケア・プランニング（ACP）から考える，日本医師会，東京，2018.

IV 価値を踏まえた実践

① 意思決定支援

1）権利擁護実践を支える理念の実現

　ソーシャルワーカーは、誰もが平等に保障される権利を擁護するのみならず、個人として尊重され、一人ひとりの自己決定権が護られるよう、取り巻く人や社会、環境に働きかけていく。そのときに、意思決定支援という考え方および手法が重要となる。

　人が、他者によって生かされているのではなく、自らの意思で生きていると実感し、また、その人の幸福感や価値観に基づいて生活していくためには、人に決められる生き方ではなく、自らのもっているさまざまな力を活用できる状況が必要である。パワーレスの状態で、人は主体的に生きることは難しく、自己実現は阻まれる。権利擁護が必要な場面とは、虐待などの大きな権利侵害を受けている場面ばかりではなく、自ら主体的に生きることが難しい状態や状況にあるすべての人に必要なことであり、そこではクライエント本人が発揮できずにいる力や可能性を信じ、クライエント自身が権利を獲得していくようにエンパワメントすることが求められる。

　意思決定支援は、本来保障されているその人固有の自己決定権を護るために行われる支援である。ソーシャルワーカーが向き合うクライエントには、判断能力の状況にかかわらず、自己決定が困難となる状態が生じている場合が多々ある。意思決定支援とは、そのときに、支援者側の都合でクライエントを説得したり、表面的な同意をとるために行うものではなく、自己決定権を侵害しない支援アプローチを組み立てるために行う介入手法である。

2）障害者権利条約による意思能力のとらえ方

　国際人権法に基づく「障害者の権利に関する条約」（障害者権利条約）について、日本は2007年に署名したが、2014年の批准までに長い時間を要した。その第12条において、日本の成年後見制度における代理代行のあり方について大きな課題を突きつけられたことも一つの要因である。法は、第三者の客観的選択ではなく、あくまでも本人の意思と選好に沿った選択がなされるべきであるとし、そのためには合理的な配慮や支援が提供されなければならない、としている。結果的にどれだけ本人の利益に供したとしても、他者による決定を全面的に否定しているのである。

3）英国意思決定能力法について

　意思決定能力法（mental capacity act；MCA）は、英国で2005年4月に成立し2007年10月より施行されている。

　MCAではまず、本人の意思決定能力の有無について、①能力を欠くと確定されないかぎり、能力を有すると推定すること、②本人による意思決定のために実行可能なあらゆる支援を提供すること、③賢明ではない判断をすることが意思決定能力の欠如とはならないこと、を明確に規定した。そのうえで決定しなければならないタイミングや時期が来てしまう前に、他者が当該決定事項の内容を特定し、代行決定するために必要な考え方として、④本人の主観的（価値観や選好から導かれる）最善の利益（ベ

スト・インタレスト）に基づく代行決定，⑤その場合であってもより本人にとって制限の少ない方法を模索し実施する，ことが規定されている。つまり，いきなり④にいってしまうのではなく，②の方法がどれだけ検討され，実行されたか，というプロセスを重視することが明確に謳われているのである。

この考え方を日本の成年後見制度による法定代理人の実務に照らし合わせたとき，代理決定の権限が与えられていることから，①〜③を十分検討せずに，当たり前のように④の方法を行っていなかったか，また，⑤の考え方をわれわれは十分理解し受け止めていただろうか，ということが，意思決定支援のあり方として問われている。

4）日本における意思決定支援に関するガイドライン

日本では，2017年に厚生労働省より「障害福祉サービス等の提供に係る意思決定支援ガイドライン」，2018年に「認知症の人の日常生活・社会生活における意思決定支援ガイドライン」が公表された。また，「人生の最終段階における医療・ケアの決定プロセスに関するガイドライン」は，2007年に策定された「終末期医療の決定プロセスに関するガイドライン」を2015年に改訂したものだが，さらに2018年に改訂版が公表された。それぞれのガイドラインは，対象領域は異なるが，いずれも前述のMCAの考え方がベースにある。一人の決定権のある者が代行決定するのではなく，チームとしてのかかわり方や場面を限定するなど，共通の考え方が示されている。

5）第二ステージによる介入

クライエント本人の自己決定権を護るために意思決定支援の方法を検討し，アプローチしている状態が第一ステージだとすると，それが困難であるために，本人の最善の利益（ベスト・インタレスト）を踏まえて他者が代理代行するという場面は第二ステージと考えられる。ソーシャルワーカーは，このステージの切り替わりを十分に意識し，自らや支援関係者がどのステージで介入をしているのかを自覚し，第二ステージに切り替わったときにはそれを実行する権限がある人につなげていく対応が求められる。そのために権利擁護のさまざまな制度や社会資源の存在を知っておく必要がある。

また，本人の意思や意向にもかかわらず本人の生命保持や財産保全のために，他者が介入しなければならない場面もあり（虐待対応など）高い専門性が求められる。

そして，仮にその時点においては第二ステージに切り替わったとしても，MCAの考え方を理解していれば，次の時点（たとえ同様の場面であったとしても）においては，改めて第一ステージの支援が提供されることが必要であることがわかる。「一度代理・代行決定をされた人は二度と自己決定ができない人」ととらえられてしまっていなかっただろうか。私たち自身がクライエントの自己決定を諦めさせてしまっていたことはなかっただろうか。ここから意思決定支援のあり方を真摯に受け止めなければならない。

2　包括的合理的配慮モデル；障害児だけでなくすべての子どもの健全育成

1）地域に住むすべての子どもが学校教育を受けるということ

本項では，合理的配慮の進む教育領域より，包括的合理的配慮のあり方の一例を紹介する。見出しの「障害児だけでなく」という表現を使うかぎりは，特別支援教育（合理的配慮や基礎的環境整備など）が基盤になっていて不断の努力がなされていることが前提となる。

「障害者の権利に関する条約」（障害者権利条約）第24条によれば，「インクルーシブ教育システム」（inclusive education system，署名時仮訳：包容する教育制度）とは，人間の多様性の尊重等の強化，障害者が精神的および身体的な能力等を可能な最大限度まで発達させ，自由

な社会に効果的に参加することを可能とするとの目的のもと，障害のある者と障害のない者が共に学ぶ仕組みであり，障害のある者が"general education system"（署名時仮訳：教育制度一般）から排除されないこと，自己の生活する地域において初等中等教育の機会が与えられること，個人に必要な「合理的配慮」が提供されるなどが必要とされている（**表2-10**）。

　障害者権利条約の批准に先立ち，2016年4月には「障害を理由とする差別の解消の推進に関する法律」（障害者差別禁止法）が施行され，社会的にも多くの啓発活動（ニュース，特別番組，啓発書物など）が進められていった。当然公立の学校は文部科学省からの通知をもとにした各自治体教育委員会からの指導，研修会などにより，現在在籍している障害のある子どもおよびこれから入学してくる障害のある子どもとその保護者との教育環境等に対する合意形成を丁寧に行っていく機会をもつことになった。合理的配慮の提供にあたってはすでに合意形成を図っていた学校も3観点，11項目に沿って自校が行っている特別支援教育を改めて見直す機会となったのである。

2) 合理的配慮を支える包括的教育

　特別支援教育の考え方を学校教育の隅々に行き渡らせることは容易ではない。通常は**図2-9**で示すような合理的配慮の提供以前の土台づくりがあり，教職員の人権意識の更新，児童生徒への日常的な人権教育，行動の問題を教育的に解決できる児童生徒指導体制があってはじめて可能となる。どれか一つ欠けても提供を受けている合理的配慮が児童生徒にとって効果的に働かなくなる可能性がある。この考え方は障害児だけに求められるものではない。

　愛情溢れるかかわりの一例をあげれば日本語指導が必要な外国籍児童生徒らが別室にある国際教室（担当教諭が学校生活で必要な日本語を週2時間程度教えてくれる教室）で学ぶときに

表2-10　合理的配慮の3観点11項目

【教育内容・方法】
・学習上または生活上の困難を改善・克服するための配慮
・学習内容の変更・調整
・情報・コミュニケーションおよび教材の配慮
・学習機会や体験の確保
・心理面・健康面の配慮

【支援体制】
・専門性のある指導体制の整備
・幼児児童生徒，教職員，保護者，地域の理解推進を図るための配慮
・災害時等の支援体制の整備

【施設・設備】
・校内環境のバリアフリー化
・発達，障害の状態および特性等に応じた指導ができる施設・設備の配慮
・災害時等への対応に必要な施設・設備の配慮

担任が国際教室のことをどのようにクラスの子どもに説明しているかで，当該する子どものモチベーションは変わってくる。さらに該当する子どものクラスが「誰もが安心して過ごすことができる」教室でなければ効果は半減してしまう。このことは登校渋りや不登校の児童生徒にもいえる。クラスの児童生徒が該当する子どもの事情を理解し，包み込む温かい雰囲気があってこそ合理的配慮が生きてくるのである。

　さらにLGBTの子どもたちへの理解についてはまた違った側面がある。LGBTの子どもたちは性差が顕著になる小学校中学年ぐらいから異性との関係性や生活上の不都合に気づきはじめ，自分らしく生きるということの難しさに悩みはじめる。私たちは社会生活上，男性か女性かで二分して諸手続きを行っていることや異性を好きになるということが当然のことと考えているところがあるため，そうした「性」のあり方にLGBTの子どもたちが苦しめられ言い出せなくなることが多い。成年の調査＊では全体の8.9％程度がLGBTの可能性があるとのこと

＊ 電通ダイバーシティ・ラボ：LGBT調査2018, 2019.

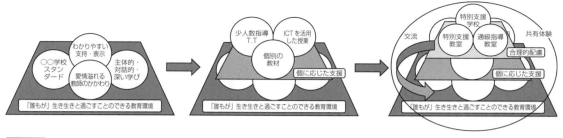

図2-9 包括的合理的配慮への3段階

↓
- 児童生徒の実態、ニーズの把握
- 支援計画を作成する中で、発達の段階を考慮しつつ、本人保護者と合意形成を図ったうえで決定し、提供する。
- 内容を支援計画に記録する。その支援を行う意図の記載
- 柔軟に見直しを行う。当初の意図とずれる可能性があるため

※見直す意図も保護者と共有（合意形成）していく

図2-10 支援ニーズの把握と合意形成
児童の成長の過程を細やかに把握し、児童や保護者に寄り添った環境調整を行う

からクラスに3～4名存在すると推定できる。児童の家族ですら受け入れることができない場合が多いので、合理的配慮の提供および提供以前に行うクラスでの人権教育を進めるにあたっては当事者（大人）やコンサルテーション経験のある専門職ともよく相談する必要があろう。

　障害のある者、不登校児童生徒、LGBTの児童生徒、外国籍および外国につながる子どもなど、「特別な配慮を要する子ども」を受けもったことのない場合、どれだけ法整備や自治体による環境整備がなされていても戸惑ってしまうだけでなく、手立てを打てないまま放置してしまうことも起き得る。相談を受けるソーシャルワーカーとしては、個人的な研鑽の責務は当然としながらも個別対応だけではなく、組織的な研修体制への働きかけも必要である。さまざまなケースを端緒として、専門職として人権意識を振り返り更新を繰り返していくことで、結果、出会う子どもや保護者、地域の人の意識が変わっていき、社会的包摂につながっていく。

3）包括的教育の基盤があって進める合理的配慮の提供の実際

　「特別な配慮を要する子ども」への支援（学校では教育）を提供するために、まずなすべきことは、支援ニーズの丁寧な把握である（図2-10）。

　例えばLGBTの児童生徒であれば、着替えやトイレ、宿泊学習中の浴室などの問題を解決したいというニーズがあった場合に多目的トイレの使用許可や時間帯の調整など、学校としてできる体制を十分に整え、本人・保護者と合意形成を図るということになる。そして実際にやってみて柔軟に見直していく。不登校児童生徒や登校を渋っている児童生徒の場合も同様の過程をたどり合意形成をしていくことが望ましい。また、例えば別室を希望していたり、放課後に登校することから始めてみたいなどのニーズがあった場合には、学校として場所やスタッフの配置などの調整をしたうえで（施設上や予算上難しい場合は無理をする必要はない）合意形成を行い、定期的に見直していくよう働きかける。

4）学校を起点とした社会的包摂実現への可能性；教育課程外へ飛び出ようとする子どもたちへの応援団誕生！

　一般的に「学力の保障」や「教育の機会を確保する」ということは学校を中心に語られることが多い。「登校」という言葉にも表れているように学ぶことが特化されている特別な場所に"登る"というイメージである。2016年12月に公布された「義務教育の段階における普通教育

Ⅳ　価値を踏まえた実践

に相当する教育の機会の確保等に関する法律」第3条第2号において，「不登校児童生徒が行う多様な学習活動の実情を踏まえ，個々の不登校児童生徒の状況に応じた必要な支援が行われるようにすること」と規定されており，学校だけでなく，また教育課程にとどまらない多様な学習の機会への門戸が大きく開かれた。そして学習指導要領総則にも「不登校という行為」を「問題行動」と判断してはいけないということや，「登校」という結果のみを目標にするのではなく「社会的に自立すること」を目指す必要があることなどが示された。この法律の趣旨が十分に理解されて社会に浸透していくとすべての子どもに未来が開けることになる。

2020年に小学校で必修化されるプログラミング教育は，「教育の機会の確保」ということや多様な学習活動を提供していくうえで，今起きているさまざまな問題を根本から解決し得る可能性を秘めている。筆者の勤めていた小学校では2018年度より5・6年生に実施し，2019年度からは全学年へ広げている。ここでの大きな工夫点は，NPO法人が大学や企業，専門学校の学生たちをコーディネートし，実に魅力的なプログラミング教室を展開している点である。学校の負担軽減だけでなく実際に支援の枠組みから漏れやすかった子どもも全員参加している。子どもから「もっと学びたい」という意見や保護者やIT企業退職者から賛同や「お手伝いできないか」という声などがあがった。そこで，大学，企業の協力を得て教育課程外で基礎レベル，応用レベルのプログラミングを学ぶ機会を地域におけるIoTの学び推進事業として実施することとなった*。まさに教育課程外へ飛び出ようとする子どもたちへの応援団の誕生である。プログラミング教育は身近な保護者に始まって地域や地元の企業が学校の応援団を結成しやすく，学校とともに未来の学習環境をデザ

インしていくには最適な教育課題といえよう。

このように，身近な保護者に始まって地域や地元の企業の方々によって学校の応援団が結成されたことで，本校のプログラミング教育は地域を巻き込みながら「教育の機会の確保」の推進を実証したといえる。学校という枠にとどまらず，家庭，地域，企業などが一体となり，すべての子どもが主役になれる魅力的な教育が普及することで，「誰もが」「安心して」過ごすことができる教育環境を構築することができると考える。

5）演習

子どもから「昨日公園でいつも寝ているおじさんに友達が石を投げたら追いかけられたんだよ」とあなたが言われたらどのように返すか回答してください。次に以下の内容を確認し，「屋外生活者」への考え方についてグループで確認してください。

> 例えば「そういう人には近づかないようにしなさい」と言った場合，「そういう人」は屋外生活者のことを指しており，屋外生活者全体への差別意識を子どもに植えつけることになる認識が必要である。学校では時折，屋外生活者が不審者として扱われることもある。もちろん一方的に何か危害を加えるまたは追いかけるなどのことが起きたら警察への通報を含む安全への対応が必要であるが，差別意識を助長する発言が大人の間に広がっていると，子どもが思いもよらない行動に出る場合もあることを認識していなければならない。
> 横浜市は1982〜83年2月にかけて横浜市内の公園などで起きた屋外生活者襲撃事件を重く受け止め，学校・家庭・地域が連携して子どもの健全育成にあたるための組織をつくるなどさまざまな取り組みを進めてきている。教育委員会の指導主事が屋外生活者と交流し，もし迷惑行為を受けたら連絡してもらい，学校に対してどのようにそのことをきっかけにして教育を進めていくかを助言する活動を続けている。教職員も含めて，屋外生活者は「働きたくない人」「怠け者」というイメージをもっていることがある。屋外生活者の人にはそれぞれそこに至るまでの

---

*　地域におけるIoTの学び推進事業：地域で自立的・継続的・発展的に児童生徒および地域住民（社会人，障害児者，高齢者を含む）がプログラミング等のICTを楽しく学び合い，新しい時代の絆を創るための仕組み（地域ICTクラブ）の構築に向けて，当該クラブが活動していくうえで必要なメンター，教材，端末・通信環境，会場を継続的に提供できるように，地域住民だけでなく，産官学，NPOや金融機関等の関係機関による支援体制を検証するための総務省の実証事業．

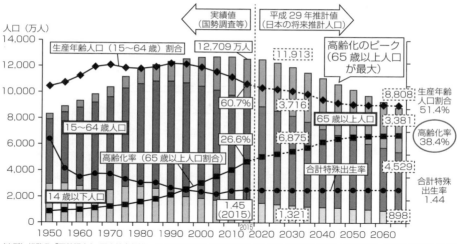

図2-11 人口の年次推移

事情があり，一生懸命働いてきたけどけがや病気，リストラなどさまざまな理由で働けなくなり社会から切り捨てられてきた経緯がある。

冒頭の子どもとの会話では友達が石を投げる行為を見てどう思ったのかを尋ねてみる。もし「悪いことをしている人だから仕方がない」というような発言が聞かれたときは「本当に悪い人なのかな？」と返すなど人権教育の機会ととらえ，石を投げた子どもに対してもその子どもが置かれてきた立場にも着目し，本腰を入れて指導をしていく必要がある。屋外生活者が誰かに襲われることを不安に感じながら生活する社会は，結局は別の場所で悲劇的なことが起き得る社会なのである。

③ 地域包括ケア

1）地域包括ケアシステム

現在日本は，世界に例のない急速な少子高齢化の進展と，今後ますます加速する人口減少（図2-11）に対応すべく，社会システムの構造全般にわたる改革に取り組んでいる。とくに，増加の一途である社会保障費の改革は国民生活に大きな影響を及ぼしつつある（図2-12）。

改革の影響を受ける現場では大きく２つの意見に分かれている。一つは「制度を守る」（例：自立支援）意見，もう一つは「人を護る」（例：権利擁護）意見であり，「人を護る」ために必要な「制度を守る」論調には一見矛盾を感じない。しかし，前者に重きを置き過ぎれば，（財源の限られた）「制度を守る」ために（必要とするサービスを制限し）「人を護る」ことのようにもみえる。

これからは財源も人材も不足する。すでに限られた社会資源をどう使うかに政策の視点は移っている。これまでの需給や給付と負担のバランスを前提にできない時代では，当然，給付条件やルールそのものが変わる。介護保険の現場は制度改正のたびに混乱を繰り返している。その渦中で，将来を見据えた対策として推進を図られているのが「地域包括ケア」であり，地域での生活を支える仕組みづくりが「地域包括ケアシステム」である。

「地域包括ケアシステム」の原型が初めて登場するのは，介護保険制度がスタートして３年後の2003年６月，高齢者福祉研究会が発表した「2015年の高齢者介護；高齢者の介護を支えるケアの確立について」という報告書である。報告書では，これからの高齢者介護の基本理念として「高齢者の尊厳を支えるケア」を掲げ，その定義を「高齢者がたとえ介護を必要とする状

Ⅳ　価値を踏まえた実践

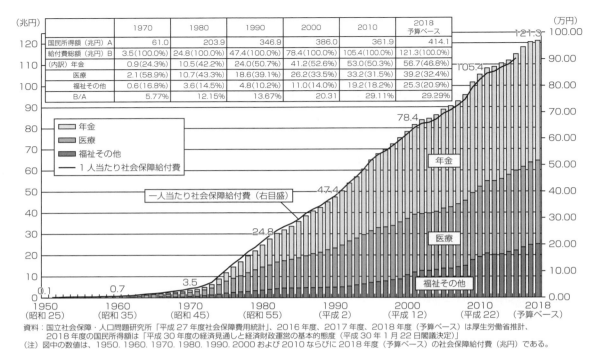

図2-12 社会保障給付費の推移

態になっても、その人らしい生活を自分の意思で送ることを可能とすること」とした。

本報告書の地域包括ケアシステムの確立についての説明では、「ケアマネジメントの適切な実施と質の向上」として、要介護高齢者の生活を支える観点からは、高齢者の状態の変化に対応し、さまざまなサービスを継続的・包括的に提供していく必要があり、施設・在宅全体を通じたケアマネジメントを適切に行う必要があると、ケアマネジメントのあり方を強調した。また、「様々なサービスのコーディネート」の項目では、介護以外の問題にも対処しながら介護サービスを提供するには、保健・福祉・医療の専門職やボランティアなど地域のさまざまな資源を統合した包括的なケア（地域包括ケア）が提供されることが必要とされ、当時の在宅介護支援センターが地域包括ケアのコーディネートを担うためにはその役割を見直し、機能を強化するよう提案がなされた。

これが2006年4月の介護保険制度改正で中核となる包括的支援事業（総合相談支援業務、権利擁護業務、包括的・継続的ケアマネジメント支援業務、介護予防ケアマネジメント支援業務）などを行う地域包括支援センターの設置につながっている。また「地域包括ケアシステム」という用語は、2005年の介護保険制度改正の第3期介護保険事業計画において登場し、2011年の介護保険制度改正の第5条第3項の条文には自治体に地域包括ケアシステム推進の努力義務が明記された。

2017年には「地域包括ケアシステムの強化のための介護保険法等の一部を改正する法律」が公布され、地域包括ケアシステムの深化・推進と介護保険制度の持続可能性の確保の方策が示されている。現在、「我が事・丸ごと」のスローガンの下、地域包括ケアシステムが深化し、地域共生社会づくりへと取り組みが進められようとしている。

2）地域包括ケアの視点

表2-11は、地域包括ケアとそのシステムに関する定義である。これらの表現から「地域包括

表2-11 地域包括ケアの定義

「地域包括ケア」	地域包括支援センター運営マニュアル
	・地域住民が住み慣れた地域で安心して尊厳ある，その人らしい生活を継続することができるように，介護保険制度による公的サービスのみならず，その他のフォーマルやインフォーマルな多様な社会資源を本人が活用できるように，包括的および継続的に支援すること ＊長寿社会開発センター：地域包括支援センター運営マニュアル，長寿社会開発センター，東京，2015, p17.
	介護保険法第5条第3項
	・国及び地方公共団体は，被保険者が，可能な限り，住み慣れた地域でその有する能力に応じ自立した日常生活を営むことができるよう，保険給付に係る保健医療サービス及び福祉サービスに関する施策，要介護状態等となることの予防又は要介護状態等の軽減若しくは悪化の防止のための施策並びに地域における自立した日常生活の支援のための施策を，医療及び居住に関する施策との有機的な連携を図りつつ包括的に推進するよう努めなければならない
自助や互助と関連づけられた説明	地域包括ケアシステムにおける5つの構成要素と「自助・互助・共助・公助」
	・「介護」「医療」「予防」という専門的なサービスと，その前提としての「住まい」と「生活支援・福祉サービス」が相互に関係し，連携しながら在宅の生活を支えている ・本人・家族の選択と心構え：単身・高齢者のみ世帯が主流になる中で，在宅生活を選択することの意味を，本人家族が理解し，そのための心構えを持つことが重要 ＊厚生労働省HP
地域包括ケアシステム	地域における医療及び介護の総合的な確保の促進に関する法律第2条
	・この法律において「地域包括ケアシステム」とは，地域の実情に応じて，高齢者が，可能な限り，住み慣れた地域でその有する能力に応じ自立した日常生活を営むことができるよう，医療，介護，介護予防（要介護状態若しくは要支援状態となることの予防又は要介護状態若しくは要支援状態の軽減若しくは悪化の防止をいう。），住まい及び自立した日常生活の支援が包括的に確保される体制をいう
地域包括ケアの方向性	地域包括ケアシステム
	・2025年（平成37年）を目途に，高齢者の尊厳の保持と自立生活の支援のもとで，可能な限り住み慣れた地域で，自分らしい暮らしを人生の最期まで続けることができるよう，地域の包括的な支援・サービス提供体制（地域包括ケアシステム）の構築を推進しています ＊厚生労働省HP

表2-12 ソーシャルワーク実践における「地域包括ケア」の視点

①「在宅重視」の視点：可能な限り住み慣れた地域で安心して暮らしていけるための支援 ②「尊厳の保持」の視点：エンパワメントや権利擁護でその人らしい生活の継続を人生の最期までの支援 ③「自立の支援」の視点：支援の目的はウェルビーイングを高めることの確認やストレングス視点の重要性 ④「コーディネート」の視点：フォーマルやインフォーマルの多様な社会資源の調整とチームケアの実践	⑤解決すべきニーズを領域横断的にとらえ，対応していく視点：「ミクロシステム」から「メゾシステム」，「マクロシステム」への展開 ⑥支援ネットワークづくりの視点：「自助」「互助」「共助」「公助」の参加による連携体制づくり ⑦支援（サービス）の包括性と継続性の視点：「住まい」を軸に「医療」「介護」「予防」「生活支援・福祉サービス」の包括的支援

ケア」を実践レベルで7つの視点でとらえ直してみると表2-12のようになる。主語を「人」に置いたソーシャルワーク実践の視点である。

なかでも，②「尊厳の保持」（エンパワメントや権利擁護の視点）と，⑤解決すべきニーズを領域横断的にとらえ，対応していく視点（「ミクロシステム」から「メゾシステム」，「マクロシステム」への展開），つまり「権利擁護」と「個別支援から地域福祉への展開」の視点については，ソーシャルワーカーがケアチームメ

ンバーをリードしていく期待が寄せられている点がポイントであろう。そして、まず地域包括ケアシステムにかかわるすべての専門職種や関係機関、団体、住民活動、企業活動などと共有すべき理念は「尊厳の保持」といえよう。

3）演習

次の質問に対して自分の意見を周囲に紹介してください。

1）なぜ、地域包括ケアの現状、背景、経過を踏まえて理解しなければならないのか。
2）国が示した地域包括ケアシステムが掲げる3つの理念「尊厳の保持」「自立支援」「規範的統合」は社会全体で共有するに至っていない理由は何か。
3）これからの医療・介護・福祉の需給バランスは人材不足による売り手市場であり、クライエントが選別されやすくなる。また、財政面を遣り繰りする保険者としても制度の持続性を担保するためにも、給付の伸びはできるだけ小幅にとどめたい。このような状況においてもっともおろそかにされやすい理念は何か。

●コラム：地域包括ケアの背景●

団塊の世代が75歳以上の後期高齢者となる2025年には、日本の高齢化率（65歳以上人口割合）は30％を超える。その後も上昇を続け、2065年には高齢化率は38.4％となり、75歳以上の後期高齢者が総人口に占める割合も25.5％となると推計されている。

人口減少も社会に大きな影響を及ぼす。総人口は2060年の段階で9,284万人と、2017年10月時点の1億2,671万人から実に43年間で3,387万人減少と予測されている*。現役世代が高齢者を支える社会保障費を例にとっても、2065年には高齢者1人に対して現役世代1.3人で支えるという構造は、財源で将来を支える仕組みとしては成り立たない。

政府は、「社会保障制度の持続可能性」を掲げ、2012年8月に「社会保障制度改革推進法」が成立した。主に財政論から社会保障制度改革を進めようとした。2013年12月には「持続可能な社会保障制度の確立を図るための改革の推進に関する法律」（通称「社会保障改革プログラム法」）が成立し、少子化対策、医療保険制度、介護保険制度、公的年金制度の4分野について、改革の検討項目、その実施時期と関連法案の国会提出時期の目途を明らかにした。そのなかで、介護保険制度部分に「地域包括ケア構築の推進」が盛り込まれた。

*内閣府：平成30年版高齢社会白書，2018．

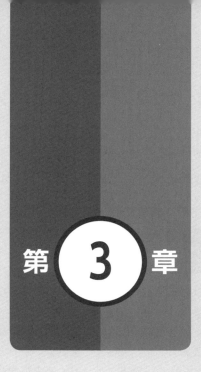

第3章

ソーシャルワークの基盤

本章では，ソーシャルワークの基盤を整えるために，ソーシャルワーク論，ソーシャルワークの機能，ソーシャルワークの理論と技術について確認する。
ソーシャルワークの核を踏まえたソーシャルワーク実践の具現化の一助を目指す。

Ⅰ ソーシャルワーク論；人の尊厳との関係

① ソーシャルワークの基盤

　ソーシャルワークの基盤は，社会福祉士を目指す人の場合，ソーシャルワーク実践の核となるものである。資格取得者は，その基盤の上に専門的知識を積み重ねている（**表3-1**）。

　「人の尊厳の保持」は，ソーシャルワーク実践の諸原理の一つであり，ソーシャルワーカーにとって守るべき重要なものである。このときの「ひと」と「ヒト」とはその意味が異なる。「ヒト」は，生物学でいう人間のことを指す。「ひと」は，一般的な人々，一人の人，家族，集団，組織，地域，社会（文化）を含む。これらのシステムそれぞれの尊厳の保持をすることが原則である。その意味では，ソーシャルワークの専門職も集団や組織に含まれているものであり，その存在意義を認めることが専門職にとって求められるであろう。

　「尊厳の保持」「人の尊重」「自己決定」の，それぞれの相違を明確にすることが，ソーシャルワークの援助方法論に大きく影響を及ぼすと考える。

② ソーシャルワークの統一でなく統合を求める

　多くのソーシャルワーカーは，「ソーシャルワークとはなにか」との問いに対して，それぞれが独自のものを提示し，その考え方はそれぞれ異なる。連携会議を例にあげると，参加者が同じ言葉を用いてコミュニケーションをしているにもかかわらず，実際にはその意味するものが異なる場合がある。

　連携会議では，同職種だからといって，各自の指向を統一させることや，一致させる必要はない。協働では同じ指向に統一することや同意することではなく，互いの独自の指向について了解し合い，合意を形成することが大切である。「この領域の人だから，その独自の考え方をしている」と互いに理解する。つまり，会議で，その専門職ないしは専門機関が提示するものは，彼らの組織レベルで達成できる独自の方針である。

　連携会議は多職種・多機関で行うことであり，それぞれの独自の視点や方針を組み合わせることで，包括的，統合的支援が展開できるのである。

　各々の領域の違い，考え方の異なりがあるからこそ，それぞれの専門職が切磋琢磨して，発展していくことになる。しかし，統合と統一は間違えて理解されている。同質性と異質性が関係している。多くの専門職が集まれば，当然，領域は異なる。連携会議も何十種類の専門職が集まることで，建設的な支援展開が異質性の集合でなされるのである。

③ ソーシャルワーク実践の構成要素と可視化の必要性

　ソーシャルワーク実践では，ソーシャルワーカーは自己の独自の考え方，視点，価値観を認識している必要がある。「医療・保健・福祉システム」（**図3-1**）のどの構成要素に焦点を当て，どの方向性で，自らがどの立場から，実践を展開しているのかについて，可視化しておくことも必要である。このシステムのなかでは，制度・政策，専門情報，地域文化，職能団体，

表3-1 ソーシャルワーク基盤の理解

＜ソーシャルワーク学習者＞
○ソーシャルワーク実践を可視化させ，その専門性を理解する
＜社会福祉士等国家資格取得者＞
○ソーシャルワーク実践についての基盤を再認識し，その担保された専門的知識を適用していることを自覚する

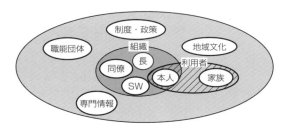

図3-1 医療・保健・福祉システム

表3-2 医療・保健・福祉システムのサブシステム

・制度・政策サブシステム	特定の状況が生じた場合，ソーシャルワークの展開には，該当する制度や政策が影響する
・専門情報サブシステム	ソーシャルワーク実践には，専門的知識，方法論，技術，価値など専門情報を活用する
・地域文化サブシステム	利用者および家族が生活する地域では，その文化が，人々やソーシャルワーカーにも影響を与える
・職能団体サブシステム	ソーシャルワーカーに対してその専門性について倫理綱領や行動規範，専門性の研究などを通して，保証を与え，専門職をバックアップしている
・組織サブシステム	ソーシャルワーカーは，その組織の法人格，社会福祉法などにより認可された組織から保証を受けている
・組織長サブシステム	組織の長は，諸法，政策，規定に基づき組織のスタッフであるソーシャルワーカーたちをバックアップしている
・同僚サブシステム	組織方針のもとで，実践を展開している同僚たちとの協働がソーシャルワーカーに影響を与える
・ソーシャルワーカーサブシステム	自己の専門性については，保有する資格と取得している知識や技術に影響を与える
・利用者サブシステム ・本人サブシステム ・家族サブシステム	利用者や家族は，組織など多数のサブシステムによりバックアップされている。ソーシャルワーカーの視点や考えにも影響を与える

組織，組織長，同僚，ソーシャルワーカー（SW），利用者（本人，家族）など，9個の構成要素が，相互・交互に作用している。ある状況が生じれば，その影響はポジティブな場合とネガティブな場合があり，深刻さもそれぞれ異なる。

専門職として，自己の独自性を理解していること（自己覚知）が必要であり，これが，援助実践を展開するうえで重要である。

このシステムの構成要素であるサブシステムの説明を表3-2に示す。

このシステムのなかで，ソーシャルワーカーが，本人や家族に対して支援を展開する際に，彼らがどのサブシステムからの束縛を受けているのか，どのサブシステムには限界が存在しているのかなどを考えることが，ソーシャルワーカーの視点となり，支援の方向性も定まってくる。つまり，自己の実践の可視化にもつながるものである。

なお可視化のもう一つの視点にFKグリッドがある。11個の軸に対して，観察力，理解力，分析力，応用力，内容の理論化をとらえるものである（表3-3）。

FKグリッドは，横軸に，ソーシャルワー

表3-3 FKグリッド

能力 サブシステム	観察	理解	分析	応用	理論化
利用者 本　人 家　族	大声で叫んだ 表情				
ソーシャル ワーカー					
職員間（同僚）					
組　織 組織長					
専門情報			腹を立てる 感情表出		
職能団体					
地域文化					
制度・政策					

カーの5つの能力（観察力・理解力・分析力・応用力・理論化力）を配置している。縦軸に、保健・医療・福祉システムのサブシステムを配置している。横軸と縦軸の交差しているセルには、2つの軸の相互作用の状況を示している。

　例えば、ソーシャルワーカーが、「面接場面で利用者が、腹を立て大声で叫んだのです」という。この報告内容に専門性があるかどうかをソーシャルワーカー自身が気づいているだろうか。スーパービジョン（以下、SV）では、この状況を可視化してみよう。

　「利用者が大声で叫んだ」は、横軸の「観察力」と縦軸の「利用者」との交差したセルに、「大声で叫ぶ」が入る。このソーシャルワーカーは、利用者の観察を十分にしていたといえる。このとき、「腹を立てて」というのは、このグリッドのどこにあてはまるだろうか。ソーシャルワーカーに尋ねると、「大声で叫ぶのは、腹を立てているからです」という。これは、横軸の「分析」と縦軸の「専門情報」との交差で、感情の喜怒哀楽の表出と考える。このように、実践を可視化することで、この利用者が感情表出のできる人との理解ができる。

　経験知は、観察したものと分析したものをつなげることになるが、科学知は、むしろ、理解したものと応用したものとをつなげることになる。ソーシャルワーク実践では、ソーシャルワーカーが、利用者の置かれている状況について、観察、理解の段階を飛び越えて、すぐに分析をして、その結果と自己の経験とを関連させ、状況を判断することが多いと考える。このときに、何を観察したのかを、具体的に精査して、それを理解することで、利用者のストレングスを見つけることが可能になる。

> **＜演習＞ソーシャルワーク論に関する質問**
>
> （問1-1）
> 　ソーシャルワーカーたちは，みんな同じ考え方や視点をもつべきだとした場合，どのような結果を招くと思いますか。
>
> （問1-2）
> 　ソーシャルワーク実践のなかに含まれる人とはどのような人たちですか。
>
> （問1-3）
> 　ソーシャルワーク実践の構成要素のうち，優先すべきサブシステムは何でしょうか。
>
> （問1-4）
> 　あなたは構成要素のどのサブシステムを重要視しているのか，また，どのサブシステムに基づいて介入計画を立てるのか，その根拠を示してください。

ソーシャルワークの機能

① ソーシャルワークの機能の本質

　2017年に厚生労働省が，今後ソーシャルワークに求められる役割や機能を示している（**表3-4**）。"ソーシャルワーク"という言葉を明記したことは大変ありがたいことである。これまでは，「相談援助技術」といわれていたので，ソーシャルワークの社会的認知度が低かったといえよう。ソーシャルワークの機能として，地域福祉中心の機能が紹介されていると理解できる。

　しかし，これまでのソーシャルワークの実践の歴史において，これらの機能は果たされることがなかったのだろうか。「今後ますます」ということは，これまでには果たしてこなかった新しい機能という意味合いにとれる。この考えは，実践を40年以上もしてきたにもかかわらず，ソーシャルワークが社会から認められてこなかったことを経験した者のひがみからであろうか。ソーシャルワーカーは，どの分野であれ，支援を展開するうえで，地域とは切り離せないわけであり，地域の発展のためだけに支援を展開してきたわけではない。利用者本人や家族の支援のために，地域の資源を活用することが必須であった。

　今こそ，社会福祉士の専門であるソーシャルワーク実践のなかで果たしている諸機能について精査することが必要である。表3-4には，包括的な相談支援体制の構築のための13の機能が，また，住民主体の地域課題解決体制のための10の機能が明記されている。

　この機能のなかで，ソーシャルワーカーが実践しているものに〇印を，実践できていないものには△印をつけてみよう。

　利用者への支援・援助を行っているなら，すべてが〇印になると考える。例えば，地域アセスメント，住民主体という言葉をみると，地域福祉の地域支援を思い描くようであるが，個別支援をする場合にも，一人の利用者も「地域住民」であり，その人の考えや望みを中心に支援の展開を行っている。その人主体，住民主体であることに間違いはない。また，在宅支援を展開するには，地域の社会資源の探索や開発が必要であり，そのためには地域のアセスメントは不可欠である。

② ソーシャルワーカーの2層の業務行動についての理解

　ソーシャルワーカーの業務行動は，プロフェッショナリティ（professionality）とオーガニゼーショナル・マネジメント（organizational management）の2層に分けられている（**表3-5**）。

　ソーシャルワーカーに対するSVを考えると，これらの2層の業務行動に対して行うことが必要となる。このうち，professionalityについては，社会福祉士資格のレベルに達していることの証明として，知識や技術に関する既習の専門情報が含まれる。organizational managementについては，組織システムやスタッフに関するマネジメント（人材，運営管理，業務分配，職務規定づくりなど）が含まれる。

表3-4 今後ますます求められるソーシャルワークの機能

包括的な相談支援体制の構築	住民主体の地域課題解決体制
・支援が必要な個人や家族の発見 ・地域全体の課題の発見 ・相談者の社会的・心理的・身体的・経済的・文化的側面のアセスメント ・個人と世帯全体を取り巻く集団や地域のアセスメント ・問題解決やニーズの充足，社会資源につなぐための仲介・調整 ・個人への支援を中心とした分野横断的な支援体制・地域づくり ・新たな社会資源の開発や施策の改善に向けた提案 ・地域アセスメント及び評価 ・地域全体の課題を解決するための業種横断的な社会資源との関係形成・地域づくり ・情報や意識の共有化 ・団体や組織等の組織化並びに機能や役割等の調整 ・相談者の権利擁護や意思の尊重にかかる支援方法等の整備 ・人材の育成に向けた意識の醸成	・地域社会の一員であるということの意識化と実践化 ・地域特性，社会資源，地域住民の意識等の把握 ・福祉課題に対する関心や問題意識の醸成，理解促進，課題の普遍化 ・地域住民のエンパワメント ・住民主体の地域課題の解決体制の構築・運営にかかる助言・支援 ・担い手としての意識の醸成と機会の創出 ・住民主体の地域課題の解決体制を構成する地域住民と団体等との連絡・調整 ・地域住民と社会資源との関係形成 ・新たな社会資源を開発するための提案 ・包括的な相談支援体制と住民主体の地域課題解決体制との関係性や役割等に関する理解促進

出典：厚生労働省．2017

表3-5 2層のソーシャルワーカーの業務行動

Professionality	・専門的な知識・技術・介入モデル・アプローチ・方法論 ・価値観（原理・原則）：倫理綱領と行動規範に準じた姿勢をとる
Organizational management	・運営計画・管理，書類作成，職務体系のマネジメント， ・業務分配，職務規定づくり

3 ソーシャルワーク実践における倫理綱領などの諸規定の果たす役割

本項のテーマについては，筆者の英国での経験から考える。高齢者施設でソーシャルワークの実習生に聞き取り調査をした。その実習生は，大学を卒業して，別の仕事に就いていたが，ソーシャルワーカーの資格を取るために，実習をしているとのことであった。彼女は，常に5つの冊子を脇に抱えながら，実習現場で行動していた。その5つの冊子を携帯することの必要性について，問うてみた。彼女は，「現場で，いろいろな人が自分の立場について質問をしてくるので，自分で証明することが必要である」と言った。

・**他職種のスタッフからの質問**：「あなたはなぜ，ここで実習をしているのか？」。憲法を見せて基本的人権，教育を受ける権利を証明する。
・**守衛さんからの質問**：「（勤務終了後に現場にいると），なぜ，ここにいられるのか？」。施設の職務規定で，残業ができる権利があることを示す。
・**実習指導者からの質問**：「あなたのソーシャルワーカーとしての行動は何で認められているのか？」。ソーシャルワーカーの

倫理綱領と行動規範を示す。
- **他のスタッフからの質問①**：「今，その行動をするのはなぜか？」。実習指導手引きの実習行動規定（実習契約）を示す。
- **他のスタッフからの質問②**：「あなたの休憩時間は，何で保証されているのか？」。実習そのものが，労働基準法により保証されていることを示す。

このように，実習生が持ち歩いていたのは，憲法，施設職員が遵守する職務規定，実習規定（実習契約），ソーシャルワーカーの倫理綱領（行動規範），労働基準法の5冊であった。実習生は，これらの規定書はすべて自身を保障してくれるものであり，「お守り」のようであると説明した。

＜演習＞ソーシャルワークの機能に関する質問
(問2-1)：児童養護施設の職員のソーシャルワーク機能について考えてください。
(問2-2)：スーパービジョン体制では，スーパーバイザーは，スーパーバイジーの2層の業務行動について組織として保証することが求められることを理解するのはなぜでしょうか。
(問2-3)：倫理綱領の果たす役割について考えてください。

III ソーシャルワークの定義とソーシャルワークの技術との関係

　ソーシャルワークの新旧定義の比較をする。国際ソーシャルワーカー連盟（IFSW）により規定されたソーシャルワークの定義（2000年）とソーシャルワーク専門職のグローバル定義（2014年）には大きな違いがある（表3-6, 3-7）。2014年のソーシャルワーク専門職のグローバル定義では、これまでのソーシャルワークの定義に対して、改正が求められた。約10年近く各国で議論が重ねられてきた。現在直面している課題を達成できるように援助をすることがソーシャルワークであるとし、人々は生活課題（Life Challenge）上での取り組みをしていると理解した。ここでいう「Life」は「生命、生きる」という意味である。つまり、人々が生きるためのチャレンジをしているので、それを支援することがソーシャルワークであるととらえたのである。

　ここでいう課題は、ミクロレベルのものからメゾレベルの地域生活全般、また、社会全般のマクロレベルのものも含まれている。その意味では、ソーシャルワークが、ミクロソーシャルワーク、メゾソーシャルワーク、マクロソーシャルワークへと広範囲に及んでいる。社会の人々のウェルビーイングを高めることを目標としていることが理解できる。

　ソーシャルワークの定義が改正されたことで、ソーシャルワーカーの職能団体は、旧定義に基づき規定した職能団体の倫理綱領や行動規範を改正する必要が生じた。このように、ソーシャルワークの定義を詳しく理解することで、相談者へのソーシャルワーカーの対応の仕方が異なることになる。言い換えれば、ソーシャルワーカーが活用する援助技術そのものも変化することになる。2019年度現在、各職能団体は、旧倫理綱領（行動規範）を精査し、どのような改正をすべきかの検討に入っている。結果的には、利用者に従来の質問の仕方をすることが技術上、規定違反になるかもしれない。

　例えば、2000年の問題解決型指向であれば、相談機関に来談した人にソーシャルワーカーが「どうしましたか？　どんな問題ですか？」と言葉かけをすることは常であった。しかし、新定義の課題達成型指向であれば、問題に焦点を当てないので、「この相談機関は、前からご存知でしたか？　どのようなことをしてくれると理解されていますか？」と言葉かけをするだろう。ソーシャルワーカーは、相談者が、自力で調べて来所したことや、これから何をすべきかを考えて来所したなど、自らの努力を認める視点をもつ必要がある。それが、人の尊厳に基づく支援・援助であるといえる。

　ここでは、ソーシャルワーク専門職のグローバル定義が規定された背景について、とくに、2005～2014年までの世界の経済的・社会的動向やグローバリゼーション（格差是正を強調する経済政策など）の諸国に与えた影響について理解をする必要がある。また経済的支援を文化の異なる国に実施することの限界や効用について精査することも必要である。つまり、「グローバリゼーションの名のもと」に、独自の文明をもつ民族に干渉し、新しい科学的知識を提供することをよしとしてきたが、そこには、民族固有の知の尊厳の保持をしなかったことにより、近代医学では治療できない民族の抱える疾病などに対して、これまでのその民族が独自の医学を発展させ、取り組んできた知識、技術、価値

表3-6 ソーシャルワークの新旧定義の比較

ソーシャルワークの定義（2000）	ソーシャルワーク専門職のグローバル定義（2014）
ソーシャルワーク専門職は，人間の福利（ウェルビーイング）の増進を目指して，社会の変革を進め，人間関係における問題解決を図り，人びとのエンパワーメントと解放を促していく。ソーシャルワークは，人間の行動と社会システムに関する理論を利用して，人びとがその環境と相互に影響し合う接点に介入する。人権と社会正義の原理は，ソーシャルワークの拠り所とする基盤である。 （IFSW, 2000.7）	ソーシャルワークは，社会変革と社会開発，社会的結束，および人々のエンパワーメントと解放を促進する，実践に基づいた専門職であり学問である。社会正義，人権，集団的責任，および多様性尊重の諸原理は，ソーシャルワークの中核をなす。ソーシャルワークの理論，社会科学，人文学，および地域・民族固有の知を基盤として，ソーシャルワークは，生活課題に取り組みウェルビーイングを高めるよう，人々やさまざまな構造に働きかける。この定義は，各国および世界の各地域で展開してもよい。 （IFSW, 2014.7）

出典：日本社会福祉士会HP.（2019.6.24閲覧）

表3-7 定義に含まれている指向性の比較

ソーシャルワークの定義（2000）	ソーシャルワーク専門職のグローバル定義（2014）
問題解決型指向 ・因果論　直線的指向 ・マイナス，引き算的な考え方 ・問題の同定とその解決 ・問題を取り除くためには，これまでの取り組みを否定し，新たな解決策を提示 ミクロ・メゾレベルの効果 ・人間関係における問題解決を図る ・人間の行動と社会システムに関する理論を利用する メゾレベルの効果 ・人々のエンパワーメントと解放を促していく ・人々がその環境と相互に影響し合う接点に介入する マクロレベルの効果 ・人権と社会正義の原理に基づく	課題達成型指向 ・円環的指向 ・プラス，足し算的な考え方 ・これまでの取り組みを認め，生きている努力を積みあげ，生活課題との取り組みを促す ミクロ・メゾレベルの効果 ・生活課題に取り組む ・システム理論により，人と環境の交互作用に焦点化 ・ウェルビーイングを高めるように人々と社会構造に働きかける メゾレベルの効果 ・社会的改革と開発，社会的結束，エンパワメントと解放を促す ・実践に基づいた専門職 ・ソーシャルワークの理論，社会科学，人文学，地域・民族固有の知を基盤とする マクロレベルの効果 ・社会正義，人権，集団的責任，多様性の尊重の諸原理に基づく

等に修正をかけるように迫ったのである。当事者たちは「これは，援助ではない」と主張した。ソーシャルワークにおいては，民族固有の知を尊重し，それを効果的に活用することが求められるからである。

> **＜演習＞ソーシャルワークの定義の意義に関する質問**
>
> （問3-1）あなたが福祉事務所のベテランソーシャルワーカーなら「経済的に困っています」という来談者に，どのような声かけをするか，2000年と2014年の定義に基づいて，それぞれの対応を考えてみましょう。
>
> （問3-2）ストレングス理論について，相談に来た人のストレングスと，その人が住む環境のストレングスをも考慮する必要がありますがその理由は何でしょうか。

ソーシャルワークの理論と技術

1 ソーシャルワークの技術と効果

ソーシャルワークの技術は3つのレベルに分けられるが，実践現場においては，**表3-8**にある技術をすべて用いている。ソーシャルワークの援助は相談面接を行うだけではない。

2005年に英国において構築されたソーシャルケアシステムでは，ソーシャルワークの効果とは，ただ単に当該施設内だけではなく，地域にも，制度にもその相乗効果をもたらすとされた。そのため，ソーシャルワークそのものの果たす効果を考慮して，援助計画を立て，実施する必要がある。それが専門家の機能であり，その専門性を保証するのが職場であり，かつ職能団体でもある（**図3-2，3-3**）。

2 ソーシャルワークの諸理論・アプローチ（モデル）

ソーシャルワーカーが実践に適用する理論やアプローチは何だろうか。ソーシャルワーカーは，自分の考え方や視点が何らかの理論に基づいているのかどうかを考えているだろうか。単に，自分が思い浮かべた考えを提示するのであれば，その考えと次に述べる考えに連続性があるだろうか。スーパーバイザー（以下，SVr）は，自らの考え方の特徴とともにスーパーバイジー（以下，SVe）の考え方との違いを認識していることが必要であろう。それを「意見が違う」とか「同意できない」とかいって議論をしていることはあまり生産的ではないと考える。その意味では，SVrもSVeも，人の尊厳を守るという原則に立ち，科学的理論と感覚性（センシティビティ）の双方を認識することが必要である。

1）感覚を活用することの意味

人が生きていると理解し，その人の存在を認めるということは，尊厳を守るという原則にあたる。人が有機体であり，生物であるととらえることである。人は生きるために，5つの感覚（味覚，聴覚，視覚，触覚，嗅覚）を使っている。これに第六感も含まれる。感覚を用いて「自分が，生きているぞ」ということを知らせるためには，どのような知らせ方があるのだろうか。生きることに嘆いているクライエントに「何に困っているか？　何を嘆いているのか？」と尋ねればよいと考えているソーシャルワーカーがいる。聞けばわかるという。しかし，「私，嘆いています」などと言うクライエントばかりではない。例えば，遷延性意識障害の人なら反応を示さない。しかし，「障害は治らないと思います。この状態は続くと思います」と医師に言われたときのクライエントの気持ち（嘆き）を理解することが必要である。無反応だからといって，何も嘆いていないと考えることは，クライエントを生きている人ととらえていないことになる。

無反応だから気持ちをもっていないと考えるのではなく，このクライエントが，何かでその気持ちを伝えようとしているととらえる。ここで医学の知識が必要である。遷延性意識障害の人は，反応を示すことができないとしても，その人の聴覚は機能していると考えられている。つまり，その人の周囲で人々が話していることはすべて聞こえているので，それに対してはそ

表 3-8 ソーシャルワークのレベルと技術

レベル・技術分類	具体的技術
【ミクロレベル】 個人や家族に対して社会福祉の増進を図る技術	・**ケースワーク**：個人を対象に援助を展開する ・**ケアマネジメント**：ケアに関するサービスの管理・提供を行う ・**ケアワーク**：介護技術；ソーシャルワーカーはこの観点から家族等の介護技術力をとらえ，家族介護に補足する必要のあるサービスをつなぐ ・**ソーシャルワークリサーチ**：調査研究というのは，学問の研究の領域で行うものだけでなく，リサーチの技術をクライエントに質問する際に活用することで具体的，かつ明確な結果が得られる
【メゾレベル】 事業所や職能集団などが社会福祉の増進を図るために用いる技術	・**ソーシャルグループワーク**（グループは2人以上）：集団力動を利用した援助で，集団全体の目標と，個々のメンバーの目標とを達成できるようにコミュニケートする ・**スーパービジョン**：組織内外のスーパーバイザーが責任をもって，助言・指導する ・**コンサルテーション**：専門的知識をもったコンサルタントからの助言を受けるが責任は，受けた側にある ・**ソーシャルアドミニストレーション**：運営管理法であり，機関等の組織の方針決定，サービス分配や人材配置などが含まれる ・**ネットワーキング**：組織内外の部門，領域，機関等との連携を図る ・**ソーシャルワークリサーチ**：組織単位の現状把握をする際に用いる
【マクロレベル】 地域社会の社会福祉の増進を図るための技術	・**ソーシャルアクション**：制度政策への改正に対する意見を集約する活動。 ・**ソーシャルプランニング**：社会福祉計画法のことで，地域での福祉的なサービスを開発・計画する ・**コミュニティーワーク**：地域福祉の活動 ・**ソーシャルワークリサーチ**：国税調査など市区町村単位・都道府県単位等の社会調査

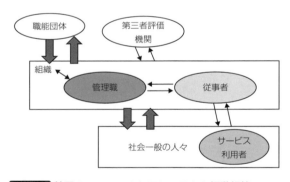

図 3-2 英国のソーシャルケアシステムと行動規範

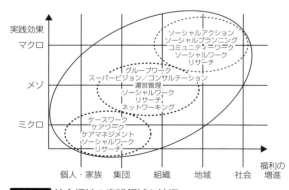

図 3-3 社会福祉の実践領域と技術

の人なりに反応しているということを理解する。

人間は，喜怒哀楽を表出することができる。遷延性意識障害の人も，体の温もりに変化がある。怒っているときは，とても冷たく，重く感じるなど，触覚を使って他者に伝えることができる（**表3-9**）。

ソーシャルワーカーが言語障害をもつ人に対して，まず，触覚を使って，その人の感情のさまを理解し，ソーシャルワーカーが感じたことをその人に伝える。その人が聴覚を使い理解し

ていることについて，ソーシャルワーカーの触覚で，その反応の変化を理解する。おそらく，この相互作用が，人が生きていることを，その人の存在を認めることになるだろう。

反応の示せない人に「今日はご機嫌いかがですか？」と尋ねるのではなく，そのときの顔色，表情，温もりを感じ，「今日は楽しそうですね」と言ってそれに応答する。このときに，ソーシャルワーカーは，もち得た知識を十分に活用することになる。また，その人をよく知っている人に，例えば，家族に，「お母さんは天気がよいときは，何をなさる方ですか？」とその人の前で尋ねる。家族が本人と会話をする機会を与える。ベテランのソーシャルワーカーならば，「お母さんは，天気がよいとすぐ洗濯したわよね」と母親に声かけをしている娘の状態を観察し，それに対する母親の表情や温もりの微妙な変化を敏感に読み取ることができるだろう。

2）方法論・アプローチやモデルを使うことの意味

ここでは，ソーシャルワーカーが方法論・アプローチやモデルにおける考え方や視点をSVで活用することの意義について考えたい。実際に，相談実践の方法論にはいくつかのモデルやアプローチなどがあるだろうか。SVrはどれに特化しているだろうか。SVeは，どれに特化しているだろうか。表3-10はソーシャルワークにかかわる理論・アプローチ・モデルの例示である。

例えば，「社会状況が厳しい」という文面がある。"状況"という用語は主に，現象に対応させたものとして，その状況をシステム論でとらえる。環境的にも多くの課題が山積しているという文面であれば，"環境的にも"という用語は，生態学からとらえる。また，"人生"という用語は，ライフモデルでのライフサイクルに関連するものであるととらえる。このように考えると，特定の学問は，特定の用語を使用していることが理解できるであろう。表3-10に列

表3-9 触覚による喜怒哀楽のとらえ方

触覚	重い	軽い
温かい	喜	楽
冷たい	怒	哀

表3-10 ソーシャルワークにかかわる理論・アプローチ・モデルの例示

システム論	自我心理学
エコロジカル論	危機理論
経済学	精神分析論
ライフモデル	ストレングスアプローチ
コーピング論	スピリチュアリティ
役割理論	機能論
社会学	課題達成論
生物学・生理学	文化人類学

挙した考え方や視点はほんの一部であるが，ソーシャルワークを展開するとき，また，スタッフにSVをするときには，根拠に基づく説明が求められるだろう。ソーシャルワーカーは，実践家として，これらの理論やアプローチ・モデルについてその有効性とともに限界についても理解していることが条件となる。

人を総合的に，包括的に理解するには，さまざまな考え方や視点を活用して，人を全人的に，また，システムとしてとらえ，その人の存在を認めるための条件を備えておくことが必要である。

3）協働・パートナーシップ形成に必要な知識や理論

以前は，図3-4における旧連携体制のようにクライエントを医療チーム（医師，看護師，ソーシャルワーカー，理学療法士，作業療法士）の円の真ん中に置き，問題を抱えるクライエントとしてとらえていた。病室のベッドにクライエントが横たわっており，医療チームが周りを取り囲み，クライエントの今後の治療方針や退院計画について話し合う光景がある。クライエントをそこに同席させるのは，「利用者の主体的参画」を意図したものである。しかし，

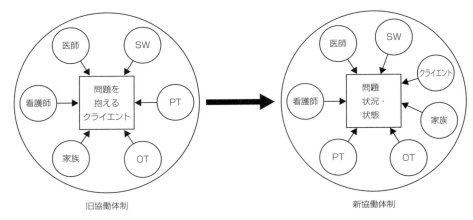

図 3-4 協働体制の変化

このクライエントへの問いかけはなく，傍にいる家族との問答があるだけである。この光景では，クライエントが受け身の立場となり，クライエント自身が"取り組み行動をしている人"ととらえられていない。クライエントは取り組み方を尋ねられることはなく，「問題に対する特定の改善策を実施する」と周囲から伝達され，クライエントは「ありがとうございます」としか言えなかった状態である。とくに，意識障害や認知症などの当事者がクライエントであると，クライエントと目を合わすことなく，家族への質問のやり取りに終始する結果となる。

新しい協働の概念ではシステム論を使い，クライエントが家族とともに医療チームの一員として参画することを促す。そのためには，円の中央から移動させ，クライエントを家族とともに，チームに配置する。このチームは，円の中央に取り組むための問題状況や状態を置き，それに対して皆がそれぞれの立場から取り組む対策を提示する。遷延性意識障害のクライエントも，同じように医療チームの一員に位置づけ，そのクライエントの取り組み策をチーム対策への参画と考え，その取り組みを依頼する。例えば，人工呼吸器での呼吸を続ける。排せつや排尿も努力して続ける。家族は，クライエントの様子をほかのチームメンバーが理解できるように伝える。こうして，クライエントは，医療チームからも生きていくための自己の存在を認められ，家族とともに，地域の中で，施設の中で，前向きに，社会資源などを活用しながら取り組みを進めていくのである。

4）クライエントの立体理解の必要性について

ソーシャルワーカーがクライエントについて断面的な理解をするだけでなく，立体的な理解による支援計画を立てることの必要性について考えたい。

クライエントを支援するためには，まず，直面しているその場の状況を把握することが重要である。それは，緊急対応の必要性を判断し，すぐにその問題を解決すべく対応する。これは断面理解による対応である。

次に，支援を継続する必要があれば，短期，中期，長期の支援計画を立てる。どの支援計画であれ，その根拠を見出すためには，活用する理論を選択し，それに基づきクライエントをアセスメントする。

ソーシャルワーカーは，クライエントを理解するのに，①2つの知覚方法と，②4つの段階のプロセスを用いる。

(1) 2つの知覚方法

ソーシャルワーカーは，クライエントを印象から知覚する場合と，観念でクライエントを知覚する場合とがある。印象から知覚すると，表面に現れているもののなかでもっとも印象に

表3-11 人の理解の4つの段階

段階	情報の種類	実践に適用
第1段階	点情報の活用	問題の理解には，無限の可能性がある
第2段階	点・線情報を活用	問題の全体像がつかめてくる
第3段階	点・線・断面情報の活用	緊急対応ないしは容易な助言による支援になりやすい
第4段階	立体的視点の活用	支点を見出し，効果的な支援を行う

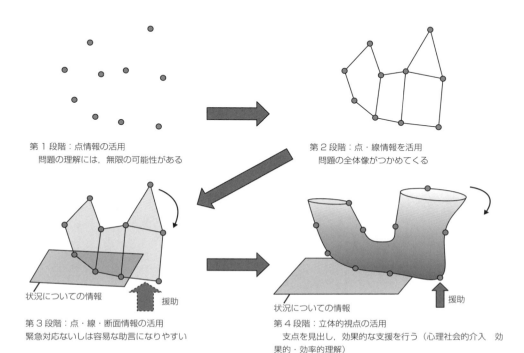

図3-5 点理解から立体的理解の支援

残ったものに関心を向けることになる。つまり，観察結果に基づき，クライエントを知覚することになる。一方，ソーシャルワーカーは，クライエントがはっきりとは表出していないが，微妙に感知したものに基づき知覚する場合がある。これらの2つの知覚の仕方によって，クライエントの理解はかなり異なってくる。ソーシャルワーカーによっては，観念で知覚したものをより強く信じる場合もあれば，印象に訴えてきたものを知覚し，それに基づき，クライエントの理解をする場合もある。

(2) 4つの段階（表3-11）

クライエントを理解する段階としては，第1段階は，事実の点情報のみから理解する。第2段階は，点情報を線情報でつなげて，関連性を理解する。第3段階は，クライエントの置かれている状況を組み入れ，把握する。これは，断面理解である。第4段階として，クライエントを立体的に把握し，どこを支えることが必要か，支点を探し出し，支援計画に含める（図3-5）。

例えば，頭痛を訴える知的障害の女性を例にとって考えてみよう。この女性の頭痛を立体的に理解するには，根拠のある科学的知識に基づくことが必要である。痛みという言葉は，表3-12に示す6つの側面から理解できる。①身体的・物理的な痛みの場合，物理的刺激を受けて痛みが出現する。②心理的な痛みの場合，心理

表3-12 痛みの6つの側面

・身体的側面 ・物理的側面	身体の局所
・心理的側面	心理的にショック
・精神的側面 ・霊的側面	精神的疾患による痛み，信念やまじないなど
・社会的側面	親子関係，役割・機能の喪失

丸田俊彦：痛みの心理学；疾患中心から患者中心へ，中央公論新社，東京，1989．をもとに作成

的にショックを受けたことで痛みを覚える。「苦しい」「つらい」という意味合いである。③精神的および霊的な痛みの場合，つまり精神的疾患からの痛み，あるいはまじないが苦痛を取り払ってくれるという信念をもつ場合の痛みであり，何らかの苦痛が出現する。④社会的痛みの場合，人間関係の影響を受けて出現する痛み，例えば，役割を喪失して痛みを感じる場合もある。子どもと別れさせられ，母親としての役割を喪失した場合には，その痛みは言葉で訴えられるようなものではなく，理解しにくい重い痛みとなることがある。その意味で，この女性については，彼女の痛みを各側面から理解すれば，その痛みについて的確に把握することができる。

> **＜演習＞ソーシャルワークの技術**
> （問4-1）次の事例1と事例2の文章はマクロレベルの技術を表している。どの技術が該当するかについて検討してください。
>
> > 事例1：特別養護老人ホームの副施設長に福祉事務所から電話があった。福祉事務所のケースワーカーは，「おたくの施設の場合，生活保護を特例扱いで実施してまいりましたが，対象者の数が多くなりましたので，特例ではなく，規定どおりの扱いとさせていただきます。それをご了解ください」と言った。副施設長は，「施設長にその件を報告しておきますので，恐れ入りますがそちらの内規の修正をお願いいたします」といった。福祉事務所に対して働きかけた副施設長の技術は何に該当するでしょうか。
>
> > 事例2：養護老人ホームの副施設長に，町内会自治会長から電話があった。会長「すみません，うちの地域には高齢者がコーヒーを飲む所がなく，そちらの喫茶の雰囲気がとてもいいので，外部の人々に開放していただけないかと思いまして，問い合わせをさせていただきました。そちらの施設でご検討いただけますか」とのことだった。この町内会長の申し入れに対する副施設長の対応技術は何でしょうか。
>
> （問4-2）**表3-13**のA群（A1〜A4）の文章に使われている用語は，B群のどの理論が該当するでしょうか。A群の4文章には，それぞれB群の4つの理論が含まれていますので，組み合わせてください。

表3-13 理論と用語との関係

A群	B群	
A1：社会状況は厳しくなり，経済的にも，環境的にも人生における多くの課題が山積している。	B 1：システム論	B 9：経済学
	B 2：コーピング論	B10：危機理論
	B 3：役割理論	B11：ライフモデル
A2：人々は，しっかりと土壌に足を踏ん張って生きていくために自分の役割を遂行する努力や工夫を日々している。	B 4：自我心理学	B12：精神分析
	B 5：社会学	B13：機能論
	B 6：生物学・生理学	B14：課題達成論
	B 7：スピリチュアリティ	B15：ストレングスアプローチ
A3：その結果として，アイデンティティの混乱が生じ，不安などからエネルギーの枯渇現象が生じ，やりがいを見失う。	B 8：エコロジカル論	B16：文化人類学
A4：このような人々の固有の状況と課題に真摯に向き合い，人の尊厳を保持する意思をもち援助するのがソーシャルワーカーである。		

(問4-3) 医療チームについて

医療チームの円の中央にクライエントを配置する連携会議と問題・状況等を円の中央に置く連携会議とはどのような違いがありますか。遷延性意識障害（植物状態）のクライエントに対して，医師，ソーシャルワーカー，理学療法士，母親，クライエントが連携会議をするならば，どのように会議を進めていくのでしょうか。ただし，クライエントはまばたきなどの反応ができないけれども，聴覚は機能していることに留意して検討してください。

参考文献

- Goldstein EG, Maryellen N, 福山和女, 小原眞知子（監訳）：統合的短期型ソーシャルワーク；ISTTの理論と実践，金剛出版，東京，2014．
- 福山和女, 對馬節子, 鈴木あおい：日本版ソーシャル・ケア・スタンダード試案とその考え方. わが国におけるソーシャル・ケア・スタンダード構築のための日米英のモデル比較研究，科学研究費助成事業研究成果報告書（代表研究：大橋謙策），2008．
- 福山和女（編著）：ソーシャルワークのスーパービジョン；人の理解の研究，ミネルヴァ書房，京都，2005．
- 丸田俊彦：痛みの心理学；疾患中心から患者中心へ，中央公論新社，東京，1989．

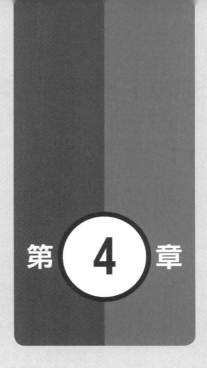

第4章

ソーシャルワークの理論・アプローチ

　本章では，各ソーシャルワークのアプローチを見極めるために，ソーシャルワークに活用可能な心理・社会学系の理論とアプローチ，そして実践方法の総称を「ソーシャルワークの理論・アプローチ」とし，これをジェネラリスト・ソーシャルワークの視点として確認する。
　クライエントの抱えるあらゆるニーズ，課題や問題に対応するためのジェネラリスト・ソーシャルワークを根底から支えるソーシャルワークの理論・アプローチの体現化の一助を目指す。

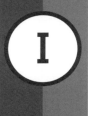

I ジェネラリストを支える「深く，広い」ソーシャルワークの理論・アプローチの実践

　ジェネラリスト・ソーシャルワーク（以下，ジェネラリスト）は，クライエントの抱えるさまざまな問題やニーズに対応するために，「従来の面接や社会資源の活用，グループワーク等の枠組みにとらわれず，さまざまな方法やスキルを用いる」（山辺）*。さまざまな方法やスキルには，多種多様なソーシャルワークの実践理論や方法であるソーシャルワークの理論・アプローチ（以下，SW アプローチ）が含まれる。つまり SW アプローチを自らの実践に取り入れることで，ジェネラリストとしての実践が活発化する。

　今後，クライエントの遭遇する問題やニーズが多種多様への道をたどるならば，ジェネラリストには，さらに「深く，広い」SW アプローチへの理解と実践が求められる。1つか2つのアプローチを知っているだけでは，多様な問題をカバーできないし，複数のアプローチを浅く理解しているだけでも立ち行かない。ジェネラリストであるためには，SW アプローチへの深い理解，かつそれらを柔軟に組み合わせた広さのある実践力が期待される。

　「ハンマーしか持っていなければ，すべてが釘のように見える」という英語のことわざがあ

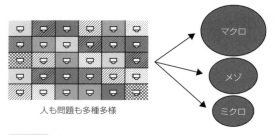

人も問題も多種多様

図 4-1 ジェネラリストであるために
多種多様な引き出しの中に位置づけを意識しつつ沢山の理論・アプローチ・モデルなどを入れておく

る。これは私たちの支援方法にもいえる。ジェネラリストは，1つ2つではなく，フルカラーズの引き出しに，多様な SW アプローチを準備しておくことで，ミクロ，メゾ，マクロに横たわる，クライエントのあらゆる問題やニーズに応えることができる（**図4-1**）。

　スタートラインは，個々のアプローチの特性を知り，組み合わせを考えることである。あるアプローチは，アセスメントの枠組みを提供し，ほかのアプローチは，行動を変化させることに適している。つまり，ソーシャルワークのどの場面で，どのアプローチが適しているかを見極め，組み合わせを考える必要が出てくる。

＊ 山辺朗子：ジェネラリスト・ソーシャルワークの基盤と展開，ミネルヴァ書房，京都，2011.

Ⅱ ジェネラリストのためのアプローチ・モデル

事例

ある中年男性は災害で妻を失った。朝，お互いに仕事のために家を出たのが最後となり，そのまま再会することはなかった。男性は，災害に遭った日を思い出し，「自分が助けられなかった」と，後悔の気持ちを抱き続けている。

この男性を支援する場合，どのようなSWアプローチを選択すればいいだろうか？ 多くの人が，災害＝危機介入を選択すると思うが，ジェネラリストは，クライエントの問題・ニーズに合わせ，多様なSWアプローチを自由に組み合わせた柔軟なモデル（枠組み）をレパートリーとしてもっておくことが有効である。以下は試案である。

「ジェネラリストのためのアプローチ・モデル」は，「外枠」「内枠」「基盤」「核」「要素」の5つで構成される（図4-2）。こうしたモデルを示すことで，あいまいだったアプローチの組み合わせが可視化できる。このモデルに事例を当てはめてみよう。

外枠には，古典的な枠組みである診断的アプローチと機能的アプローチ，それらを折衷した「問題解決アプローチ」などが適している。「問題解決アプローチ」を選ぶとき，まず男性の自我機能を安定させ，現在，抱える問題を切り分けるべき必要を理解しておく。

内枠には，人と環境の交互作用の視点を提供するライフモデルや家族，グループの構成員の円環的な作用に着目する「システムズ・アプローチ」などが適している。ライフモデルを選

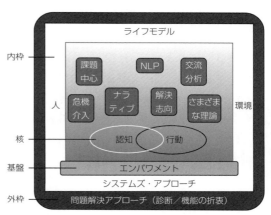

図4-2 ジェネラリストのためのアプローチ・モデル

び，男性と現在の環境の接点で起こっているストレスに目を向けるなら，今後の環境を正確にアセスメントできる。

基盤では，すべての理論が，基本的にエンパワメント志向であるため，「エンパワメント・アプローチ」が適している。エンパワメントの原則を適用することで，主に仲間意識を強めるための家族，友人からのサポートが重要であると認識できる。

核として，ソーシャルワークのなかには，認知と行動にかかわるアプローチが多数応用されているため，「認知アプローチ」「行動アプローチ」が適している。とくに，認知に着目することで，現実をありのままに受け入れるための力を求めることができる。

要素には，選択可能なさまざまなアプローチのレパートリーが置かれる。危機介入を選択し，男性への悲嘆作業を進め，さらに現実を正確に認識できるようサポートする。

Ⅲ ジェネラリストの7つの条件

モデルで用いた SW アプローチを,「ジェネラリストの7つの条件」として解説する。その際,筆者がこれまで研修で提供してきた【演習】を＜考察＞を交えながら解説していく。

SW アプローチの概念や特性は,専門的な用語も多く,整理が難しい。そのため演習形式での「体験」を通して,感じながら理解することが最善である。ここでは,【演習】と＜考察＞を盛り込み,可能なかぎり「一緒に体験している感覚」を大切にしながら伝えていく。

 第1条件「感受性を深める」；「クライエント中心アプローチ」を理解する

1）感受性とは相手の感情に接近する力

ジェネラリストに必要な最初の条件は,感受性（センシティビティ）である。これは相手の感情に接近していく力,つまり彼らが見ているものを見,感じていることを感じる力である。クライエント中心アプローチを提唱したロジャーズ（Rogers C）は,これを共感と表した。

感受性がなければ,クライエントの抱える問題の広さや深さに気づかず,必要な SW アプローチを準備できない。専門職としての経験が長くなるほど,自分に見えているものが正しいと考え,クライエントの見ている世界が見えなくなるおそれがある。

【演習】パワーレス体験；問題を抱えるとき,人は声を失う

目隠しの状態で,床に置いた1本のロープを探し回る。最初,声を出さないことが条件。その後,声を出せる時間を与えながら,最終的に,全員がロープをつかむまで行う。

参加者は,最初,床に手をつきながらロープを探しはじめる。その後,声が出せるようになると,互いを誘導しはじめる。興味深いことに,すでにロープをつかんでいる人々は,中央に座ったまま,いまだ探している人々に「どこにいるの？ 声を出さないとわからないよ！」と叫ぶこともあった。しかし探し回る人々は,無言で探し続け,なかには,諦めて,動かなくなってしまう人々もいた。

最後まで探し続けた人々に気持ちを尋ねると,「長年,クライエントに声を出すように,声を出さないとわからないと言い続けてきました。しかし今日,自分が体験してみて,なぜ声を出せなくなるのかわかりました」と話す人もいた。

人は問題を抱えるとパワーレスになり,声を失う。助けを求めても見つけられないなら,諦め,求めることさえしなくなる。そのような人に対して,どのように接近していけばよいのだろうか？

2）クライエント中心アプローチを理解する；「独自の世界」と「共感」

人は「独自の世界」に生きているため,そこで経験していることを完全に理解できるのは「本人」しかいない。そのため「相手が今,どのような世界にいて何を見ているのか」を想像し,そのありのままを受け入れる必要がある。私たちが,その「独自の世界」を想像できたと

きに，はじめてクライエントのいる世界，話す言葉，行動の意味が理解できる。

「独自の世界」に接近するために，ロジャーズは「共感」の大切さを訴えた。共感とは，相手の経験に近づき，同じ気持ちを感じようとすることである。クライエントはすべての感情を表現できるわけではない。声にすらならない小さな声もある。こうした声を聴くには，すべての感覚を使って「感じる」必要がある。そのためにロジャーズは，傾聴することを同時に訴えている。つまり感受性とは，傾聴や共感により相手の小さな声を聴き，同じように感じる力といえる。この力がジェネラリストであるための最初の条件である。

2 第2条件「基盤」；エンパワメント・アプローチの原則を理解する

1) すべてのSWアプローチはエンパワメント志向である

ほとんどの人は，問題を抱え，悩むとき，パワーを失う。ソーシャルワーカーは，そのような人々を力づけ，癒やし，回復させ，彼らが自分で問題解決できるように支えていく。つまりすべてのアプローチは，名称のいかんにかかわらずエンパワメント志向である。だからこそ，エンパワメントの原則が基盤となる。原則という言葉は，感じることができるという意味では，力と置き換えても差し支えない。

エンパワメントの力は，クライエントをコンフォートゾーンから出す体験を提供することで生み出される。そのことを次の演習を通して考えてみよう。

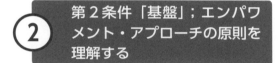

【演習】水を運ぶ
　紙皿に8本の細い糸をつなげ，その上に，水をたっぷりと注いだガラス瓶を置き，8名のメンバーがひとつのチームになって目的地まで運ぶ。

「糸が切れる」「ガラスの瓶が落ちる」「水がこ

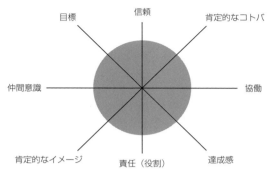

図4-3 エンパワメントの8つの原則（力）

ぼれる」など，参加者は不安に直面する。しかし与えられたチャレンジに応えるには，一人ひとりが「できる」という気持ちを抱き，一歩ずつ前進しなくてはならない。このとき，自身のなかに眠る力が引き出され，それを実感できる。この力がエンパワメントの8つの力である（図4-3）。この力を自身で体感できるなら，他者にも感じさせることができる。

自身に本来備わっているエンパワメントの力を引き出すには，失敗するリスクの高い体験に挑戦し，コンフォートゾーンの外に出る必要がある。それはどうしてだろうか？

2) エンパワメント8つの原則

エンパワメント志向のSWアプローチには，共通する8つの原則（力）がある。これらの原則を，演習で使った紙皿に対に結んだ8本の糸に例えて解説する。図4-3からもわかるように，対面にある力同士は対になっている。

(1) 信頼
　怖れの気持ちに打ち勝ち，前進するために人々は信頼（自己信頼／他者信頼）という力を使う。この力が不足すると，人生においても前進できない。信頼の力は，普段，使わないため眠っている。しかも私たちの脳は，コンフォートゾーンにとどまるよう指示するため，この力を感じる機会は少ない。そこで達成の難しい（失敗のリスクが高い）体験に取り組むようチャレンジする必要がある。

「成功するか，失敗するかわからないが，や

Ⅲ　ジェネラリストの7つの条件　　97

るしかない」状況下で，人は身体の奥底に眠る信頼という力に頼る。そのときはじめて，自分にも信頼という力があることを実感できる。「信頼しなさい」と100回助言するよりも，相手に信頼の力を「感じさせる」ほうが，効果的なことを覚えておきたい。

(2) 責任（役割）

責任は，信頼された者が応えようとして引き出す力である。水を運ぶことから逃げ出さないのは，「ほかのメンバーの信頼に応えたい」という責任感からである。責任は役割とも表せる。人は自分の役割を果たそうとする過程で力を出す。だから何の責任も役割もないなら「あなたは必要ない」ことと同じ，つまり，役割は「必要とされる」ことなのである。例えば3時間離れた場所に住むあなたが「どうしても助けてほしい。あなたでないと駄目だ」とお願いされるなら，あなたは行くだろう。しかし「来ても来なくても，どちらでも構わない」と言われたら，たとえ目の前に住んでいても行かないだろう。私たちは必要とされるときにこそ，全力で応えようとして力を出すものである。

エンパワメント・アプローチを選択するとき，どうしたらクライエントがより自分や他者を信頼できるようになるか？　またどうしたらさらに果たすべき責任や役割を得ることができるかを考える必要がある。

(3) 仲間意識

信頼できる友達がいるかどうかは，エンパワメントの重要な要素である。通常，友達が一人もいないのに，自分にはパワーがあると感じる人は少ない。しかし一人でも友達がいるなら，そう思えることもある。仲間意識，つまり友達との絆を強め，「私は大切な仲間の一人だ」という気持ちを高めることが重要である。例えば，イベントなどで同じTシャツを着ることでも「私もこのチームの一員だ」という気持ちを高めることができる。

(4) 協働

友達が必要なのは，若い人々だけに限らない。年齢を重ねるごとに，仲間の存在は貴重となる。たった一人の友達の存在が人生を支えることさえある。しかし私たちは，ただ隣の人と一緒に座っているだけで，自然と仲間になれるわけではない。知り合いになれるかもしれないが，仲間にはなれない。一緒に何かをする，つまり協働の経験が必要なのである。どんなに小さなことでも一緒に何かをする経験を増やすなら，仲間との関係が深まり，さらに一緒に何かをしたいと思う。

クライエントに仲間がいるかどうか考えてほしい。仲間を増やし，一緒に力を合わせて何かを行う経験（協働）をつくり出していくことが，エンパワメントにつながる。

(5) 目標

大きさにかかわらず，明確な目標はパワーを生み出す。人は目標に意識を向ける過程で自らの力を出そうとするものである。自分の目標に加え，チームにも目標があれば，さらに仲間と一致して協働する原動力となる。自分のニーズを満たすほかに，誰かのために貢献できる目標があるなら，達成できたときの喜びも大きい。

クライエントに目標を求める場合，当然，ソーシャルワーカー自身が目標をもつべきである。目標は時には，生きがいにもつながる。目標という言葉は，あまりに一般的で，使い古されている感もあるが，その重要性は失われていない。

(6) 達成感

目標を達成したときに感じる特別な気持ちが達成感である。物事を達成したとき，人は自己肯定感や有用感を感じ，自分が成長できたという満足感を覚える。一人だけではなく，チームで仲間と一緒に経験する達成は，さらに大きな喜びとパワーをもたらす。

(7) 肯定的な"コトバ"

"コトバ"には言語，非言語の両方の意味，また肯定，否定，両方の力が含まれる。人を励まし，助け，自信を与え，心を開き，癒す力もあれば，ナイフのように容易に傷つける力ももつ。肯定的な"コトバ"は，根拠なく褒めることとは違う。相手が努力していること，またそ

の結果に対して，肯定的な見方による正確なフィードバックを行うことである。10個のうち5個を達成したとき，クライエントは5個の失敗を見つめるかもしれない。しかし5個の成功について正しく評価するよう促すことができる。肯定的な"コトバ"は，うそやお世辞ではない。心ない"コトバ"は，相手に伝わらないばかりか，かえって傷つけることもある。

(8) 肯定的なイメージ

"コトバ"は，生涯影響を及ぼす自己イメージと密接につながっている。肯定的な"コトバ"は，肯定的な自己イメージ，否定的な"コトバ"は，否定的な自己イメージをつくる。とくに，経験した出来事と"コトバ"が結びつくとき，強力な自己イメージが完成する。そのためクライエントの小さな達成に対しても，肯定的な"コトバ"でフィードバックを伝えるなら，それがすばらしい記憶として脳に刻まれ，肯定的な自己イメージが定着し，人生を支える糧となる。

幼いころ，逆上がりが苦手な女の子がいた。クラスで最後まで逆上がりができなかった。放課後，残って何度も練習した。先生が隣で助けてくれてもなかなかできない。一生懸命努力した結果，初めて逆上がりができ，宙が回ったその瞬間，隣にいた先生が，「お前，すごいじゃないか。覚えておきな。これは世界で一番すばらしい出来事なんだよ」と言葉をかけた。それが肯定的なイメージとして脳に刻まれた。

大人になった彼女が，ある日，小学校の脇を通り，鉄棒を目にしたとき，記憶が起動し次のように感じた。「ああ，また思い出した。あの日，私は世界で一番すばらしい出来事を経験したんだ」。もしあの日，「なんだ，やっとできたのか，お前がクラスで一番，最後じゃないか」と声をかけられていたら，「ああ，私はクラスで一番最後だった」と彼女の自己イメージは否定的なものになっていたかもしれない。同じ出来事であっても，どう言葉をかけるかが分かれ

道となる。

大切なことは，クライエントが体験した直後に肯定的な言葉を伝えることである。このとき，体験とかけた言葉がつながり，強い肯定的なイメージが脳に刻まれる。

第3条件「内枠」；システムズ・アプローチ／ライフモデルを理解する

内枠には，物の見方，解釈の方法などを与えてくれるシステムズ・アプローチやライフモデルが適している。これらのアプローチは，主にアセスメントに適している。

> 【演習】ボールトス
>
> 20人程度が円になり，最初の人が一人の名前を呼びボールをトスする。もらった人は別の人を選んでトスを続け，最後の人まで続け，ボールが最初の人に戻る。これでボールが回るルートが確認される。スタートの合図で，ルートどおりに，7個程度のボールを連続して回し，一定時間続ける。たとえ，相手が沢山のボールを抱えていても，構わずトスを続けていく*。

参加者は，ボールをトスする役目と受け取る役目，両方を経験するが，どちらかというと，自分がトスすることに焦点が向くのは，なぜだろうか？　円の中でボールが次々とトスされる光景（AはBに発信し，BはCに発信し，CはDに発信し，最後にAに戻る）は，定まったルートを流れるチーム内のコミュニケーションのようにみえる。普段は見えないシステム内のコミュニケーションは，このような体験により可視化できる。もし参加者の一人が突然，チームから離れたとしたら，ボールは止まってしまうだろうか？　それとも，その人を超えて，回り続けるだろうか？　それは何を意味するだろうか？

---

* 諸澄敏之（編著），プロジェクトアドベンチャージャパン（監）：みんなのPA系ゲーム，杏林書院．東京，2005．

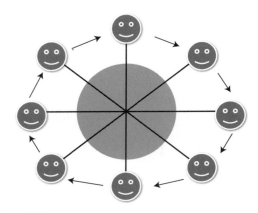

図4-4 円環図

1）システムズ・アプローチの特性

システムとは互いに影響を与え合う要素で構成された集合体である。家族，学校，職場，地域社会等は，すべてシステムととらえることができる。システムにはさまざまな特性がある。

(1) システム内のメンバー同士の影響は円環的である

システム内でのメンバー同士の影響は，原因─結果という直線的ではなく，円環（ループ），つまりよいことも，悪いことも，影響が巡っていく（図4-4）。笑い話ではあるが，お父さんが仕事でストレスを抱え，家に帰ってお母さんに愚痴を言う。お母さんはストレスで長男を怒り，長男は次男を怒る。次男は三男に当たる。三男は犬を蹴り，蹴られた犬がお父さんに噛みつく。このような影響が回っていくのがシステムの円環性である。つまり私たちの日々の経験は，原因にも結果にもなり得る。

(2) システムは，均衡を保とうとする（ホメオスタシス）

システムには，状態を一定に保とうとする性質（ホメオスタシス）がある。例えば，家族が問題を抱えていたとしても，そのままの状態でバランスが取れていれば，たとえそれが機能不全の状態であっても，変化を嫌い，そのままの状態を維持しようとする。

また，機能不全の家族で父親が失業するなどの変化が起こったとしても，問題に向き合うよりは，酒を飲んだり，虐待をしたり，個々のストレスの発散という方法で現状を保とうとすることが多い。

(3) システム内の機能不全は，もっとも弱い個人に転化される

機能不全を抱えた4人家族の長女が家を出た。家族の均衡が崩れ，長女と仲のよかった父親が飲酒，母親がストレスを抱え，夫婦で口論が激しくなり，結果，もっとも弱い次女が不登校になるケースがあった。このとき，誰もが「次女が問題だ」と考えた。しかしこれはシステムズ・アプローチでは，家族の機能不全の影響がもっとも弱い個人に転化された結果，つまり長女が家を出たことがきっかけで，家族全体のバランスが崩れ，夫婦関係の悪さが露呈し，心を痛めたもっとも弱い次女が学校に行けなくなったのかもしれないと考える。

もちろん家族は自分たちの本当の問題に気づかず，むしろ次女だけが問題ということでバランスを取ろうとした。そのため，その後，次女も家を出たとき，夫婦は，自分たちの本当の問題に向き合わなくてはならなくなった。

(4) はじまりはどこでも，同じ結果がもたらされる

ここでは長女が家を出た結果，次女が不登校になった。しかし，この家族には機能不全が潜在化していたのだから，出発点がどこでも，同じ結果になった可能性がある。例えば，父が失業したとしても，次女は学校に行けなくなったかもしれない。

(5) システムの全体と部分は相互に影響を与え合いながら目標に向かう

システム内では，1人への影響はシステム全体への影響，そして全体への影響は1人への影響となるため，全体は一人ひとりの単純な合計ではなくなる。家族を考えた場合，1人が家を出たことで，その影響は家族全員に及び，同様に，家族全体が問題を抱えるならば，一人ひとりにも影響が及ぶ。4人家族の構成員全体の力は，互いへの影響により，4人以上の力を出すことも4人以下になることもある。

(6) 1人が変化すると，その影響がシステム全体に及ぶ

システムの特性をうまく使うと，よい影響が全体に及ぶ。先の家族では，父が新しい仕事を探し，成功したことで，その影響が母親のストレスを和らげ，結果，夫婦の関係が改善し，それを感じた次女が学校に行けるようになった。このように，システムでは，悪いことが1人に起こった結果，その影響が家族全体に及ぶように，1人を力づけることで，その力が家族全体に広がる可能性も秘めている。

2) ライフモデル（エコロジカル・アプローチ）の特性

内枠には，ライフモデル（エコロジカル・アプローチ）も適している。ライフモデルは，生活する人と環境との交互作用の視点をもつ。人と環境の間の接点に摩擦が生じている場合，お互いがどうすれば適応状態となるのか，その接点に介入していく。

(1) 人と環境の関係は，エコマップで確認できる

エコマップは，人と環境の関係が一目でわかるツールである。先の家族で不登校となった次女の状態をマップでとらえると図4-5のようになる。次女は学校（とくにクラス）との関係に摩擦を感じているが，部活の友人との関係は良好である。家族（両親，長女）との関係は，いずれも希薄である。塾との関係はよい。こうした人と環境の関係性の全体像を把握したうえで，問題解決のために次の3方向への介入が可能となる。

① 次女への介入：次女の不安を傾聴し，心理面でのサポートを与える
② 環境への介入：次女とクラスとの摩擦を軽減するために，何らかの働きかけをする
③ 次女と環境の接点への介入：両親や長女と特別な時間を過ごすことで，互いの関係を強める

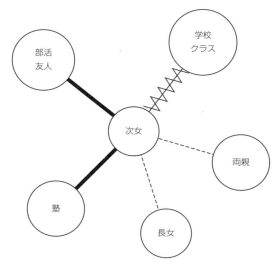

図4-5 次女を中心としたエコマップ

3) システムズ・アプローチ／ライフモデルはアセスメントに適した枠組みを提供する

システムズ・アプローチやライフモデルという枠組みからみたときに，人同士，または人と環境の関係性には，さまざまな景色が見える。互いの適用状況がよくないならば，そこにどう介入していくのかを考え，この枠組みのなかで活用できるSWアプローチを選択していくとよい。

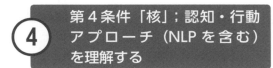

4 第4条件「核」；認知・行動アプローチ（NLPを含む）を理解する

SWアプローチの多くに，認知や行動アプローチの概念を活用し，人の感情や行動を改善する方法が含まれている。また神経言語プログラミング（以下，NLP）の概念は，認知や行動を「脳の働きが作るプログラム」としてとらえており，理解をさらに深めてくれる。ここではモデルの核ともいうべき認知，行動，そしてNLPのアプローチについて解説を行う。

1) 認知アプローチ

エリス（Ellis A）は，問題とされる不適切な感情は，不合理な信念や認知，解釈の結果で

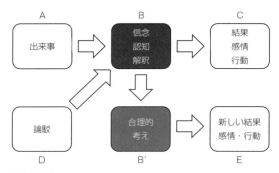

図4-6 認知のフィルター

あると考えた[*1]。そこで歪んだ認知を改善するための論理療法（ABC理論／ABCDEとも呼ぶ）を紹介した（図4-6）。

私たちは，何らかの出来事（A）を経験した場合，それを認知のフィルター（B）を通して解釈し，そこから感情（C）に至る。人が悩む場合，この認知フィルター（B）が，不合理で歪んだものとなっている。この認知フィルターに対して効果的に論駁や反論（D）していくことで，より合理的な認知（B′）に改善するよう助け，そこから新しい結果（E）が生まれる。

> 【演習】ABC理論の検証
> 次の出来事を経験したならば，どんな感情になるだろうか？ それはどんな解釈をしたからだろうか？ ①出来事，②感情，③認知の順番に書き込んでみよう（表4-1）。

何らかの出来事（A）を経験した場合，すぐに感情（C）につながっているようでも，実は，認知（B）のフィルターを通っていることに気づく。仕事で失敗した場合，「取り返しがつかない…絶望的だ」と感じる人もいれば，「失敗はつきもの」と考え，落ち込んでいない人もいる。その違いは，出来事の解釈，つまり認知の部分が決め手となっている。出来事―認知―感情という流れの存在に気づくことが，こ

のアプローチを理解するスタートラインである。

(1) **非合理な認知に対して論駁（反論）することで，合理的な認知へと導く**

エリスは，非合理と思える認知フィルターに対して，効果的な問いかけ（論駁，反論）をしていくことで，より合理的な認知B′へと導けることを強調した[*1]。そこから新しい感情Eが生まれる。認知フィルターへの反論方法は以下の例が考えられる。

クライエント：「仕事で失敗して最悪だ！絶望してしまう」
ワーカー：「失敗しない人なんているかな？ プロ野球選手だって10回バッターボックスに入り3回ヒットを打てたらすごい選手」
「ところで失敗って何だろう？ 最善を尽くしてうまくいかなかったことは失敗なのかな？」

エリスが述べた非合理な信念（認知）と合理的な信念（認知）を比較すると表4-2のようになる。

(2) **自動思考は，瞬間的に頭の中に現れる否定的な考え方である**

認知理論学者のベック（Beck AT）は，人が何らかの出来事に遭遇した場合，瞬間的に歪んだ考え方をし，そのため否定的な感情に陥ることを指摘し，自動思考として表4-3のようにまとめた[*2]。そして，自動思考が生まれる原因は，記憶の奥深い部分にスキーマがあるからだと指摘した。スキーマは，自動思考が習慣化し固定化したものであり修正が非常に困難であるといわれている。

2）行動アプローチ

行動アプローチ（行動変容アプローチとの記

[*1] アルバート・エリス，齋藤勇（訳）：現実は厳しいでも幸せにはなれる．文響社，東京，2013．
[*2] ベックAT，大野裕（訳）：認知療法；精神療法の新しい発見．岩崎学術出版社，東京，1990．

表 4-1 演習：ABC 理論の検証

① 出来事	② 認知	③ 感情
□仕事で失敗した □親しい友人が引っ越した □周囲の人から理解されなかった □上司に叱責された □職場で自分の役割がない □欲しいものが手に入らなかった □転職の面接で落ちた		

表 4-2 2つの信念（認知）の比較

非合理な信念	合理的な信念
事実に基づかない願望 論理的必然性もなく気持ちを惨めにさせる	事実に基づいた論理性 人生を幸福にする
～なければならない	～であるにこしたことはない
○世の中は公平でなければならない	○世の中，公平であるにこしたことはない。しかし実際は，公平であるとは限らない。
○成功しなければならない（失敗してはならない）	○成功するにこしたことはない（失敗しないほうがいい）。しかし，人間だから当然，失敗することもある。でも失敗から学ぶことができる。
○すべての人に愛されなければならない（愛されたい）	○すべての人に愛されるにこしたことはない。愛されるならありがたいが，実際は，愛されなくてもともと。愛される，愛されないにかかわらず，何か行動を起こすほうがよい。

表 4-3 自動思考

全か無か	白か黒，100％か０％かという両極端の見方	過大評価,過小評価	事実を実際よりも極端に高く，あるいは低く評価する
結論の飛躍	少しの困難から不幸な結末を想像する	感情的理由づけ	自分の感情を根拠に，出来事を意味づける
極端な一般化	たった一度の失敗から，「私はいつも失敗する」と考える	すべき表現	「～すべきである」「しなければならない」と考える
選択的な抽出	よい情報は無視し，悪い情報ばかり取り上げる	レッテル貼り	自分に否定的なレッテルを貼る
マイナス思考	物事のマイナスな面ばかりを取り上げ，プラスの面を否定する	自己関連づけ	何か悪いことが起こると，自分のせいだと責める
根拠のない決めつけ	根拠なく思いつきでうまくいかないと決めつける	自己預言	否定的な思い込みによって，予測した結果に至る

載が多い）もさまざまなSWアプローチの核である。古典的な刺激—反射の関係，学習理論，また応用行動分析などは，すべて行動アプローチに含まれる。

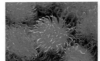
ランブータン　　パラミツ　　ドラゴンフルーツ

図4-7 日本ではなじみの薄いフルーツ

【演習】刺激—反射の体験
　梅干しやレモンの写真を準備して，これらを眺めながら，身体反応を確認してみよう。唾液がたまるのは，どうしてだろうか？
　外国人には梅干しを食べたことがない人も多い。彼らに梅干しを見せた場合，私たちと同じ身体反応は出るだろうか？　もしも出ない場合，何が原因なのだろう？

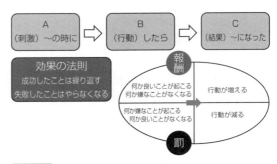

図4-8 応用行動分析（行動アプローチ）
　ある刺激に対して人が行動を起こすかどうか（行動を学習するかどうか）は，行動の結果がその人にどのような満足をもたらすかによって決まる

刺激に対して反射するのは，経験と記憶があるからだと考えられる。そこで実験として，日本ではなじみのうすい果物の写真を見せてみると反応は興味深い（**図4-7**）。

食べた記憶のないものに対して，反応があるとしたら，似ている何かの果物と結びついているかもしれない。しかしこれらを一度でも食べるなら，その記憶により，反応は変化するかもしれない。そこから何を学べるだろうか？

(1) レスポンデント条件づけとオペラント条件づけ

レモン，梅干しなどによる身体反応は，レスポンデント条件づけ（刺激—反射）として知られている。しかし私たちは，刺激と反射だけで行動していない。行動はもっと学習的，自発的なものである。それはオペラント条件づけ（学習を通した自発的な反応を報酬によって強化すること）と呼ばれている。

(2) 効果の法則

オペラント条件づけは，「効果の法則」が土台となっている。この法則は，「ある行動の結果が満足だった場合，それが繰り返し行われ，満足しなかった行動は，次第に行われなくなること」である。これまでの経験を振り返るなら，成功経験があるので，今も繰り返していること，失敗したために，二度とやらなくなった

ことがあるかもしれない。

オペラント条件づけによる行動アプローチは，こうした「効果の法則」の応用であり，行動の結果が満足するよう，報酬を意図的に強化したり，弱化したりすることで，望ましい行動の頻度を増やしたり，望ましくない行動を減らすための手法である。

オペラント条件づけの行動理論ABC分析や社会学習理論などを臨床に応用した応用行動分析は，人の行動パターンを次のABC（行動随伴性）でとらえる（**図4-8**）。

私たちの行動Bは，Aの先行条件に刺激されて起こる。そして何らかの結果であるCをもたらす。このとき，結果が満足なものであれば，行動は繰り返され，不満足であれば，その行動は減っていく。そこでこのアプローチを用いて，望ましい行動を増やしたい場合は，行動の結果に対して報酬を与えることで，満足した気持ちを高め，行動を強化する。逆に，望ましくない行動を減らしたい場合は，報酬を控え，時には罰則を与えることで満足感を弱め，不快感をもたらすことで行動を抑制する。

例えば，ADHD（注意欠如・多動性障害）の

子がルールを守り，1時間，ほかの子と遊ぶことができたら，1枚のシールをあげる約束をしたとする。その子は，シールをもらえるという刺激により，頑張ってルールを守ろうとする。1時間後，約束どおりシールがもらえたとき，目標達成できた嬉しさとシールも手に入れたことで，満足感が高められ，行動が強化される。そして残りの時間も努力したいと思う。このようにして，望ましい行動が強化される。もちろん，この子がルールを破った場合，シールをもらえないことで暴れる可能性もあるが，一貫したルールがあるので，望ましくない行動を選択した場合は，何ももらえないということも学習する。

行動アプローチにおいては，強化を中心に行うことが望ましいが，それでも危険な行動を抑制するなど，弱化が必要なこともある。その場合でも罰を与えることには，慎重な配慮が必要である。

(3) 報酬という手法の賛否

行動アプローチは，選択したことの結果を，適切に学習させ，よい選択がよい結果に結びつき，満足をもたらすことを報酬という手段で定着させ，行動を強化するものである。こうした方法が，「人を餌で釣るようだ」と誤解する人も多い。それは報酬にお金やお菓子などを用いる場合があるからであろう。しかしそのような報酬からスタートしても，成長とともに行動が定着してくると，お金やお菓子は必要なくなり，自らの懸命な選択の結果に満足感を覚えるようになる。

3) 神経言語プログラミング（NLP）

バンドラー（Bandler R）とグリンダー（Grinder J）によって開発された神経言語プログラミング（neuro-linguistic programming；NLP）は，五感や言葉による体験により脳のプログラムを書き換えることで，新しい言語，行動パターンを生み出し，問題を改善していくことを目指した。ここではNLPの概念が，エンパワメントや認知や行動アプローチと共有している部分，とくにプログラムをつくるもとになっている「成功／失敗体験」に特化して解説する。

(1) 脳は成功や失敗の体験を取り込み，プログラム化する

エンパワメントの原則でもふれたが，肯定的な体験が"コトバ"と結びつくとき，肯定的なプログラムが脳に定着する。それは等身大のカラー映像の成功体験の動画のようなもので，いったんできあがると，何度も頭のなかで上映され，自信を強めてくれる。しかし否定的な体験が否定的な"コトバ"と結びつき，トラウマ的な失敗体験の動画になるなら，あらゆる場面で行動を抑制し，自信を奪ってしまう。この否定的なプログラムは，認知アプローチでベックが示唆した「スキーマ」や行動アプローチでの刺激─反射にも関連している。

成功体験も失敗体験も，イメージがプログラム化したものである。そこでNLPでは，否定的なプログラムをイメージの力でコントロールすることで，肯定的なプログラムを置き換える手法を教えている。

(2) リフレーミングにより，考え方の枠組みを変える

NLPをつくりあげたバンドラーは，リフレーミングという手法について，現実を変えるわけではなく，現実に対しての理解や解釈の枠組みを与えるものと説明している*。ある子育てで多忙な母親が，いつも汚れている家の中を見回し，落胆を感じている場合，「数年後を思い浮かべてみなさい。子どもたち全員，家を出て，もう誰も家を汚す人はいません。でもそれはとても寂しいことでしょう…」というイメージをもたせるとき，これまでの理解の枠組みが変化し，散らかっている部屋は子どもたちがま

---

* リチャード・バンドラー，ジョン・グリンダー，吉本武史，越川弘吉（訳）：リフレーミング；心的枠組の変換をもたらすもの，星和書店，東京，1988.

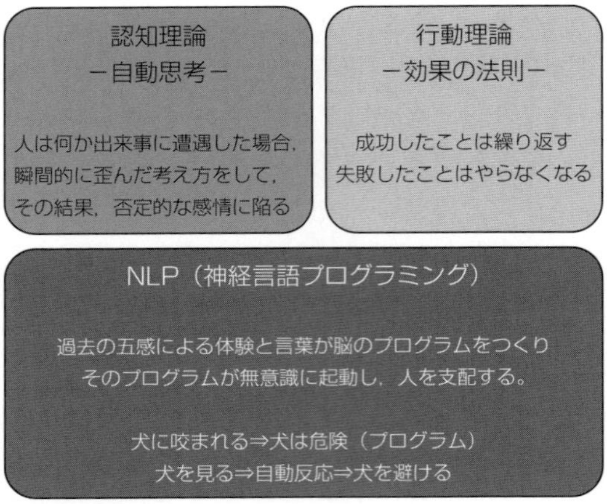

```
┌─────────────────────┐ ┌─────────────────────┐
│  認知理論           │ │  行動理論           │
│  －自動思考－       │ │  －効果の法則－     │
│                     │ │                     │
│ 人は何か出来事に遭  │ │ 成功したことは繰り返す│
│ 遇した場合，瞬間的  │ │ 失敗したことはやらなく│
│ に歪んだ考え方をして，│ │ なる                │
│ その結果，否定的な  │ │                     │
│ 感情に陥る          │ │                     │
└─────────────────────┘ └─────────────────────┘

┌───────────────────────────────────────────────┐
│      NLP（神経言語プログラミング）             │
│                                               │
│ 過去の五感による体験と言葉が脳のプログラムをつくり│
│ そのプログラムが無意識に起動し，人を支配する。 │
│                                               │
│   犬に咬まれる⇒犬は危険（プログラム）         │
│   犬を見る⇒自動反応⇒犬を避ける               │
└───────────────────────────────────────────────┘
```

図4-9 認知と行動とNLP
過去の否定的体験によってつくられたプログラムが歪んだ認知になる

だ家にいることの証となる」このようなリフレーミングの手法は，認知アプローチに共通する概念といえる。

4）新しいプログラムをつくることがモデルにおける核の役目

脳に刻まれたプログラムは，私たちの認知や行動を支配している。そのため認知や行動アプローチを用いて，クライエントの思考や行動を変化させたい場合，その元になっている脳に新しいプログラムをつくることが核となる。認知アプローチでの「考え方や解釈の変化」も行動アプローチの「望ましい行動を報酬で強化すること」も，最終目標は，NLPが目指している脳に新しいプログラム，つまり成功体験のイメージをつくることと同じである。そしてそれはあらゆるSWアプローチの核でもある。そして今日，経験する小さな成功体験は，ただ1回だけであっても，これまでの否定的な体験をしのぐほどの力をもたらすこともある（図4-9）。

5　第5条件「外枠」；問題解決アプローチを理解する

パールマンが提唱した問題解決アプローチは，古典的枠組みで，現在のソーシャルワークのあらゆる場面に浸透している。ソーシャルワーカーは，問題解決アプローチを意図的に実践するというより，ごく自然のこととして，気づかないうちに実践している。このことからもモデルでは外枠として位置づけられる。

> 【演習】事例研究；多問題を切り分けてみる
> (1) ソーシャルワークに関する事例を準備し，クライエントが現在，抱えている問題，また解決のためにやるべきことを，すべて書き出してみる。
> (2) 書き出したものを，関連する分野に大まかに分けてみる。例えば，身体面，精神面…あるいは，個人，家族，仕事など
> (3) 分野ごとに，さらに細かく分け，実行していく場合の優先順位をつける

事例を最初に読むとき，問題の多さ，複雑さに圧倒されることがある。しかし，すべての問題を書き出し，分類し，さらに小さく切り分けていくことで，「これならできるかもしれない」という感覚がもてるようになる。それはどうしてだろうか？

このような経験の後，自分が問題を小さく切り分けることで，達成できた経験を思い出して，ほかの人々と分かち合ってみよう。自身や他者の経験から何を理解しただろうか？

1）ソーシャルワークを問題解決の過程ととらえる視点

パールマン（Parlman HH）は，個別の支援を，問題（problem）のある人（person）とその機能を担う専門職（professional）が，施設や機関という場所（place）で，かかわりながら，一定のプロセス（process）を通して問題を解決する過程ととらえた。

このアプローチにおける「問題」とは，現時点でクライエントが問題であると感じているものを指し，解決の主体はクライエントにある。そして焦点は，現在のニーズを充足することで

あり，そのために，現実的な目標を段階的に定める。問題解決アプローチは，人のパーソナリティを変容するのではなく，その人が現実的な生活が送れるようサポートすることを目指している。

アプローチの手法は，「自我機能の安定」と「問題の切り分け」である。まずクライエントの自我機能を安定させる。これはパートナーシップを強め，自己肯定感を高めるという概念に似ている。自我機能が安定すれば，それだけ問題解決能力も高まる。次に大きな問題を小さく切り分け，その一つひとつに達成可能な目標と課題を設定して対処する。

2）ワーカビリティを高める3つの要素

目標に向かう過程では，ワーカビリティを高める3つの要素「動機づけ」「能力向上」「機会提供」が重要である（図4-10）。動機づけは"励ます"こと，能力向上は，実際にスキルを教えること，そして，機会の提供は，問題解決のために，学んだスキルを使う機会をつくり出すことである。

6 第6条件「要素1」；危機介入アプローチを理解する

危機という言葉には，予期しない災害や事故，病気などをイメージしがちだが，人生で人々が抱える問題や課題の多くは危機と呼べる。そのため危機介入は，SWアプローチで選択できる大切な要素となり得る。一般的に，自然災害，戦争，犯罪被害，事故，暴力，虐待被害，身体的，精神的な病気，愛する人や友人をどういう形でも失うことなど，逆境的な経験が危機になりやすい。また人生の発達過程で起こる出来事，受験，就職，結婚，離婚，出産，子育て，仕事，更年期，退職なども危機になる。

そもそも危機であるかどうかは，ソーシャルワーカー側が判断するのではない。クライエントが危機を感じているならば，それは危機とい

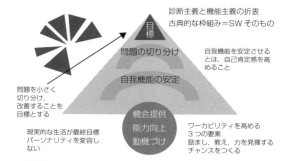

図4-10 外枠である問題解決アプローチ

える。危機に遭遇すると，ショック，混乱，不安などを強く感じ，危機のプロセスを体験する。

> 【演習】喪失と悲嘆の体験
> 1枚の紙に，自分にとってもっとも大切な人やものを書いてもらう（どのようなものでも，どういう表現でも構わないが，自分の命は外す）。その後，あらかじめセットしておいたアラームが鳴ると同時に，第三者が，紙を一方的に奪っていく。

たとえ紙に書かれたものでも，突然奪われていく経験は，喪失の際に経験する危機のプロセスを思い起こさせる。それはショック，混乱，不安，抑うつ，虚脱感，怒りなどの感情である。このような経験を過去にしたことがあれば，それを思い出したり，分かち合ったりしてみよう。

危機に遭遇するとき，喪失を体験することが多い，そして喪失は悲嘆感情をもたらす。これは前に学んだ認知アプローチでとらえてきた「考え方や解釈の歪み」が原因とはいえない。大切なものを失うことには，長い期間に及ぶ痛みが生じる。こうした危機に素早く介入する手法が危機介入である。悲嘆作業を含めた最初の数週間の介入が，その後の人々の行く末を決めるといわれる*。

---

* 川村隆彦：ソーシャルワーカーの力量を高める理論・アプローチ，中央法規出版，東京，2011．

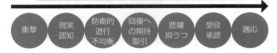

図4-11 危機モデル

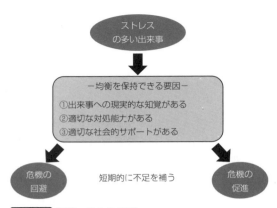

図4-12 危機へのわかれ道

1) 危機のプロセス（危機モデル）

危機に遭遇した人は，さまざまな段階をたどる（図4-11）。第一段階は，衝撃であり，その後，現実認知，防衛的な退行を経験し，回復への期待や取引が失敗するならば，悲嘆と抑うつ状態を経験する。このような状況を繰り返しつつ，しだいに受容，適応へ至るとされている。こうした危機のプロセス（危機モデル）は，人々が経験する状態の見通しを与えてくれる。

2) 均衡を保持するためのアギュララの決定要因

同じような危機的経験をしながらも，危機に陥る人とそうでない人がいる。アギュララ（Aguilara DC）は，その分かれ道を「均衡を保持できる要因」として3つにまとめている（図4-12）*。

1つ目は出来事への現実的な自覚，つまり起こっている出来事が現実のことであると理解できる力である。2つ目は危機に対して適切な対処能力をもっていること，つまり対処した経験の有無である。3つ目は家族や友人など，適切なサポートの有無である。この3つを十分に保持している場合，危機に陥らずに，対処または回避できる可能性が出てくる。しかしそれが弱い場合には，危機が促進される。そして危機介入アプローチは，これら3つを迅速かつ短期的に補っていくことを目標としている。

3) 危機介入アプローチ（図4-13）

危機介入のプロセスで，最初に行うべきは，「見極め」である。自身や他者を傷つける可能性，ストレスが今後，大きくなるかどうか，危機の影響度，どのくらいの回復力があるか，また専門的な介入の必要度など，正確なアセスメントを素早く行うことである。

その後，悲嘆作業において，抑え込んでいる感情をオープンにし，表出してもらう。そして，先の3つの要因である「危機を現実的に理解する力」を高め，「対処能力」を探り，「社会的サポート」を強化していく。感情をオープンにする方法は，言葉を使う以外に，絵や音楽，物語など，相手の年齢や特性に合わせて行う。深い共感が得られるなら，それに伴い感情も引き出すことができる。

ショック状態を経験すると，人は「いつかはもとに戻るのでは？」など，物事を楽観的，非現実的にとらえることもある。しかし遅かれ早かれ，現実と対峙する瞬間が来る。そのときに備える意味からも，少しずつ現実を受け止めていく力をサポートする。物事を現実的に見るには，認知の力を使うことになる。すべての人が同じように解釈するわけではないので，「危機をどのようにとらえていますか？」という質問

＊ アギュララ DC, 小松源助, 荒川義子（訳）：危機介入の理論と実際；医療・看護・福祉のために, 川島書店, 東京, 1997.

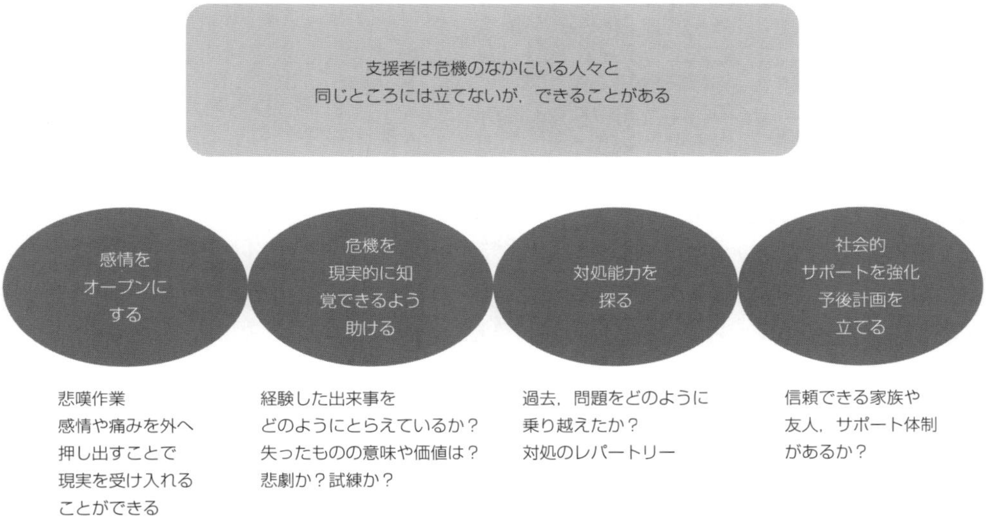

支援者は危機のなかにいる人々と
同じところには立てないが，できることがある

| 感情を
オープンに
する | 危機を
現実的に知
覚できるよう
助ける | 対処能力を
探る | 社会的
サポートを強化
予後計画を
立てる |

悲嘆作業
感情や痛みを外へ
押し出すことで
現実を受け入れる
ことができる

経験した出来事を
どのようにとらえているか？
失ったものの意味や価値は？
悲劇か？試練か？

過去，問題をどのように
乗り越えたか？
対処のレパートリー

信頼できる家族や
友人，サポート体制
があるか？

図4-13 危機介入プロセス

は大切である。

　人は危機を経験した場合，過去に行って成功したレパートリーから対処方法を探す。このことは行動アプローチでの「効果の法則」からも理解できる。ソーシャルワーカーは，そうした過去のレパートリーをもとに，クライエントの強さに着目しながら対処能力を探していく。

　最後に友人や家族など，親しい人々のサポートの力が必要になる。エンパワメントでも学んだ「仲間意識と協働」の力がパワーを回復させる鍵となる。そして最後には，将来に対する現実的な目標を含めた予後計画を立てておく。

⑦ 第7条件「要素2」；物語（ストーリー）に着目したアプローチを理解する

　SWアプローチには，クライエントの生きてきた物語（ストーリー）に着目するものもある。これらをモデルの要素に加えることで，問題が改善するケースがある。ここでは，ナラティブ・アプローチに焦点を当てて解説する。

> 【演習】ライフストーリーをまとめる；個人のライフストーリー作成
> 　生まれてから，現在までの写真を集め，BGMをつけたスライドショーにまとめ，グループで上映会を開催する。その後，互いのライフストーリーを視聴した感想を述べ合う。

　親しい友人であっても，ライフストーリーを知るとき，知らなかったことが沢山あることに気づく。つまり私たちは，相手の現在の姿を少し理解しているだけで，そこに至るまで，彼らが経験してきたことを知らない。本の表紙だけを見て，その中身や奥行までわかっていないということである。相手のライフストーリーを理解するようになると，ソーシャルワーカーの支援はどのように変化するだろうか？

1）ナラティブ・アプローチとは

　ナラティブ・アプローチは，人々が生きてきた物語（ストーリー）に焦点を当てた手法である。主流の物語のなかに染み込んでしまった問題を動かし，物語自体を解体し，かわりに新しい物語をつくり上げる。このアプローチの根底には，社会構成主義の考え方がある。つまり，現実は，最初から決まっているものではなく，社会のなかで，言葉を介して人々が意味づけしつくり上げていったもので，唯一の絶対的な現

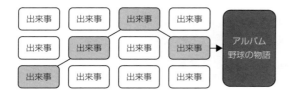

図4-14 ストーリーによる人生の意味づけ

実はなく、社会によって構成された相対的な現実がいくつも存在しているという考え方である。概念を以下にまとめる。

2) 物語（ストーリー）によって、自分自身とその人生を意味づけている

誰もが人生で経験する出来事を、過去、現在、未来の時間軸上でつなげ、物語をつくり、意味づけている。それは記憶に散らばる無数の写真を時間軸に沿って1枚ずつつなげてアルバムを作ることに似ている。そうして筋書ができると、意味が合致する写真だけが選ばれたアルバムが完成する。この物語によって、自分はどのような人間で、自分の人生はどういうものかを意味づけている*。

幼いころから野球ばかりやってきた青年がいた。小中高と何をしてきたか質問すると、「はい！ 自分は野球だけをやってきました！」と元気よく答えた。もし彼に真っ白なアルバムを手渡し、自分の人生に起こった出来事をまとめてくるように言ったなら、野球の写真で埋め尽くされることだろう。そのタイトルの候補は「野球人生」「ホームラン」など、野球一色のものと想像される。彼は、野球をしてきた物語によって、まさに自分自身と自分の人生を意味づけているといえよう（図4-14）。

3) 複数の物語を同時にもっている

ナラティブ・アプローチでは、人は複数の物語を同時にもっているととらえる。つまり同じ出来事であっても、別の物語のなかで語ることができるし、その出来事を選び、つなげ、どのような物語にするかは選択可能であるし、それによって込める意味も自分の存在への理解も違ってくる。野球青年が「自分は野球しかやって来ませんでした」と思い込んでいたとしても、なお、彼には別の文脈で語ることのできる物語が存在している。

4) ドミナントストーリーとオルタナティブストーリー

クライエントの持ち込む主流の物語（ドミナントストーリー）には、悩みや苦痛、過去の失敗、劣等意識など、否定的な問題が染み込んでいる。彼らは、あたかもこの物語だけが自分を語る唯一、真実のものと信じ込んでいる。そしてドミナントが詰まったアルバムは同じ意味合いの出来事が集まるため、ドミナントに馴染まない出来事は、脇に寄せられてしまう。

ドミナントに合致せず、脇に寄せられた出来事は、物語として選ばれることも、つなげられることもないままになっている。ナラティブ・アプローチでは、こうした未整理の出来事をつなげて新しい物語（オルタナティブストーリー）をつくろうとする。

5) 人が問題ではなく、問題が問題である

問題がどこに存在するかは重要なことである。もし人が問題だと考えるなら、その人自身の内面に原因があると考える。しかしナラティブ・アプローチでは、問題自体が問題で、これらは外から入り込んだものであり、ソーシャルワーカーとクライエントが協力して、その問題を人から切り離し、外へ追い出すことができると考える。

6) ナラティブ・アプローチの手法

ナラティブ・アプローチでは、ソーシャルワーカーとクライエントは対等であり、専門職を権威者という位置づけをしない。そのためアセスメントやプランニングなどの分析的なアプ

---

* ホワイト M, エプストン D, 小森康永（訳）：物語としての家族, 金剛出版, 東京, 1992.

ローチをしない。まず純粋な好奇心から人々の語りに寄り添い，その影響や文脈を探求する。そして問題がいつから中に入り込んできたのかを知り，その問題を何かに喩えながら次第に外在化（人から切り離す）する。そして，ドミナントストーリーを解体し，ドミナントに馴染まない出来事をつなげて新たな物語を構成していく助けをする。

「問題を何かに喩えたり，動かしたり」できるのは，認知の力を活用しているからである。ナラティブには，このほかにも，意味をつけたり，イメージの力を組み合わせたりと認知アプローチのエッセンスが含まれている。

7）新しい物語が意味するもの

野球青年の話に戻ろう。この青年は大学でケガをして，野球ができなくなった。小さなころから野球ばかりやっていた青年にとって，それは挫折を意味する。彼はすべてを失ったように感じ，未来を考える力さえ失ってしまった。ナラティブ・アプローチは彼に対して，どのような助けになるだろう？

まず彼の野球の物語に耳を傾けるところから始まる。一つひとつの出来事が詰まった野球のアルバムを開きながらも，この物語には馴染まないユニークな出来事に遭遇する瞬間がある。そのとき，出来事について尋ねるならば，彼は野球以外にも，別の物語があったことを思い出すだろう。もしかすると，それは野球という物語をほかの文脈として語ったものかもしれない。例えば，自分が野球をするために，いかに両親や友人，恩師が助けてくれたかという，今まで見えなかった裏側の物語かもしれない。そこに意味を見出したとすれば，この物語はケガなどでは終わることはなく，つなげていくこともできる。彼の最初の野球というアルバムは終わるが，同時並行で紡いできた「もう一つの物語」は，続いていくことになるし，それが今後の彼の人生を支えるものになるかもしれない。

8 おわりに

本章では，さまざまなアプローチを確認してきた。しかし，どんなにアプローチを理解したとしても，そのアプローチの枠にクライエントを押し込んで理解してはならない。アプローチがあるのは，人のためであり，人がアプローチのためにあるのでは決してない。さまざまな人がいて，さまざまな問題を抱えている。一人として同じ人はいないし，一つとして同じ問題はない。一人ひとり，また一つひとつが異なるということを知るなら，できるだけ沢山のアプローチを深く理解し，かつ柔軟に組み合わせることで，広さのある実践が可能となる。それがジェネラリストへの道である。

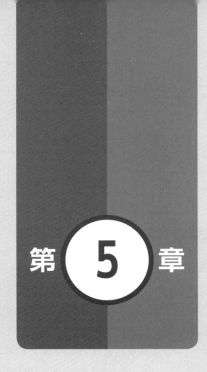

第 5 章

生物・心理・社会モデルからのアセスメント

　本章では，ソーシャルワークのアセスメントとアプローチの方法を確立するために，ジェノグラムやエコマップ，生物・心理・社会モデルの視点等について確認する。
　"多様なクライエントや地域の状況と課題ならびにストレングス"の視点，および"具体的介入"の視点の涵養を目指す。

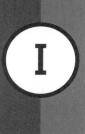

アセスメントの基礎

1 ジェノグラム

ジェノグラムとは，少なくとも三世代にわたる家族メンバーや家族の関係性について記録するものである。ジェノグラムにより家族の情報が図式化され，複雑な家族のパターンが見やすいかたちで表示される[*1]。

1）ジェノグラムの作成

何らかの困難を抱えていると想定される相談者が，初回面接の場で自ら，そして家族について理路整然と説明できるとは限らない。面接者は，相談者から語られた言葉（氏名，年齢，家族の情報，関係者間の関係性など）に耳を傾けつつ，その情報をジェノグラムに落とし込んでいく。個別の情報がジェノグラム上で整理され，見える化されることにより，その家族の特徴的な行動パターンや家族の歴史における象徴的な出来事の意味などを理解しやすくなる。

ジェノグラムの作成は，面接をしながら行う場合と面接を終えたのちに，まとめながら行う場合が考えられる[*2]。前者の場合，机上のジェノグラムシートを相談者と共有し情報を確認しながら落とし込んでいくとよい。情報の記載漏れや誤記入を避けることができる。また，語られた言葉のなかに本人，家族のストレングスが垣間見えたときには，「優しい息子さんですね」などとコンプリメントをフィードバックし，もう少し情報を得たいときには，「もう少し詳しくお話しいただけますか」などの言葉を添える。単に情報を得る感覚ではなく，相談者の語りのなかにこそ支援の糸口があることを信じ問いかける姿勢が重要である。次に面接を終えてからジェノグラムをまとめる場合，疑問やあいまいな点に気づいた際には次の面接の際に確認をするとよい。その場合，相談者があえて話さない選択をした場合もあるので，丁寧に対話を積み重ね「話されなかった」ことの意味を解釈する作業が重要である。いずれにしても，共にジェノグラムをつくりあげるプロセスは，相談者に「自分の言葉・自分の家族に関心をもち，丁寧に受け止めてもらえている」という安心感をもたらし，相談者と面接者との間に信頼関係を育む。この関係性はアセスメントを行ううえでの基盤となる。

2）ジェノグラムの表記

ジェノグラムの表記についてはさまざまな方法がある。今回記す表記はその一つである。どの表記が正しいかということよりは，むしろ仕事を進めるうえで大切なのは，自分の周囲の人たちとジェノグラムの書き方が共有できることである[*3]。基本的なジェノグラムの書き方例を**表5-1**で記す[*1]。

[*1] モニカ M，ランディ G，スエリ P，渋沢田鶴子（監訳）：ジェノグラム；家族のアセスメントと介入，金剛出版，東京，2018.
[*2] ジェノグラム作成については早樫が丁寧な記述を行っている.
　　早樫一男：対人援助職のためのジェノグラム入門；家族理解と相談援助に役立つツールの活かし方，中央法規出版，東京，2016.
[*3] 団士郎：対人援助職のための家族理解入門；家族の構造理論を活かす，中央法規出版，東京，2013.

表5-1 ジェノグラムの表記

本人	□	夫婦	□─○
男性	□	夫婦の別居	□─/○
女性	○	離婚	□─//○
ペット	◇	子ども	□─○ / ○○○
生年	s41 左上に記載	内縁	□┄○
年齢	41 記号の中に記載	他界	■ 1990 例）1990年に他界

表5-2 対人間の相互作用のパターン

・強い関心	○→○	・養護・介護・世話する関係	□→○
・親密	□⇔○	・良好な関係	□─○
・敵対	□〜〜〜○	・身体虐待	□〜〜〜→○
・親密で敵対	□≈≈≈○	・心理的虐待	□≈≈≈→○
・強い干渉	□〜〜〜○	・性的虐待	□〜〜〜→○
・疎遠	□┄┄┄○		
・断絶	□─┤├─○		

② エコマップ

エコマップは元来，生態学で用いられてきたものだが，ハートマン（Hartman A）がソーシャルワークに応用した。相談者あるいは問題の当事者・家族と周囲の環境との関係性を描写するもので，家族員間の，また，家族員や家族全体と周囲の諸システムとの情緒的な環境や，サポート関係を理解するのに役立つ[*1]。書き方は①家族を中心に円で囲み，円の周りに関係者，関係機関を描く方法，②ジェノグラムを中心に描き，周りに関係者や関係機関を加えて描く方法がある。そして，登場人物と社会資源との関係性を記号で表す（表5-2）。本来サポートを受けられるはずのシステムから受けるべきサポートが受けられていないなど，作成の段階で多くの気づきを得ることができるためアセスメントのツールとして非常に有効である。

③ ソーシャルサポートとネットワーク

ソーシャルサポートとは，社会的関係のなかでやり取りされる支援のことであり，健康を維持し，ストレスを軽減する働きがある。支援の種類には，共感や愛情の提供を行う情緒的サポート，形あるものやサービスの提供を行う道具的サポート，問題解決に必要なアドバイスを行う情報的サポート，肯定的評価を提供する評価的サポートがある。これらの支援が一定の人々の間で反復され，情報や意味，可能性がやり取りされることをソーシャルサポートネットワークの形成という[*1]。ソーシャルサポートネットワークのもっとも重要な側面とは，人が一人きりではないという経験や現実を共有できることである。孤独でなく，居場所をもち，信頼できる他者とかかわりをもつ感覚といえる[*2]。

④ 生物・心理・社会モデル

現在，社会福祉の実践現場と同様に地域医療の現場においても複合した課題を抱える事例（以下，「複合問題事例」）への対応が求められている。藤沼は研修医やレジデントなど若い医療者が「複合問題事例」に対し感じる困難性を図5-1にまとめている[*3]。

[*1] 副田あけみ：社会福祉援助技術論；ジェネラリスト・アプローチの視点から，誠信書房，東京，2005.
[*2] Scileppi JA, Teed EL, Torres RD, 植村勝彦（訳）：コミュニティ心理学，ミネルヴァ書房，京都，2005.
[*3] 藤沼康樹：認知症や経済問題などが絡む複雑困難事例への対応と臨床教育／臨床研究. 心身医学, 55：1025-1033, 2015.

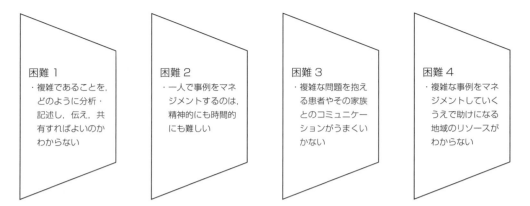

藤沼康樹：認知症や経済問題などが絡む複雑困難事例への対応と臨床教育／臨床研究．心身医学，55：1025-1033，2015．より引用・改変

図5-1 複合問題事例への対応が困難な理由

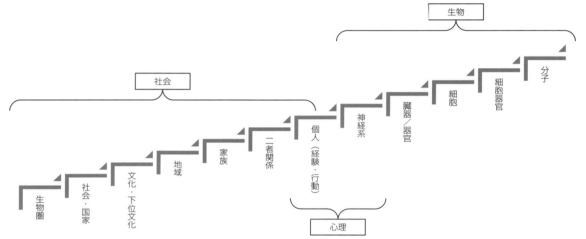

Engel GL：The clinical application of the biopsychosocial model. AM J Psychiatry, 137：535-544．1980．より引用・改変

図5-2 生物・心理・社会モデルのシステム階層

　そして，「複合問題事例」への対応はチームでのかかわりが不可欠であり，関係者が日ごろから地域内の多様なリソースについての情報を確保し，多様なアクターと協働するための枠組みをもつことが重要と指摘している[1]。

　ところで，「複合問題事例」への介入の枠組みとして地域医療，福祉の領域で注目されているのが，生物・心理・社会モデル（bio-psycho-social model，以下，BPSモデル）である[2,3]。このモデルは，エンゲル（Engel G）が1977年に生物医学モデル（biomedical model）に対比する疾患モデルとして提唱した。これは，人間の疾患や病を，病因→疾患という直線的な因果関係ではなく，生物，心理，社会的な要因のシステムとしてとらえようという提言であった（**図5-2**）。

　図5-3はBPSモデルの継承者たちによるこのモデルを臨床実践に応用する際のステップとして提唱したものである[3]。

　従来，医療現場においては生物医学的な側面

---

[1] 藤沼康樹：前掲書，2015．
[2] Engel G：The need for a new medical model：A challenge for biomedicine. Science, 196：29-136, 1977.
[3] Frankel RM, Quill TE, McDaniel SH：The Biopsychosocial Approach：Past, Present, Future, University of Rochester Press, Rochester, 2003.

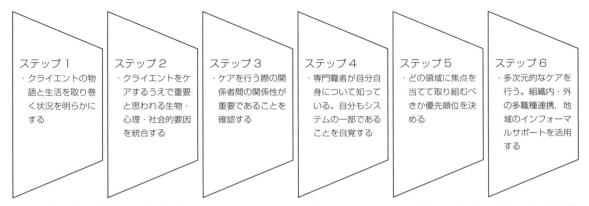

Frankel RM, Quill TE, McDaniel SH：The Biopsychosocial Approach：Past, Present, Future, University of Rochester Press, Rochester, 2003. をもとに作成

図5-3 生物心理社会モデルの6つのステップ

からのアセスメントが重視されてきた。しかし「複合問題事例」への対応においては生物医学的な側面からのアセスメントだけでは支援は行き詰まる。クライエントと他者、家族、コミュニティとのかかわり方、適切なチーム形成を行ううえでの地域内のリソースへの着目、地域から助けを得る姿勢、などが重視され、生物、心理、社会的な多様な側面からのアセスメントが支援展開に不可欠とされた*。このようなBPSモデルは、社会福祉の領域においても「複合問題事例」への支援を行ううえで重要な示唆を与えてくれる枠組みといえる。

＊ 藤沼康樹：前掲書，2015.

II 生物・心理・社会モデルからのアセスメントの視点

　図5-4は，前項のBPSの視点をさらに実用的にしたケース検討方法の一つである。本モデルは実際にいくつかの自治体のソーシャルワーカーにより用いられている方法である。主となる個人（BPS：生物学的要因・心理学的要因・社会的要因でとくに社会性）と環境（S：社会）との相互作用や円環性を見るエコロジカルモデルや（家族）システム論的アプローチの視点，問題を小分けにする問題解決的アプローチの視点，さらに悪循環改善のためのストレングスアプローチの視点を包含するものとなる。

　個人の社会性と環境である社会との相互作用を示したS-Sエコマップからの支援検討だけでもマクロソーシャルワークにつながる視野をもつことができる。本節では，職場内，またはソーシャルワーカー同僚内での事例検討方法を踏まえて活用方法を紹介する。

① STEP1：ケース選択・意向確認

　事前に担当者が検討したいケースを選択し，検討目的を設定する。事例検討の参加者はこの担当者の目的達成に寄与するよう心がける。またクライエントや関係機関等の意向を紹介することは重要である。

② STEP2：S-Sエコマップ・円環性

　現在の支援過程のS-Sエコマップを作成する。前項のエコマップ記載方法と異なり，ここでは支援の流れとその順番を矢印（→）で図示する（図5-5）。全ステップにおいて記載方法は見る人がわかりやすい方法であれば機関によっ

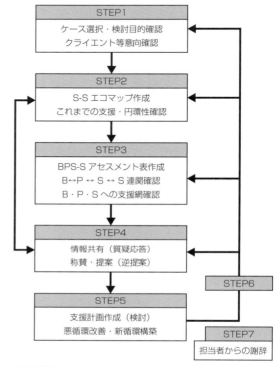

図5-4 BPS-Sアプローチ過程

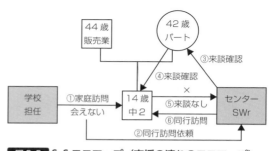

図5-5 S-Sエコマップ（支援の流れのエコマップ）

て矢印の色を変えたり，それぞれで支援過程番号をつけるなど，いかように工夫してもよい。
　このとき，いつも同じ流れで円環的に支援が

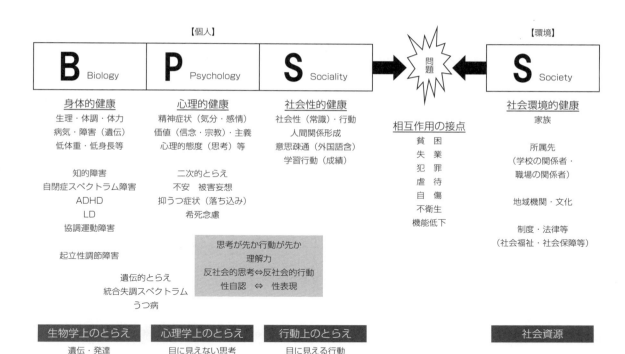

図 5-6 BPS-S モデル

うまくいっていない所をとらえる。図5-5の例では⑤子どもの来談がセンターに至らない点である。複雑なケースではいくつもの支援過程とその悪循環をとらえることもある。逆に支援がうまくいっているとよい循環過程が得られる。

S-Sエコマップのみであってもクライエントの意向に沿っているか，可能なかぎりベストな支援かの検討が可能である。なお，ソーシャルワーカーの場合はもっともとらえるべきポイントがS-Sであるため，STEP4に移行してもよい。

③ STEP3：BPS-S アセスメント表作成

BPS-S アセスメント表（**資料1**，p122）を作成する。

STEP2のような社会資源とのかかわりだけでは支援の滞りがあることが多いことから，個人要因内外との連関性をとらえるために生物学的要因（B）心理学的要因（P）を理解する意義は大きい。BPS-S のそれぞれの事項は**図5-6**のとおりであるが理解力などの抽象的事項はあてはまりが悪いため，より具体的にとらえたほうがよい。また精神疾患では，遺伝的にとらえればBに寄り，二次障害的にとらえればPに寄る，という発症機序をとらえる点がある。機序のわからない場合は仮定してかかわりとともに明らかにしていくこともある。

まず**図5-7**はミクロからメゾレベルである子どもや母親の BPS それぞれに支援が行き渡っているか，社会資源から各BPSへの縦線の矢印をとらえている。矢印がない場合，その支援を検討してもよいということになる。次に子どもの課題や問題の要因と環境側の課題や問題についての（つまりBPS-Sの）連関性を推測する。参考として**図5-8**は個人内のみの連関性を示している（個人内は横線矢印；個人内外は横線・縦線矢印）。

推測したところは，継続的に根拠をとらえていくことが必要である。これは仮説と検証を繰り返す科学的枠組みである。仮説（推測）設定の根拠はできるだけ客観性をとらえていくことが求められる。例えば，担任の「母親は精神疾患であるから家庭をきりもりできない」という意見における母親の精神疾患を仮定する場合，

BPS-S アセスメント表	バイオ 身体（生理・体調・病気・障害・食事：生物的事項）	サイコ 精神（症状・心理的態度・価値・宗教・性理解力：目に見えない事項）	ソーシャル 社会性（常識的振る舞い・行動力：目に見える事項）
ミクロ 対象者	・ASD・ADHD 診断 ・学校がないときは空腹	・自分をばかにするので学校には行きたくない ・自分のことを周囲がばかにしているという信念にとらわれすぎていることがあり，事実と事実ではないときがある	・ばかにされ友達に暴力を振るったことがある ・休みの日はA君の家へ格闘ゲームをしに行くこともある。レベルはうまいほう ・母へのイライラからぶつかることがある ・20XX 年 9 月より欠席がち，20XX 年 12 月より不登校状態（週1日美術授業参加）
メゾ 家族　母	母：子どものことや仕事の負担から体調が悪い ※母方祖母も精神的に落ち込みが強かったらしい	母：うつ症状 ・子どもの不登校の状態が自分自身を責められているという心理的圧迫を感じている ・できるだけ仕事に専念したい	母：自分の疲労感の訴え 　家：寝込む。食事作れない 　外：気丈に振る舞う ⇒仕事は介護職の身体労働
メゾ 学校　担任 　　　養護 　　　A君	担任：担任自身が最近体調が悪い	担任：不登校生徒が4名出ていることから自分の能力のなさと悩んでいる	担任：月1回以上家庭訪問 A君：A君は本当は本児と遊ぶのをいやがっている（つきあうとクラスでばかにされるため）とA君の母から担任へ
エクソ 関係機関	環境側の BP は基本的に記載せず，支援内容等記載のみ。ただし，学校側では担任の BPS，地域側では文化的な BPS の影響が BPS-S に影響を与えているならば記載したほうがよい。例えば，担任の心身の不調によるクラスの荒れ，地域の犯罪率の高さから外で遊ぶ機会がないなど	精神科：母月2回	
マクロ 地域・制度		市障害福祉課：精神通院医療	児童手当等：市手続きは子育て支援課の母担当

図 5-7 BPS-S アセスメント表記載例①（縦線矢印）

BPS-S アセスメント表	バイオ	サイコ	ソーシャル
ミクロ 対象者	ASD・ADHD 診断 学校がないときは空腹	自分をばかにするので学校には行きたくない 自分のことを周囲がばかにしているという	ばかにされ友達に暴力を振るったことがある 休みの日はA君の家へ格闘ゲームをしに行くこともある。レベルはうまいほう からぶつかることがある

担任からは，発達障害が関与してか人間関係がつくれずに学校へ行きたくなくなった。カーッとなりやすいところがある。友達へ暴力を振るったことがきっかけで不登校。とのことだったが

短絡的に考えれば，発達障害があるから暴力を振るうという推測も出そうであるが，なんで暴力を振るったか？　の理由をとらえる必要がある
⇒友達がばかにする環境要因への理解も必要，A君の意見は根拠になる。いじめが主とする不登校である場合のリスク理解をしているか

BPS-S アセスメント表	バイオ	サイコ	ソーシャル
ミクロ 対象者	ASD・ADHD 診断 学校がないときは空腹	**・自分をばかにするので学校には行きたくな** ・自分のことを周囲がばかにしているという信念にとらわれすぎていることがあり，事実と事実でないときがある	ばかにされ友達に暴力を振るったことがある 休みの日はA君の家へ格闘ゲームをしに行くこともある。レベルはうまいほう ・母へのイライラからぶつかることがある

図 5-8 BPS-S アセスメント表記載例②（個人内連関性）

担任の発言が①単なる主観，②母親の経過を踏まえた視点，③母親からの情報提供など，どれを主として仮定しているのかは説明責任にも及ぶ重要性がある。

STEP4：情報共有から提案

個人的にBPS-Sモデルを活用したアセスメントやアプローチを用いる場合（事例検討として資料を扱わない場合），STEP4は必要ない。

表5-3 担当者への配慮

①できている点は称賛（ストレングスの発見）
②できていない点は共感（初心を大切にした配慮）
③「こんな所もできていないのか」というマウンティング行為でなく，自分の機関ではこのように工夫しているという情報提供や提案（肯定的な気持ちでの気づきの推進）
④担当者からの逆提案には何らかの形で答えるようにする（同僚への協力の心がけ）

まずS-Sエコマップを中心にクライエントを取り巻く状況や支援の流れを参加者に説明する。次にBPS-Sアセスメント表から悪循環やクライエントの課題や問題を連関的にとらえ説明する。このとき担当者の今後の支援の方向性（担当者の意向）を示し（STEP5の支援計画右側），参加者にさまざまに検討していただく。そのため，担当者は先にSTEP2や3でとらえた悪循環（連関）を改善するための支援計画を立てておく必要がある。もっとも忘れてはならないのが参加者から担当者に対するねぎらいなどである（**表5-3**）。

5 STEP5：支援計画作成

支援計画表（**資料2**，p122）を用いて支援計画を作成する。

支援計画表の左側に，それまでの支援による悪循環の流れを取ってきた理由と結果に焦点を当てて記載する（ここはおおよそSTEP2に該当するため省略可能）。次に表の右側に移り，悪循環を改善する番号（ここでは⑤）を選択し，または新しい社会資源との矢印の番号を構築し，その理由を記載する。子どもたちのストレングスを活用するということもあり得る。ここで重要なのは，その方法がうまくいかなかったときも踏まえて次の段階を予測する点と行動するうえでの不安な点の共有や対処である。

6 STEP6-7：全体の振り返りと謝辞

以上を通じて，これまでの各STEPの点で修正・改善が必要な点を確認する（STEP6）。全体の感想などを共有してもよい。そして今後の方向性を伝え，担当者から参加者に謝辞を伝えて終わる（ステップ7）。STEP4での参加者側のルールはあるが，担当者は失礼な質問であっても真摯な回答をしていくことが前提であり，礼儀でもある。とはいえ司会者がいれば，担当者の目的にかなった検討であったかなどの総括をする配慮が必要である。

資料1：BPS-S アセスメント表

BPS-S アセスメント表	バイオ 身体（生理・体調・病気・障害・食事：生物的事項）	サイコ 精神（症状・心理的態度・価値・宗教性・理解力：目に見えない事項）	ソーシャル 社会性（常識的な振る舞い・行動力：目に見える事項）
<u>ミクロ</u> 対象者			
<u>メゾ</u> 家族			
<u>メゾ</u> 所属先			
<u>エクソ</u> 関係機関 地域関係者			
<u>マクロ</u> 地域・制度			

資料2：支援計画表

支援計画：ベテランの場合，記載がなくとも想定している内容で，「うまくいかない場合の支援」は多数のときも

【これまで介入で選んだ循環過程とその番号】	【今後の介入で選ぶ循環過程または新たな課題の番号】
【そこを選んで介入した理由】	【そこを選んで介入する理由】
【行った支援】	【行う予定の具体的支援】（行わないとどうなるか）
【介入した結果，現状】	【うまくいかない場合の対策とその対策の理由】

III 生物・心理・社会モデルを用いた各領域のアセスメント（演習）

　本節では，生物・心理・社会モデルを用いたアセスメントとアプローチ方法を身につけるために，悪循環が起きている事例に対する介入の検討を行う。検討方法として，以下の手順に従う（実際事例ではソーシャルワーカーや機関に合わせた手順にて行う）。なおソーシャルワークの価値を基本に据えることが前提である。
①検討事項を見る。
②「事例概要」ならびに「BPS-Sアセスメント表」を確認し，検討事項（どうとらえるべきか）を確認する。
③「支援計画」の左側（これまでの支援），ならびに「エコマップ」から悪循環となっている状況を確認（俯瞰）する。
④以上を踏まえ「支援計画」の右側（今後の介入予定となる番号，または追加の支援となる番号）を検討する。

1　児童事例（図5-9，表5-4, 5）

1）検討事項
①Ｉさんの主訴をどのようにとらえるべきか。
②この家族の機能不全システムをどうとらえるべきか。
③Ｉさん，母親，母子を取り巻く環境を踏まえた家族支援をどうとらえるべきか。
④上記を踏まえ，迅速な安全確認と母親との支援関係の構築の両立をどうとらえるべきか。

2）事例概要
　Ｉさん（8歳）は，幼児期に父母が離婚し，以後母子で生活してきた。母親は精神疾患もあり，児童の養育は苦手である。

（1）幼児期
　Ｉさんは幼児期には保育園を利用していたが，母親の養育を心配して保育園から子育て世代包括支援センターの相談につながった。母親は同センターの特定の保健師には心を開き，サポートを受けて養育を行い，養育への自信と安定感が見られるようになった。同センターは就学を機に支援を終了している。

（2）小学校期
　Ｉさんが小学校に就学してからは，母親としてＩさんのために役割を果たすため養育や学校の準備などを頑張ってきたが，小学2年生になったころから，母親は精神疾患の影響もあり，体調が不安定になり，Ｉさんへ手がかけられなくなってきた。また，朝に起きられないことが多くなり，主治医から短期間の入院による体調回復を勧められたが，Ｉさんが心配であるとして拒否している。Ｉさんに対しては登校してほしい思いはあるものの，Ｉさんがそばにいてくれることで頼りにしている面もある。

2　困窮者事例：精神疾患・外国人（図5-10，表5-6, 7）

1）検討事項
①健康で文化的な最低限度の暮らしが実現するとはどのようにとらえるべきか。
②生活保護廃止後の生活をどのようにとらえるか。
※第2のセーフティ・ネットとしての生活困窮者支援の考えも踏まえる。
③精神疾患を抱える外国人が被支援者の場合の言葉や文化の壁をどのようにとらえ支援に臨むべきか。

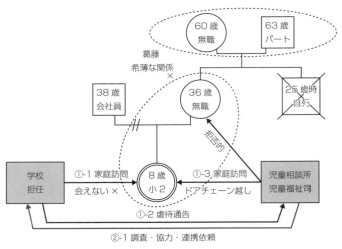

図5-9 児童事例における支援の流れのエコマップ

表5-4 児童事例 BPS-S アセスメント表

BPS-S アセスメント表	バイオ 身体（生理・体調・病気・障害・食事：生物的事項）	サイコ 精神（症状・心理的態度・価値・宗教・性・理解力：目に見えない事項）	ソーシャル 社会性（常識的な振る舞い・行動力：目に見える事項）
ミクロ Iさん	・身体面での不調の訴えはない	・小学校へ登校したい ・母親を助けたい	・母親の思いを察する社会性がある ・母親の体調が心配で登校できない
メゾ 家族	<u>母親</u>：本児小学2年生のころより朝起きられない等の体調面の不調が認められる <u>祖母</u>：健康的で大病はしたことがない <u>祖父</u>：健康 <u>叔父</u>：精神病発症，25歳時に自死	<u>母親</u>：精神障害者保健福祉手帳2級所持 ・児童に対し，登校してほしい思いをもつ。登校しないと困りながらも頼り，そばにいてほしい依存的な気持ちが強い ・祖母に愛されていなかった思いが強い <u>祖母</u>：母親に拒否され疎遠であるが，母子の生活を心配した時期もあった <u>祖父</u>：母子のことは気にしていた時期はあったが，現在の関係は希薄である	<u>母親</u>：子どものころから対人関係が苦手であり，これまで就労が続かなかった ・祖母との関係は拒否的で希薄 <u>祖母</u>：母親の養育ではあまり手がかからなかった。母親が拒否的な態度を示し，現在は疎遠状態である <u>祖父</u>：現在もパート就労しており，夫婦の家計を支えている ・祖母中心の夫婦であり，祖母をサポートする関係にある ・母子のことは祖母との関係から口は出さず，祖母任せである
メゾ 所属先 （小学校）	<u>担任</u>：児童が登校できるようになり，明るく元気な学校生活を送らせたい 母親の体調と家庭状況を気にしており，児童を支えてあげたい気持ちが強い 家庭訪問しても母親とは会えず，校長を通して通告を行った <u>学校コーディネーター（学校教員）</u>：学校としてできる対応に取り組みたい		
エクソ 関係機関 地域関係者	<u>精神科クリニック</u>：毎月2回通院。主治医からは体調回復のための短期間の入院を勧められるが拒否 <u>市生活保護課</u>：生活保護受給と各種制度の手続き支援 <u>子育て世代包括支援センター</u>：幼児期にサポートし関係良好（就学を機に支援終了）		
マクロ 地域・制度	精神障害者保健福祉手帳，自立支援医療（精神通院医療），障害年金，児童扶養手当，児童手当		

表 5-5 児童事例の支援計画表

支援計画：

【これまで介入で選んだ循環過程とその番号】 ①-3	【今後の介入で選ぶ循環過程または新たな課題の番号】
【そこを選んで介入した理由】 　児童の安全確認，家族の状況を的確に把握し，不適切な家族構造を明らかにしたうえで，児童が安心して生活できる環境を確保するための支援内容を検討する	【そこを選んで介入する理由】
【行った支援】 　学校から通告内容を確認するとともに，児童の様子や家庭の様子について調査を実施。家庭訪問を実施したが応答がなく，会うことができなかった 　翌日，時間を変えて家庭訪問を実施，ドアチェーン越しに児童と会うことができたが，母親は寝ており起こせない様子である。「児童相談所が養育や生活を心配していること」「母親と会って話をしたいこと」のメモと児童相談所のパンフレットを母親に渡してもらうこととした	【行う予定の具体的支援】（行わないとどうなるか）
【介入した結果，現状】 　虐待通告受理から48時間以内の児童の安全確認はできた。 　後日，家庭訪問を実施，ドアチェーン越しに母親および児童と会い，会話はできるようになったが，母親には拒否的な反応が目立ち，詳しい話が聞けない状況が続いている	【うまくいかない場合の対策とその対策の理由】

2）事例概要

　Mさん（50代男性，外国人）は，もともと戦争により家族と共に国外に亡命をして10年前に行きついた先が日本であった。在留資格は「難民」である。母国にて就学もしており，日本語学校の講師として，家族を養っていたが，母国への想いからアルコールの摂取量が増え，働くこともままならずDVにより家族が離散し，生活保護の申請に至った。

　救護施設（居宅生活訓練事業）には，同胞がいるという噂を聞きつけて，入所の希望となった。入所時，糖尿病，統合失調症との診断を受けたと本人より報告があった。内科・精神科に通うことで体調が安定しているため，地域移行となった。ただし母国への想いからくる不安とそのためのアルコールへの依存性についての心配はあった。地域移行後は，生活保護を受給し，通院，訪問看護を利用しながら，生活をしていた。後に日本での就労時に加入していた厚生年金の障害給付が受けられるようになり，その給付とともに生活保護が廃止になった。

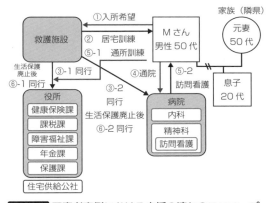

図 5-10 困窮者事例における支援の流れのエコマップ

　その結果，生活保護で実施されていた医療扶助（医療券）は国民健康保険に，自立支援医療は低所得対象に切り替わった。制度的には，救護の支援も切れてしまったので，救護施設としては，ボランティア支援の開始となる。また生活費の一部となる障害年金等の切り替えに関しての説明は生活保護のケースワーカーがするが，実際に手続きを行うのは本人であり，切り替えがなされるかは本人次第なところがある。

表5-6 困窮者事例BPS-Sアセスメント表

BPS-S アセスメント表	バイオ 身体（生理・体調・病気・障害・食事：生物的事項）	サイコ 精神（症状・心理的態度・価値・宗教・性・理解力：目に見えない事項）	ソーシャル 社会性（常識的な振る舞い・行動力：目に見える事項）
ミクロ Mさん	糖尿病	・統合失調症と本人より申告 ・母国への想いが強く，アルコールに手を伸ばしやすい。家族には暴力を振るってしまうほど	日本語学校で講師ができるほど2カ国語でのコミュニケーションが可能
メゾ 家族			妻・長男：暴力による家族離散後，妻は長男と一緒に隣県で暮らしているよう。妻は同郷である
メゾ 救護施設	担当：地域移行により最低限度の生活を送ってほしいと願っている。施設方針としても，一時期はボランティアであったとしても，かかわった利用者への支援を行うべきと考えているが長期間のかかわりはマンパワーとして限界がある		
エクソ 関係機関 地域関係者	・内科：毎月1回通院。糖尿病の薬（血糖値を下げる）が処方されている ・精神科：毎月2回通院。抗精神病薬が処方されている ・精神科訪問看護：週1回自宅訪問し，医療・生活相談を行っている		
マクロ 地域・制度	・障害厚生年金，精神障害者保健福祉手帳，自立支援医療（精神通院医療）		

表5-7 困窮者事例支援計画表

支援計画：

【これまで介入で選んだ循環過程とその番号】 ②	【今後の介入で選ぶ循環過程または新たな課題の番号】
【そこを選んで介入した理由】 生活保護廃止後であってもさまざまな制度とのつなぎがなくなれば，現在の生計を維持することができないため	【そこを選んで介入する理由】
【行った支援】 各関係課の動向による制度の継続的な活用維持。具体的には，医療保険・年金保険・精神障害者保健福祉手帳等の継続申請，通院・訪問看護の継続確認	【行う予定の具体的支援】（行わないとどうなるか）
【介入した結果，現状】 心身の安定と地域生活を維持（生活保護廃止前とほぼ変わらない）	【うまくいかない場合の対策とその対策の理由】

さらに外国人であれば，健康保険課での国民健康保険への加入，課税課での非課税証明，障害福祉課での自立支援医療，住宅供給公社での障害者減免などの手続きにおける言葉の壁，文字の壁，宗教性の文化差などさまざまな障壁もある。救護施設としても長期的にかかわることはできない。

3 独居高齢者事例（図5-11，表5-8, 9）

1）検討事項

①他者とのかかわりを拒否している高齢者に対して権利擁護や地域支援のあり方をどのようにとらえるべきか。
②日常生活自立支援事業の利用や成年後見制度に向けた調整と親族における金銭管理につい

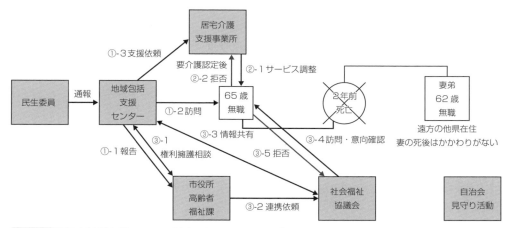

図 5-11 独居高齢者事例における支援の流れのエコマップ

表 5-8 独居高齢者事例 BPS-S アセスメント表

BPS-S アセスメント表	バイオ 身体（生理・体調・病気・障害・食事：生物的事項）	サイコ 精神（症状・心理的態度・価値・宗教・性・理解力：目に見えない事項）	ソーシャル 社会性（常識的な振る舞い・行動力：目に見える事項）
ミクロ Tさん	・50代後半に軽度の脳梗塞を発症して麻痺が残る。日常生活に支障なし	・妻を亡くした喪失感から無気力な状態となっている	・他人との交流を断っている ・コンビニや近くのスーパーで最低限の食料、日用品を購入することはできるが、公共料金の支払い手続きなど非日常的な行為については行うことが難しい ・将来の不安からお金を使うことには拒否感が強い
メゾ 家族	**妻**：2年前に心筋梗塞による突然死により他界 **妻の弟**：高齢であり健康面に不安を抱えている	**妻**：病気により働けなくなった夫を献身的に支えていた **妻の弟**：経済的にも余裕がなく、気にはなっているが、遠くの親族の面倒を見られる状況ではない	**妻**：社交的で、近隣住民とのつきあいもうまく、公営住宅の自治会活動にも積極的にかかわっていた **妻の弟**：他県在住
エクソ 関係機関 地域関係者	・**居宅介護支援事業所**：介護保険サービスの導入について説明を行うが、理解してもらえず、拒否されている ・**かかりつけ医**：地域の開業医。夫婦ともに病気のときは受診していた。病歴、生活習慣についても把握している ・**地域包括支援センター**：高齢者の総合相談窓口として通報を受け、支援を行っている。制度外サービスの必要性を感じて関係機関へ働きかけている。 ・**自治会**：公営住宅の住民で組織された自治会があり、孤立死防止のための見守り活動などに力をいれている ・**民生委員**：公営住宅を担当している民生委員。地域活動に理解があり、サロン活動も行っている		
マクロ 地域・制度	介護保険、医療保険、生活保護、年金制度、日常生活自立支援事業、成年後見制度		

表5-9 独居高齢者事例支援計画表

支援計画：

【これまで介入で選んだ循環過程とその番号】③	【今後の介入で選ぶ循環過程または新たな課題の番号】
【そこを選んで介入した理由】 支援を行うにあたって何が課題となっているのかを明確にし，意思決定支援が適切に行われるように支援方針を決定する必要があるため	【そこを選んで介入する理由】
【行った支援】 地域包括支援センターへ支援経過の確認を行うとともに，支援関係者に集まってもらい，担当者会議を開催。本人の生活状況（身体機能，経済状況）や，親族や近隣住民との関係性，介護サービス受け入れ拒否の理由，利用可能な制度，サービス等の確認を行った。その後，地域包括支援センターの社会福祉士と本人宅を訪問し，本人と直接対話し，意向を確認した	【行う予定の具体的支援】（行わないとどうなるか）
【介入した結果，現状】 継続的に訪問しているが拒否が続いている。妻がいたときは，近隣との関係もうまくいっていた模様	【うまくいかない場合の対策とその対策の理由】

てどのようにとらえていくべきか。とくに親族の協力や意思決定を得る意味をどのようにとらえるべきか。

2）事例概要

Tさん（65歳）は，35年以上建築現場で仕事をしていたが，疾病による機能低下で引退し，妻と二人で公営住宅で生活をしていた。子どもはなく，2年前に妻を突然亡くし独居となった。それまで衣食住の生活のすべてを妻が取り仕切っていたため，さまざまなことに支障をきたすなか，貯金を切り崩して何とか生活していた。貯金がなくなって公共料金の引き落としができなくなり，水道を止められたことで，公営住宅の公園の水道から生活用水をくんだり，身体を洗っているところを民生委員が見かけ，地域包括支援センター（以下，センター）に通報し，その相談から支援が開始された。

まず，①センターから市の高齢者福祉課に報告し，Tさん宅へ訪問，同意を得て居宅介護支援事業所に依頼して要介護認定調査を実施する。②審査の結果，要介護1と判定され介護保険のサービスの調整に入るが，本人から支援を拒否されてしまう。また，③判断能力が不十分なところがあり，金銭管理がうまくできていないことがわかり，年金の受給権があるのに手続きがされないまま放置されていたこともわかった。介護保険サービスだけでは支援に限界があることから，センターが権利擁護の対応や，制度外の支援をどのように行っていけばよいか高齢者福祉課へ相談があり，そこから社会福祉協議会（以下，社協）へセンターとの連携依頼が入った。社協から，コミュニティソーシャルワーカーがTさん宅を訪問し，本人の意向を確認して権利擁護事業にかかわる支援の調整を開始した。かかりつけ医，自治会，民生委員などの確認では，Tさんに対して肯定的な社会資源となりそうである。

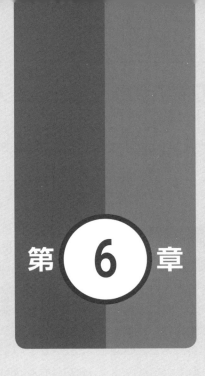

第6章

多職種連携とチームアプローチ

　本章では，チームアプローチを機能させるために，その原則，チーム学校やチーム医療，会議のあり方等について確認する。
　地域に根差した縁の下の専門職の力量形成の一助を目指す。

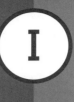

I 職場の組織力とチームアプローチ

1 福祉サービスに必要な組織力

　マネジメント研究の第一人者であるドラッカー（Drucker PF）は，組織の使命と信念の重要性について，「組織の使命が社会において重要であり，他のあらゆるものの基盤であるとの信念を持たねばならない。この信念がなければ，いかなる組織といえども，自信と誇りを失い，成果を挙げる能力を失う」と述べている[*1]。組織力とは，広辞苑第六版によれば，「一つの組織に参加・結集させる能力。また，組織全体として発揮する大きな力」とある。このほか，周囲に与える影響や組織していく力などと示されることがある。

　実務的にいえば，組織力を発揮するのは，組織に属している職員一人ひとりである。トップの経営者から現場を任せられている担当者まで，組織の人数の違いがあるにせよ一丸となって，組織の一員として，それぞれの責任を担っていくことが必要となる。

　福祉サービスを提供する事業者は，自らの組織の運営（経営）理念を組織の内外に明らかにし，組織の運営（経営）基盤を整備し，利用者のニーズに応え，日々よりよいサービスを提供し続けていくこと，変化し続ける社会環境に柔軟に適応しながら，長期的に安定的な事業運営（経営）を継続していくことが求められる。つまり組織力が問われるようになっている。ソーシャルワーカー個人であれば，自己理解や自己覚知により，自分自身の状態を十分に認識し，利用者への支援をする必要がある。

　一方で，①経験が浅いソーシャルワーカーが多く，適切に職場の上司や先輩などからの助言や指導がない職場，②組織が円滑に機能しておらず，組織内で理念の共有や組織目標の周知などがされていない職場，③職員個々人の業務が適切に行われているのかを把握できない状態になっている職場，④職員間の人間関係が悪化している職場，などのさまざまな問題を抱えている組織であった場合には，職員一人ひとりの自己理解はおろか，利用者への援助を行う機関としての組織力はないといえよう。

　このような組織になってしまっている場合，施設内虐待や利用者の権利の侵害等が生じてしまうことがある。認知症介護研究・研修仙台・東京・大府センター（2008）[*2]は，養介護施設による高齢者虐待を生じさせた組織の要因として，職場の研修不足，上司の指導力不足，職場の人間関係，人手不足等による業務の多忙，組織文化（風土）の問題などが上位を占めるとしている（図6-1）。

2 チームによる課題達成

　チームアプローチは，医療・保健・介護・福祉などのさまざまな分野の関係者が，1つのチームとしてクライエントあるいは地域の課題（問題）解決に向けて，連携をしながら協働する仕組みである（表6-1）。なぜ，チームアプ

[*1] ピーター・F・ドラッカー：マネジメント，エッセンシャル版，ダイヤモンド社，東京，2001．
[*2] 認知症介護研究・研修仙台・東京・大府センター：高齢者虐待を考える，2008．
　　https://www.dcnet.gr.jp/pdf/download/support/research/center3/65/65.pdf（2018年11月22日参照）

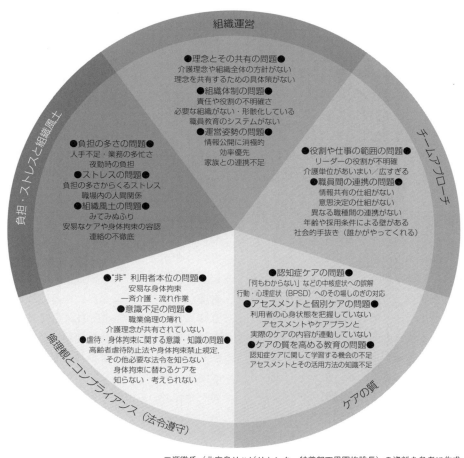

三瓶徹氏(北広島リハビリセンター特養部四恩園施設長)の資料を参考に作成
認知症介護研究・研修仙台・東京・大府センター:高齢者虐待を考える,2008.p17より引用

図6-1 養介護施設従事者等による高齢者虐待の背景要因

表6-1 チームアプローチの原則

①情報の共有
②アセスメントと支援目標の共有
③各職種の専門性の発揮
④各職種間での対等な関係に基づく信頼関係の形成

横山正博,他:ソーシャルワーカーのためのチームアプローチ論,ふくろう出版,岡山,2010.より引用・改変

ローチが重要なのか,それは,利用者あるいは地域の課題(問題)の共有・解決に向け,医療・保健・介護・福祉など,さまざまな多職種によるサービスを総合的・効果的・継続的に提供していく必要があるからである。

しかし,現状はチームアプローチを実践しているいる地域の多くは,地域医療に熱心な医師や看護師,あるいは地域保健分野の保健師,地域などを巻き込む力のあるソーシャルワーカーなどの個人の力量により保たれているきらいがある。そのため,そのような人材がいない地域ではチームアプローチが困難という状況となる。このような状況では,それぞれの専門職は,「○○○が理解してくれないから」「△△△がやってくれないから」「あの地域だから/あの人だからできるんだ」と相互に批判し合い,情報交換や連携をせずにそれぞれが目に見えるやるべきこと(サービスの提供)のみに終始してしまいがちになる。そして「チームとして意見が一致しない」「こちら側の話を理解してくれ

ない」などがそれぞれの悩みとなるのである。また経験年数や専門性、医師を中心とする医療モデル的なヒエラルキー重視の存在など、円滑なチームアプローチを阻害する要因である。

いったい「誰が」うまく機能しないチームアプローチを動かし、効果的なチームとして継続させていくために適任であるのだろうか。この場合、地域におけるフォーマル・インフォーマルを問わず、さまざまな社会資源を把握し人とその環境との相互に影響し合う接点に介入し、相談援助業務を担うものといえよう。ソーシャルワーカーが適任であるが理想としては、ほかに適任者が現れたときにも温かく自分から身を引けるのも自律的取り組みを尊重するソーシャルワーカーならではではないだろうか。「社会福祉士及び介護福祉士法」第47条において、連携が求められていることも関係してくる。

このようにソーシャルワーカーは、チーム内のマネジメントをする表裏のチームマネジャー的存在として、チーム全体が支援の成果に責任をもち、それぞれの役割を十分に果たせるように促す役割がある。また現在、各種の行政計画活動をはじめ、企業活動や社会福祉法人などの組織活動において、効果的な手法の一つとして取り入れられているPDCAサイクルの手法も踏まえ、取り組むことが必要である。

③ チーム学校

学校教育において、これまで時代時代に合わせた教育が検討されてきた。最近では、高度IT時代、東日本大震災など、これまでにない新たな課題や問題を目の当たりにし、単なる知識の暗記やそれまでの歴史的実証の積み重ねだけでは解決できない課題が散見され、学校内で完結した教育や一方的な講義・形式の授業の限界が指摘され始めた。教育の構築を教育者だけが一方的に行うのではなく、地域の人々にも参画してもらいながら、生徒と教師の双方向的な教育の必要性が示唆されたことで、「社会に開かれた教育課程」が求められるようになった。

保護者や地域の人々を巻き込み教育活動を充実させていく「コミュニティ・スクール（学校運営協議会制度）」、そして一方的な講義ではなく、思考・技能（思考力、判断力、表現力）を洗練・深化させていく双方向的・相互的な学習である「アクティブ・ラーニング」手法は、その一つである。

また、多様で複雑な悩み、問題や課題が子どもだけでなく家庭にも地域にも呈され、その解決や達成が求められている。

図6-2は個人的要因と家庭的要因が"少年の犯罪的危険性である累非行性"に関係していくというモデルである。それぞれの要因（課題）に対する教育－心理－福祉－司法のさまざまな対応が求められることがわかる（数値は影響を意味）。累非行性を社会的課題に置き換えるならば結果として、社会的課題は多職種連携が機能していないときに呈されるという可能性を示唆する。つまり、多様で複雑な悩み、課題や問題を教育者のみで受け止めることは大いに難しいのである。

そこで、教育活動を充実させるためのチームとして、子ども等の心理的課題にはスクールカウンセラーの参画が、生活的課題にはスクールソーシャルワーカーの参画が、司法的課題にはスクールロイヤーの参画などが求められている。その代表的な例としてあげられるのは、教育－心理－福祉－司法などの専門職が連携して事にあたる「チーム学校」である（**図6-3**）。

文部科学省が掲げる「チームとしての学校」像は、「校長のリーダーシップの下、カリキュラム、日々の教育活動、学校の資源が一体的にマネジメントされ、教職員や学校内の多様な人材が、それぞれの専門性を生かして能力を発揮し、子供たちに必要な資源・能力を確実に身に付けさせることができる学校」である。①専門性（学習指導・生徒指導・連携スタッフ）に基づくチーム体制の構築、②学校マネジメント機能の強化（チームとして機能するよう、国、教育委員会の一体的な推進）、③教職員一人ひとりが力を発揮できる環境の整備（教育委員会が

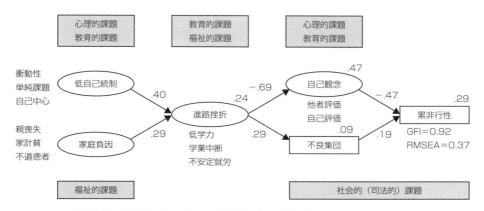

石毛 博：累非行性の形成要因に関する調査研究．犯罪心理学研究，45(2)：1-15，2007．より引用・改変

図6-2 累非行性形成モデル

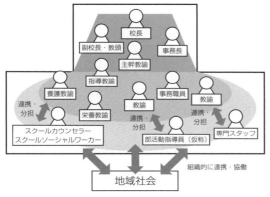

中央教育審議会：チームとしての学校の在り方と今後の改善方策について（答申），2015．より引用

図6-3 チーム学校

教職員が安心して教育活動に取り組めるよう学校事故や訴訟への支援）があげられている*。

　学校によっては学級や学年内で情報がとどまっている場合，外部との連携が困難な場合など，学校体制が整っていないことがある。このような場合，メゾレベルの組織支援にスクールソーシャルワーカーなどがかかわる意義は大きい。チームを成立させるための援助も必要であるという視点はソーシャルワーカーだからこそもつべきであろう。

【一口メモ　学校の働き方改革】

　中央教育審議会*は，いくつかの報告をまとめ，教職員総数に占める教員以外のスタッフの割合（日本約18％，米国約44％，英国約49％）から，日本は，教員以外のスタッフの配置が他国と比べ少ない状況にあることを示した。また国際経済全般について協議する経済協力開発機構（以下，OECD。2018年時点で36カ国）のうち，34カ国と地域が参加したOECD国際教員指導環境調査（2013）では，日本の教育現場における1週間の仕事時間合計の平均値は53.9時間で平均38.3時間を大きく上回り，調査団内で最長であった（韓国37.0時間，米国44.8時間，フィンランド31.6時間等）。つまり教師が子どもと向き合う時間が諸外国よりも少ないといわれている（担任授業単位時間数：小学校24.5時間，中学校17.9時間，高校15.4時間）。日本における働き方改革の検討すべき一つが学校における改革といえよう。

＊　中央教育審議会：チームとしての学校の在り方と今後の改善方策について（答申），2015．

Ⅰ　職場の組織力とチームアプローチ

チーム医療とチームアプローチ

1）チーム医療の発展

医療は，解剖学や生理学などの基礎医学分野や工学などの医療技術につながる分野など，さまざまな科学の発展や公衆衛生思想の普及，医療提供システムの整備などによって，急速に大きな進歩を遂げてきた。健康課題はかつての伝染病などを中心とした感染症から近年の生活習慣病へと大きく変貌を遂げている。医療は病気を治療するだけにとどまらず，病気を抱えたクライエントを生活者としてとらえ，病気とともに生きるクライエントにとって医療は生活の一部であり，生活を支えるところまで提供することが求められてきている。その変化は医療に携わる専門職やその役割，医療の提供方法にも大きな影響を与えている。

急性期医療においては医師をチームリーダーとする治療中心のチームが求められる。このような医療モデルのチームから，リハビリテーションチーム医療や生活習慣病チーム医療など，クライエントを医療の主体としてとらえるチームは，もはや医療モデルではなく，生活者である一人ひとりのクライエントの生活上の多様なニーズを満たしていく生活モデルへと移行している。

2）チーム医療の種類とメンバー

（1）治療中心のチーム医療

医師を中心としたチーム医療である。

手術室で行われているチーム医療は，執刀医である外科医がスムーズにその手術を遂行できるように麻酔科医，看護師，臨床工学士などが執刀医の指示に従ってそれぞれの役割を果たしていくチームである。

（2）リハビリテーションチーム医療

多職種がそれぞれの専門性を発揮して有機的に取り組むチーム医療である。

日本においては，1960年代に入り，理学療法士や作業療法士などリハビリテーションを担う専門職の資格化が進み，専門分化した多職種がそれぞれの専門性を発揮し，有機的に連携しながらクライエントを支援していくチームとして発展してきた。このチームにソーシャルワーカーが加わることにより，クライエントの機能回復の側面だけでなく，入院前の生活と退院後生活を連続線上において現在の医療を実施するチーム医療が推進されるようになった。

（3）生活習慣病のチーム医療

クライエントや家族を病気や障害に取り組む専門家としてチームの一員とするチーム医療である。

生活習慣病として糖尿病を例にあげると，糖尿病の治療の主役はクライエント自身である。治療を医師任せにするのではなく，クライエント自身が自らの生活習慣である食事や運動や睡眠など，生活そのものを変えていく主体（コンプライアンスとしての自己決定）とならないと治療効果を上げることは不可能である。このチームでは，従来からの「クライエントは病気を抱え，周りからの助けが必要な受身的に生きている人」というとらえ方から脱却し，クライエントを病気や障害に積極的に取り組み，自分らしく生きていく生活者ととらえ直すことが必要である。このチームを有機的に機能させるためには，クライエントの思いを尊重する姿勢が求められる。

（4）地域包括ケアチーム

地域の保健・福祉・教育機関および専門職，地域の人々も含む多職種連携チームである。

地域包括ケアチームは医療を中心とした医療機関内のメンバーによるチームにとどまらず，クライエントが暮らす地域の保健・福祉・教育機関などクライエントの生活上のニーズに即して参加メンバーが変化する多職種による連携チームである。クライエントにとって医療は生活の一部であり，地域で生活するクライエントを支えることを目的とした，医療の側面だけでない多領域が連携し合うチームである（図6-4）。

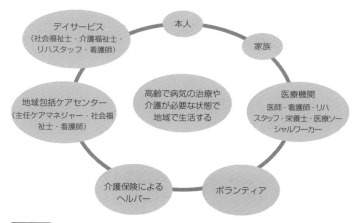

図6-4 地域包括ケアチーム

3）上手にチームを組むためのチームアプローチ

　医療におけるチームも医療が果たす役割の変化に応じて変化してきている。今，超高齢社会を迎え，地域の資源を有効に活用するとともに，その人らしい生活を地域で支える地域包括ケアの時代を迎え，チーム医療は医療機関内にとどまらず，地域の多機関・多職種と有機的に連携していくことが求められている。チームにかかわるメンバーが増えることにより，多様なニーズを満たすことが可能となる一方で，チームの運営には技術が必要となる。有効なチームを運営するために留意する点をあげる。

(1) チームが目指す目的を明確にする

　多職種連携といって，ただ多くの職種が集まることだけに意味があるわけではない。何のためにチームを組むのか，誰のためにチームを組んでいるのか，チームを有効に運営するためにはチームメンバーがチームの目的をよく理解できるよう明確にする必要がある。

(2) チームメンバーが得意なところ（専門性）を理解する

　専門が違えば教育体系も違う。大切にしていることの優先順位も異なる。そのため，チームの目的が共有されていても専門性の違いによってそのアプローチは異なると考えられる。専門職はそれぞれに倫理綱領をもち，誇りをもって業務を担っている。多職種連携の場合，とくに医療職と福祉職の文化の違いは大きい。まずは違うということを認識すること，違うことの大切さ，違う特色があるからこそ，多面的な要素が多い生活を支援することができるという認識をもつことが重要である。

(3) チームメンバーを尊重する

　それぞれの視点や得意とすることが違うことを認識したうえでメンバーを尊重する姿勢や態度が必要である。連携の場面だけのつながりではなく，日常の顔が見える関係が大切になり，お互いを知るためにコミュニケーションを図ることが重要である。連携はカンファレンスの場だけではない。

(4) クライエントを尊重する

　チーム全体として，クライエントの語りを大切にし，当事者が語れるような場の設定や語りやすい雰囲気づくりも必要である。

(5) クライエントも含めたチームメンバーに伝わる言葉で話す

　専門用語で，関係者しか通じないような言葉で話すのではなく，クライエントや家族も含めてお互いにわかりやすい共通言語で話すことも重要である。

(6) ほかのメンバーを攻撃するのではなく，それぞれできることを表明する

　押しつけ合いではなく，協働することが必要である。それぞれができることを表明し重なり合う部分を分担して補い合うことが求められる。

II 会議体とその種類

1 会議に求められるもの

　会議とは，ある目的のために関係者が集まり，話し合いにより何らかの方向性を見出す，合意形成の場である。目的を見失ってしまうと，会議は無駄な時間を費やすだけの場，会議の構成員それぞれが言いたいことを言うだけの場になってしまいかねない。

　また，会議に参加する構成員を誰にするか，なぜその人に参加してもらうのかを明らかにしておかなければ，会議の目的と外れた者が構成員となってしまい，会議自体が目的に沿わず，成り立たないという状況に陥る可能性がある。一般の人が個人情報を把握できる会議に参加しSNSで拡散したという事件もあった。

　会議を開催するにあたり，構成員が業務を行う地域のそれぞれの会議体に属することから，場合によっては同じメンバーが名称の異なる会議体に集ってしまうこともあるが，それぞれの会議を開催する主体，目的，構成員，内容は異なるため，構成員全員が十分にそれらを認識して臨むことが必要となる。

　会議・進行において，まず重要となるのがリーダーシップの能力とファシリテーション技術である。リーダーシップの能力は，会議の場を形成し，目的を明確に示しながら，会議を主導し，会議の構成員のさまざまな議論等から，合意形成を図る能力である。ファシリテーション技術は，中立的な立場で，会議の構成員の自由な発言を促し，会議の場全体を支援するものである。

　ソーシャルワーカーは，この両方を兼ね備え

表6-2 会議の種類

(1) 報告の会議（目的は報告）
　報連相，日程調整等で可能なかぎり電子会議等へ代替すべき会議で，本来的な会議ではない
　例）問題の数値や割合の報告
(2) 意思決定の会議（目的は意思決定）
　方針決定等で，管理職・幹部職・理事等が主体での評議的会議　例）問題に対する方針の決定
(3) 交渉の会議（目的は自己〔SW実践ではクライエント〕の便益獲得）
　利害一致を踏まえ，①会議前の根回しによる地固めの会議，②自己（クライエント）にとってより有利となる条件設定の会議
　例）課題に対する役割分担の決定
(4) 課題（問題）解決の会議（目的は課題の解決）
　解決すべき目的のある事業検討や事例検討等。焦点は課題を解決するための情報共有と行動決定
　例）課題への具体的介入方法の（役割）決定
(5) 情報共有の会議（目的は情報交換）
　ブレインストーミングから専門的見地の情報交換を含み，情報の発掘と価値の共有，コミュニケーションの基盤づくりや(2)〜(4)の会議ウォーミングアップで用いられる会議，他社を否定しないルールのあることも
　例）問題に対する見方や立ち位置の報告・共有
(6) 評価・審議の会議（目的は評価）
　これまでの活動についての評価や評価事項の審議　例）課題対処への評価・査定

浜田市：会議運営マニュアル；効率的な会議のために，2013．をもとに作成

ることで，俯瞰的に会議の状況などを見極め，合意形成までの道筋を支えることができるものと考えられる。

2 会議の種類

　会議の種類は**表6-2**のとおりである。とりわ

表6-3 短時間で実施する事例検討会議の焦点と会議の流れ

事例検討の焦点
焦点1）事例のテーマ（課題・問題・改善点）（簡単に） 　　大きな課題・問題・改善点の言及　例）長期の不登校で母親との共依存が課題など
焦点2）今日検討したいこと（会議の目的）をまず聞く 　　ケース担当が求める助言内容の一致性を高めるため　例）共依存の親子関係支援への情報提供を望む
焦点3）意向確認：クライエント，保護者，担任，他機関の意向 　　エコマップを踏まえながらマップ内関係者の説明を通じて意向を説明 　　※それぞれがどうしたいかを踏まえたWin-Winに近い支援が望ましい
焦点4）事例の概要と円環性と介入ポイントの説明（エコマップを踏まえ，事例概要と支援内容の円環性の説明） 　　※具体的な事例の課題・問題・改善点を踏まえ担当SWrの事例の見方を知る
焦点5）担当者の意向（＝支援方針）＋心配なこと 　　今回の課題に対して，ソーシャルワーカーの意向は重要なケース理解状況やソーシャルワーク実践力の理解ともなる。どのような根拠（過去の支援事例，文献，経験談；過去の失敗事例も貴重な根拠）をもっているか知る。根拠のない信念の場合，根拠の探索をしてもらう。新たな課題や問題には，探索的対応や経験知を基に創意工夫による対応を行う
事例検討会議の留意点
留意点1）可能なら司会を決め進行管理とケース担当者等の孤立を防ぐ
留意点2）批難は倫理やマナー違反のみとし，それ以外は孤立化させてしまうことを確認する（改善点などを言及し合う批判は可だが方向性を見せる工夫を）；初任者の場合，できている点の称賛とできていない点への共感
留意点3）目的はケース担当者がやってよかったと少しでも思える場づくり⇒会議時における支援結果は担当者の最善性があるとする温かな環境
事例検討会議の流れ
1）焦点1〜5確認
〜時間ある場合〜
2）参加者からの質問・確認　数分〜5分
3）目的に合致した情報の提示（本来あるべき目的への提案をしてもよいが合議であること） 　⇒参加者側が上記2）と合わせても可 　⇒課題達成（問題解決）方法を確定する目的の場合，担当者ができることを伝える。できない意見は不要である。また必ずしもソーシャルワーカーが動くだけが解決方法でもない 　⇒協力依頼があれば可能な範囲で協力を（逆もしかり） 　※チーフクラスは，この流れでは出てこない情報についても想定するくらいでよい。時間との勝負
4）参加者からの提案等 　相互交流的でもよいが司会が進行管理をする
5）上記を踏まえた焦点5確認 　方針は倫理・マナー，留意点に反するものでないこと
6）相互に感謝して終了

け，ソーシャルワーカーにおいては事例検討が多く行われるが，事例検討といっても実際には表6-1のいずれかの会議のみをしていることもある。事例検討はどこに濃淡をつけるかが求められるが，基本的にはすべての会議体をあわせ，そのなかでも「課題達成（問題解決）の会議」に重きを置くことになる。ただし，課題達成の会議といえども，時に見守りを主とすることもあり得る。もちろんその場合であっても計画性は求められる。

ところで，同僚らと職場内で行われる事例検討の場合，5〜30分など短時間での検討が求められることがある。このような場合，さまざまな点に焦点を当てた効率的な会議展開が求められる（**表6-3**）。

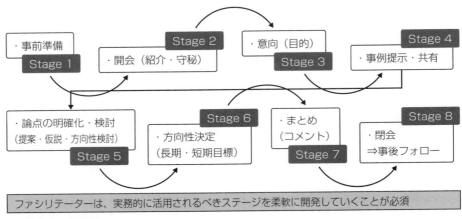

図6-5 ケース会議の展開過程

3 多職種ケース会議

福祉領域では，多職種による会議は少なくない。とりわけケース会議（事例検討会議）は代表の一つである。前項では，事例検討会議はさまざまな会議体の複合であるとしたが複合的でありながらもおおよその展開過程はある。ここでは，熟練者に求められるケース会議の司会進行を視野に入れ，単なる参加者として参加するだけのときでさえもソーシャルワーカーの役割があることを紹介する。**図6-5**に多職種ケース会議の展開を，**表6-4**に進行を示した。

多くの専門職がケース会議の利益性についてさまざまな思いをもっている。図6-5にあるような展開過程がない場合，ケース会議は「やりたくないもの」「面倒なもの」「あら捜しをされるもの」という印象が強くなる。自らの成長のために「やってみたい」と思わせるものである必要がある。厳しいケース会議では，クライエント理解をしていない点が誇張されるが目の前のケース担当者を大切にできなければ遠くのクライエントを大切にすることはできない。ケース報告者を全員で支えようとする空間づくりができているかがケース会議の醍醐味の一つでもある。**表6-5**は，司会側，ケース報告者側，そして参加者側の基盤であるが，司会はこれらをそれぞれが大切にするような取り組みも求められる。

参考文献

- 千代豪昭，黒田研二：学生のための医療概論，第3版，医学書院，東京，2010.
- 野中猛：図説ケアチーム，中央法規出版，東京，2007.
- 安梅勅江：エンパワメントのケア科学；当事者主体チームワーク・ケアの技法，医歯薬出版，東京，2004.

表6-4 ケース会議の進行

【Stage 1】 事前準備	①会議より前にケース担当者（報告者）などとのケース会議での方向性確認 ②配布物などの準備確認 ③司会は事前に参加者の座る席を決めておく（少なくとも司会とケース報告者は全体の中心や全体から見える位置で，隣同士または近接席，研修などでスーパーバイザーがいる場合は全体を俯瞰〔全体と少し離れている場所でもよい〕できる席）
【Stage 2】 開会	①司会者紹介（自己紹介手短，参集への謝辞） ②ケース会議のテーマ（「個別支援計画作成の会議です」など）確認，守秘義務確認 ③会議時間確認（1ケース45〜90分以内を目標：10分程度などの短時間の場合，ケース会議の目的や報告者（担当者）の意向など具体性・詳細性が求められる） ④参加者の紹介（職制へ配慮した順番：実施先〔訪問先〕の長の順番は最初にし来談者へ謝辞）
【Stage 3】 会議の目的と意向の確認	①ケース会議の目的確認（ケース会議をなぜやるかの目的，例えば「担当者の困っている点から検討してもらいたい」事項などの提示） ②クライエントの意向の確認（クライエントがどのように自他や環境を理解しているかの確認ともなる） ③家族の意向の確認 ④ケース報告者の意向（このほか，ケース報告者の所属機関の意向など）の確認
【Stage 4】 ケース紹介と情報共有	①ケース紹介（情報提供：時間によるが問題・課題，クライエントの状態〔病気・障害・身体機能・特性・ストレングスなど，生物・心理・社会的事項〕） ②各機関の立場・役割とその状況（順番は報告者の立ち位置より決めてもピンポイントで確認してもよい） ③家庭の状況，施設（各機関）の状況（クライエントに困っている人・クライエントを助けてくれる人など） ④ケースの質問，情報共有のための質問
【Stage 5】 介入の焦点の確認	①改善すべく仮説確認 ②方向性の検討（悪循環性やストレングスを踏まえた協力依頼・逆提案を含む） ③各機関からの提案（各機関でできることなどを言及してもらう）
【Stage 6】 目標と支援計画の作成	①方向性の決定（長期・短期目標と参加者の役割の確認） ②支援計画作成
【Stage 7】 参加者からコメント	時間があれば各参加者からコメント（目標に向けてまたはケース会議の感想など） ※決定事項を覆すようなことはここで発言してはいけないが不安な点があれば最終確認はここしかない。SVは最後にコメントする ※ケース報告者や司会へねぎらいの言葉を忘れずに
【Stage 8】 会議の謝辞	①ケース報告者から謝辞 ②実施先〔訪問先〕の長から謝辞 ③次回日程確認
【Stage 9】 次回とフォロー	決定事項の他機関への事後フォロー

Stage内の順番は入れ替えて構わない

表6-5　多職種ケース会議参加者の心得

司会	報告者
・可能ならば本ケース会議方法のルールについて事前確認および同意を得る。※熟練者でない限り，ケース報告者と司会は一緒でないほうがよい ・ケース会議のプロセスにおいて事前に必要な事項を準備または整っているかを確認する（各機関の日程調整・会場確保，おおよその方向性の確認，ケース内容・配布資料，ファシリテーター学習，スーパーバイザーへの依頼〔選定を含む〕内容など） ・会議全体を潤滑に進めていく役割をもつため，ケース報告者と同様，参加者とけんかなどしないように十分留意する。万が一，きつく注意するときは度が過ぎるハラスメント事項が起こったときのみなど事前に上司（機関倫理）などと決めておく必要がある ・決定事項は全体で責任をもつため，司会は何も話さずに終わったというメンバーを出さないように発言を促す ・本ルールを度外視した発言をする参加者がいたら緩和する発言を述べ，ケース会議環境を鎮静化・前向き化させる。参加者全体を大切にし，ケースに力を発揮してもらうというエンパワメントの概念を基本にもつ 　※せっかく意見してくれたのに少数意見として却下されるような場合，意見者への配慮をしておく ・参加者の役職に配慮する（参加者紹介でも同様に配慮） 　※訪問いただいた場合など自らが先に名刺を出すなど。このとき役職の高い人から渡していくことと類似 ・とくに参加者の役割（職域）・事業内容と合致した役割・協力の要請となるよう配慮する。つまりそれぞれの専門性を活かしたチームアプローチが行えるように配慮する ・各機関の決定事項に無理がないか（理想論や無理な決定事項になっていないか）を配慮する 　※ケース会議内に決定できない場合は，参考意見としてケース報告者と検討していく旨を伝え，検討の感謝は伝えていく ・ケース会議での決定事項が必ずしも取り組まれることはないことを踏まえ，ケース報告者または司会が事後フォロー（動いてどうだったか，方向性をさらに検討すべきかの確認などミニケース会議などの実施）をしていく	・自らのケースのために多くの方々に集まっていただくという感謝を忘れないで臨む 　※一番真摯な態度が求められる。キレたり，勝手に落ち込むなど支援者に相応しくない（マナー違反の）態度を取らないよう注意。初めて参加するケース報告者は真摯に受け止める練習を事前にしておくのもよい ・よいケース会議となるよう事前にケース記録（フェイスシートなどを含む）など配布物への情報記載は漏れがないようにしておく（上司などへの確認）。重要事項には下線を引くなどわかりやすくする（各機関の記載方法厳守は前提） ・ケース報告はプロセスをとらえ，"無駄な話"や"情報の無用な垂れ流し"をするなど，時間の無駄遣いをしないよう注意する。情報漏えいがないよう守秘義務については必ず確認する 【報告者側のベテラン職員】 ・司会でなくともケースに集中しすぎて目の前のケース報告者を一人にさせないよう，その表情や態度にも気をつかう ・ベテラン職員が司会でなくとも参加者の発言に対して肯定的な言動（ストレングス）をとらえた前向きなフィードバックを忘れない 　※温かな関係性を維持継続できるような配慮と研修では後輩へそれを伝承する心がけを伝える ・ベテラン職員がケース報告者や司会でなくともケース会議後のフォローへ気をつかい，ケース報告者や関係者が孤立しないよう，計画を遂行できるように配慮する。ときに機関連携の仲介をする 　※各機関が配慮をしていても自分らの考えとは違う方向となったというときは今後の会議のあり方の改善につないでいく視点も ・ベテラン職員／ソーシャルワーカーは，司会やケース報告者が新人などで緊張しているときは事前練習や報告の基本事項文章（逐語）を（一緒に）作り，渡す

参加者全体
・報告者（担当者・関係者）を意図的に否定するような発言は一切しない。基本的にケース会議は現状のケース対応を改善させるためのものであり，ケース対応方法のあら探しやケース報告者を非難する場ではない。つまり否定的発言や感情論のやり取りの場ではないことを理解する。各機関同士で厳しい指摘が出たとしても相互に真摯に受け止める姿勢を示すのが前提（司会や周囲のフォローは必須） 　※準備学習やケース会議研修（以下，研修）の場合，責める（責め合う）ケース会議（同職種の場合，そのようなケースにさせている組織としての問題という認識も必要）は質の低い専門家の会議で，改善点を言い合うケース会議は質の高い専門家の会議である点を伝える ・一般論の発言や無言は最低限度にし，意味のある発言（仮説，改善点，提案）を意識する 　※研修の場合は発言を多く求め，仮説，改善点や提案の発言とは何かの練習が必須（これがないと意見の出ない場で終わる） ・仮説は，さまざまな情報からケース報告者がまだまだとらえていない新たな視点（原因・プロセス・問題・課題・支援の展望）を推測的・考察的に導き指摘していくことで，点を線にしていくこともあり得る。ただし，主観的仮説でなく根拠（明確な実務経験や研究知見）のある仮説でなければ無駄な情報提供となる点に注意する ・報告者や参加者ができないことを提案するのではなく，"実際に""具体的に（5W1H）"できることを提案する 　※できるかできないかはその担当者が決める。力量によって異なることを理解する。ただし倫理的に実施しなければならないときはチームで行うように配慮する ・自らの発言に責任をもつ一方，報告者などの協力の要請には何らかの形で応える 　※短絡的に No ではなく，どの程度ならできるなど逆提案してでも協力姿勢を示す ・参加者は会議で決まったことを"私が決めたことじゃないから知らない""だからいやだったんだ"などの裏での批判的な発言をすることはマナー違反と理解し，自らも決定した一人としての責任感をもつ。ただし改善点は次につなげていく ・司会は会議内での役割負担が大きいため参加者全体で司会（ファシリテーター）進行に協力する。つまり，無駄話，一人だけの話で終わる，何も意見を出さない，批判ばかりするなどがないように司会以外が自ら注意する 　※研修の場合，長話する人はいつも決まっているためしっかり"温かく"指摘してあげる ・ケース会議終了時に，報告者（つまり参加者）が会議をしてよかったと思わなければ意味のある会議ではないという認識を各参加者がもつこと 　※研修の場合，自他ともにやってもらいたいと思う会議が本来のケース会議であることを伝える

米川和雄：スクールソーシャルワーク実践技術，北大路書房，2018, pp.156-157. より引用・改変

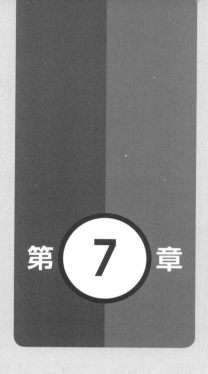

第7章 スーパービジョンの基本

本章では，ソーシャルワーク・スーパービジョンの基本を身につけるために，スーパービジョンの定義，その形態と方法，求められるスーパーバイザーとスーパーバイジーの力量等について確認する。
スタンダードなスーパービジョン機能の理解と形成の一助を目指す。

I スーパービジョンとは何か

① 定義

　スーパービジョン（以下，SV）はソーシャルワーカーなど対人援助を担う専門職に対する人材の育成や活用していく援助技術である。SVが目的としている専門職養成の体制は，組織内だけにとどまらず，日本社会福祉士会，日本医療社会福祉協会，日本精神保健福祉士協会などが行うSVも含めた体系的なものである。例えば福山*は包括的な意味を踏まえて以下のように定義している。

　「スーパービジョンは組織の中にSVを行うシステムがあり，専門家を養成する人すなわち確認作業を行う立場のスーパーバイザーと専門家として養成される人すなわち確認作業を受ける立場のスーパーバイジーによって展開される。管理，支持，教育という三機能を提供することにより実践家の社会化の過程を含む，専門職養成の過程である。その対象は個別支援のみならず，グループ活動や行事のプログラム，ボランティア育成の計画作りなど，専門職の業務全般の遂行をバックアップするための職場の確認作業である。上司やスーパーバイザーからスーパービジョンを受け，確認作業を通して支援されることで，自分が専門家として業務を遂行しているという意識化ができる。また職員としての意識化が図られ，より専門性の高い業務を行える」。

　スーパーバイザー（以下，SVr）は，専門職が業務に取り組む姿勢や様子を見守りながら，そのプロセスや成果が自分が所属する施設や機関（以下，組織）の理念や「ソーシャルワーカーの倫理綱領」（以下，倫理綱領）に基づき，その成長段階に応じて所定の水準に達しているか，課題を達成しているかを見届け，専門性を高めることを目指して取り組む働きをもつ。

　スーパーバイジー（以下，SVe）は，SVrから支持される体験を通じて，自らの実践場面における自己を見つめ，吟味し，自らを理解し，十分な力量を保持する専門職として成長していくことが期待される。倫理綱領には「専門職としての倫理責任」においては，「(教育・訓練・管理における責務) ソーシャルワーカーは教育・訓練・管理に携わる場合，相手の人権を尊重し，専門職としてのよりよい成長を促す」と記してあり，SVeとして学び続ける必要性だけでなく，SVrのとるべき姿勢についてもあげられている。この点もSVの特徴を示すものといえよう。

② スーパービジョンの必要性について

　超高齢社会が進展し，経済的・社会的・文化的格差が進行する現状で多くの生活課題の解決に向けて，個別支援にとどまらず，地域や社会，制度などの課題としてとらえ，人とのかかわりを通して変革していく担い手であるソーシャルワーカーを実践のなかで育成し，活用していくことは組織としても専門職能団体としても責務である。

　ソーシャルワーカーが担っている業務はヒューマンサービスである。ヒューマンサービ

＊ 福山和女（編著）：ソーシャルワークのスーパービジョン；人の理解の探求，ミネルヴァ書房，京都，2005．

スは「ヒトがヒトに対して、いわば対人的に提供されるサービス」と定義し、「医療や保健、福祉、さらに教育などのサービスを包括的にとらえた概念」であり、その特徴として、非貯蔵性・無形性・一過性・不可逆性・認識の困難があげられている*。つまりヒューマンサービスは、目に見えるものではなく、支援のプロセスについてもその場の状況に応じて臨機応変に対応していくことが求められる。サービスを提供したそばから消えていくものであり、いったん提供すると取り戻すことができない。

またその成果は、ソーシャルワーカーによってその過程を認識することはできても客観的にとらえることは困難である。クライエントからの「ありがとう」という言葉だけから評価することは危険である。

またヒューマンサービスは提供する側と受け取る側に明らかな力、情報量の差があるという特徴がある。ソーシャルワーカーがもつ社会福祉に対する専門的知識・技術とクライエント側がもつ知識は明らかな差があり、そこに依存関係が成立しやすい。ソーシャルワーカーとクライエントの距離も当事者間では客観化することが困難な場合があるため、提供したソーシャルワークサービスが、組織の目標に沿い、クライエントにとって、有効であったかどうか、ソーシャルワークの専門性に沿って提供できているかどうか、客観的に点検していくことが必要である。

この点検方法の一つとしてSVがある。倫理綱領にある倫理基準（「利用者に対する倫理責任」・「実践現場に対する倫理責任」・「社会に対する倫理責任」・「専門職としての倫理責任」）は、ソーシャルワーカーが支援を行っていくときのガイドラインであり、迷ったとき、自分の立ち位置が揺れるとき、立ち戻る指標を示している。これらはSVを行うときの指標ともいえる。

さらに「専門職としての倫理責任」では、ソーシャルワーカーは「最良の実践を行うために、スーパービジョン、教育・研修に参加し、援助方法の改善と専門性の向上を図る」とSVについて明記されている。ソーシャルワーカーとして、倫理綱領にのっとった姿勢や視点で支援を行えているか、実践現場が人権に配慮した現場となっているか、常に点検し、確認していくためにはソーシャルワーカー自身が新しい知識を身につけたり、SVを受けたりすることによって自分自身の支援を点検し、確認し、成長していくことが専門職としてのソーシャルワーカーの倫理であると明記されている。

3 スーパービジョンの現状と課題

専門職を育成し、活用していくSVは、ソーシャルワーク業務の一つであり、組織として取り組む必要がある。しかし実際には、その必要性の認識が一部に限られていて、SVが行われていても定着していないという現状がある。また実施されていてもSVであるという認識がされていない場合やSVに対する専門的な学びがないまま、経験に基づくSVが実施されている場合も多くある。組織としてSV体制が整備され、実践されているとはいえない現状である。

部下がいるソーシャルワーカーは、SVを行う立場にあるということを自覚し、実践することが求められる。また部下であるソーシャルワーカーはSVeであることを自覚し、SVを受けることやSV体制を求めることが必要である。

SVを行うためには、SVについて学び、SVrとして何を伝えていくのか、経験に頼るだけでなく、自信をもってSVが行えるよう研修を受け、研鑽を積むことが必要である。

4 スーパービジョンの構造

SVはSVeとSVrによって構成され、契約に基づいて実施される。組織内で実施される場

---

* 田尾雅夫：ヒューマン・サービスの組織；医療・保健・福祉における経営管理，法律文化社，京都，1995.

合，組織としてSV体制の意義やあり方が理解されている必要がある。この場合，SVrは組織と契約することになる。

1）組織としてスーパービジョン体制を整備する

　SV体制とは倫理綱領に基づき，ソーシャルワーカーを組織の一員として定着させ，その専門性が発揮できるようにサポートしていく体制のことである。SV体制に取り組んでいくことは，人材育成という組織に課せられた重要な課題を実現させていくことにつながる。ソーシャルワーカーとして活躍したいというモチベーションをもって入ってきた新人や経験の浅いソーシャルワーカーを組織として育成していくことは重要な使命である。ソーシャルワーカー部門においてSVによって人材を育成することを組織の長に承認を得，状況を報告する体制を整えることが必要である。

2）スーパービジョン実施の特徴

　SVは，所属組織内と組織外で実施される形態がある。つまりSVrは組織の上司か外部の者となる。またSVrがソーシャルワーカーである場合と他職種である場合，さらにソーシャルワーカーであっても他領域の専門性をもつ場合もある。SVは一人のSVrによって実施されるとは限らず，状況や目的によって，さまざまな組み合わせがあり得る。

　ソーシャルワーカーが所属している組織の長が事務部門の課長などである場合，実施されるSVは管理的SVに限られるか，またはなりやすく，ソーシャルワーク専門の教育的SVを求めることは困難なことが多い。この場合は教育的SVを外部のSVrに求めることになる。

　外部のSVrによるSVはSVrとSVeの契約によって実施される。SVの目的や回数，時間，場所などあらかじめSVrとSVeによって取り決め，確認しておくことが必要である。

3）スーパーバイザー

　組織の理念，方針に基づいて，利用者などによりよいソーシャルワーク支援を提供できるようにするために，主として新人や経験の浅いソーシャルワーカーに対して管理的機能や支持的機能，教育的機能を発揮して助言・指導を行う者である。外部における個人契約であってもSVrはSVeが所属する組織の理念や方針を尊重する姿勢は必要である。SVrはSVeに対するSVに責任を負うだけでなく，SVeが対応している利用者に対しても責任を負う。責任制については，実施機関により一部考えが異なるが，どちらにしろSVrの責任ある姿勢は求められる。

　SVrはSVeの人権を尊重し，SVeが置かれている状況を十分にアセスメントしたうえでソーシャルワーカーとして成長段階に応じた課題を設定し，SVe自身が自ら課題に取り組んでいけるようにSVを行う。SVは，SVrとSVeの関係が良好ななかで行われる必要がある。不具合な関係が利用者にも影響することに配慮し，SVeが成長し続けることができるよう実施することが求められる。SVr自身も自分自身を理解すること（自己覚知）や有効なSVを提供するために学ぶことや自らがSVeとしての経験をもつことが重要である。

4）スーパーバイジー

　新人や経験の浅いソーシャルワーカーや実習生のみではなく，経験のあるソーシャルワーカーであっても，新しい職位につき，管理的な判断や組織的に動くことなどに迷う，新しいあるいは困難なプロジェクトを担う，新人の指導にあたる，研究を行うなどの新たな取り組みを行うときやSVr候補生となるときもSVeとなり得る。

　良好なSV関係のなかで，成長していくためにはSVeも目的をもち，教えを乞うという姿勢だけでなく，自ら学ぶ姿勢をもって率直に取り組むことが必要である。的確なSVの経験はSVrとしての一歩を踏み出すこととなる。

II スーパービジョンの機能

表7-1は、SVの機能とその機能において確認する項目とポイント、SVrが実際にSVを行うにあたって求められるものとそれによってSVeが得られるものを示している。以下でそれぞれの機能について解説をしていく。

① 管理的機能；何をしたか，何をしようとしているか

管理的機能とは、SVeが、組織の一員としてその役割を自覚し、ソーシャルワークの専門性を発揮して業務を遂行できるように、業務を行う必要があることとないことをはっきり区別して端的に伝え、育成していく機能である。換言すれば、組織の規範やマニュアルどおりに動けているか、支援やその計画に対する説明責任を果たしているかなどの確認や指導にかかわる機能である。日常の業務のなかで行われる場合、短時間に行われることが多く、SVeはSVrの指示に従って業務を実施し、その結果を報告する必要がある。

具体的には、①職務や職責について確認し、その業務をどの立場から行ったのか、その責任の範囲を確認すること、②社会福祉の専門性を活用した支援計画であるかを確認し、支援の目的や日数、支援内容の効果を確認すること、③支援の効果予測を確認し、援助計画に基づき援助を行った際の効果や限界について予測しているかどうかを確認すること、④支援に対する考え方や視点に社会福祉の専門性をもち、支援に際してどのような理論・知識・情報・技術を使っているかを確認すること、などがあげられる。なお諸外国では、人事権や雇用条件の権限まで与えられているとする報告もある*。

SVの管理的機能によって、SVeは、自分が任され、果たそうとしている役割を意識して、業務を行うことができるようになる。またソーシャルワーク業務について確かな実感がもてるようになり、ソーシャルワーカーチーム（組織）の一員としての自覚やSVrやソーシャルワーカーチームに守られているという実感を得ることができるようになる。

② 教育的機能；何が不足しているか

教育的機能は、その支援を行った、あるいは行わないと判断したのは、なぜかをSVe自身が考えることができるように働きかける機能である。

具体的には、管理的機能を補完するものであり、今まで身につけてきている理論や知識に基づいて、できていることとできていないことを確認し、不足している知識・技術など足りないものを補ったり、今後、学ばなければならない内容や分野を示唆したりする機能である。具体的にはさまざまなソーシャルワークサービスにかかわる理論・方法の示唆などがあげられる。換言すれば、管理的機能が組織のマニュアルや展開過程など、業務や職務の基礎となるような専門性の確認（または育成）であるとするならば、教育的機能はソーシャルワークのより具体的な方法や理論などの支援の基本となるような専門性の育成であるといえる。

＊ Kadushin A, Harkness D（著），福山和女（監）：スーパービジョン イン ソーシャルワーク，第5版，中央法規出版，東京，2016.

表7-1 スーパービジョンの機能

機　能	確認項目	明確にするポイント	SVrとして求められるもの	SVeとして得られるもの
管理的機能 ・何をしたか ・何をしようとしているか	①職務・職責，役割・機能を確認する	・仕事上の立場・職位・責任の範囲	・所属組織とソーシャルワーク部門の目標や関係の再認識 ・組織として取り組む必要がある課題を認識する ・組織としてSV体制を組むことによって，ソーシャルワーカーチームの形成を具体化する	・組織の一員であることの自覚や責任を感じることができる ・組織のなかの自分の位置づけを確認することができる
	②業務援助行動の計画性を確認する	・目的，計画，期間，援助内容，具体的効果		
	③業務・援助の効果・予測を確認する	・効果 ・限界		
	④業務・援助の考え方・視点に社会福祉の専門性に関する理論・情報・技術・価値を活用したかを確認する	・理論，知識，技術 ・情報 ・価値		
教育的機能 ・何が不足しているか ・何を補足するか	管理機能の4項目について具体的方法論や不足部分を確認（育成）する。とくに③④については，さまざまな視点があることから多様な視点で涵養していく		・自らの実践を振り返り，言語化する ・理論や知識，技術・価値を深め，高める ・上記より高度な専門性を有するソーシャルワークチームを形成する	・ソーシャルワーカーとして学び続ける必要性を自覚することができる ・今までの学びから身についているものを確認することができる ・専門職として力をつけるために必要な学びを自覚し，取り組んでいくことができる ・段階的に学ぶことによって自信を身につけることができる
支持的機能 ・何を悩んでいるか	管理機能の4項目にまつわる悩み，不安，自信喪失を確認する。とくに④の価値の活用についてはソーシャルワーカーのアイデンティティ確立につながっていく	悩み 不安 自信がない	・サポーティブなソーシャルワーカーチームを形成する ・ソーシャルワーカーの定着化を図る ・組織のソーシャルワーク力の安定と向上を図る	・安心感が生まれ，モチベーションが維持される ・ソーシャルワーカーとして責任を感じるとともにソーシャルワーカーチームに守られていることが自覚できる ・ソーシャルワーカーとして，個としてのアイデンティティ形成ができる

福山和女（編著）：ソーシャルワークのスーパービジョン；人の理解の探求，ミネルヴァ書房，京都，2005, p205. より引用・改変

　教育的機能によって，SVeは，専門職として身につけてきているものを確認し，これから必要なものを確認することでこれからの目標を明確にすることができる。またソーシャルワーカーの職務について確かな実感がもてるようになり，ソーシャルワーカーとしての専門性の実感を得ることができるようになる。

③ 支持的機能；何を悩んでいるか

　支持的機能とは，その心情や気持ちを受け止め，確認することによってソーシャルワーカーとしてどのような状態にいるのかを明確にし，サポートをしていく機能である。

　新人や経験の浅いSVeは，業務の方法や結果に自信をもつことができず，不安になる場面が多くある。他職種からの叱責があったり，周りのソーシャルワーカーがてきぱきと動いているなかで取り残されたような疎外感をもったりすることもある。それは，専門職を目指して意欲的であるほど不安に陥りやすいといえる。

　具体的には，SVが日常の業務のなかで行われる場合，SVrはSVeの普段の行動や振る舞いに関心をもち，見守り，見つめる姿勢が必要となる。指導という立場だけでなく，SVeが抱えている率直な思いを吐露することができる時間と関係づくりを意図的に行い，できていること，努力していることを言葉にして伝えることが必要である。

　SVeをサポーティブに見守る姿勢はSVrだけが行うのではない。ソーシャルワーカーチームとしてサポート機能が発揮できるような組織づくりが必要である。チームとして人材育成に取り組む文化を醸成することが求められる。

　SVは，常に支持的機能を基盤に置いて，管理的機能と教育的機能を状況に合わせて組み合わせながら実施されるもので，各機能が単独で行われることではない。

III スーパービジョンの形態と方法

① 個人スーパービジョン

個人SVとは，SVrとSVeの1対1で構成された場面で，定期的にあるいは必要に応じて行われるSVをいう（**図7-1a**）。

個人SVは，SVrとSVe相互のプライバシーが保たれる。さらにSVe個別のニーズに合わせて時間を使うことができる。個別に対応するためSVeのニーズに十分焦点を当てることができ，SVe自身の自己開示がしやすく，気づきを深めることができる。SVeにとっての個人は実践現場でのストレスから生じた傷を癒し，疑問を解き，活力を補填する避難所となり得る。SVrにとってもSVeの成長段階に応じて，注意深く，丁寧に対応することができ，SVeの課題に広範囲に介入することができるため，その課題に挑んだり，課題を通じてSVeを育てたりすることができる。

留意点として，1対1であるということから，関係性の豊かさに欠ける面があり，居心地が悪い場所になってしまう危険性があげられる。SVrの言葉が威嚇に聞こえたり，転移や投影が生じたり，双方の客観性を失わせることもある。SVrはとくに自らの権威に敏感であることが求められる。

② グループスーパービジョン

グループSVとは，一人のSVrと複数のSVeによって構成された場面で行われるSVをいう（**図7-1b**）。

パーソナリティや専門領域もさまざまで，異なった成長段階にある複数のSVeが参加していることによって，SVeは，多くの共感や幅広い視点などを得ることができる。複数のSVeより承認を得られることによって自信や明日への力を得ることができる。

個人SVにある閉塞感を強く感じることなく，SVを受けることができる。また参加しているほかのSVeも同じ時間を共有することで，自分自身を振り返り，気づきを得ることができる。反面，複数のSVeに対してSVeの悩みや組織の課題がオープンになることから，プライバシー保護の配慮や，メンバーによってはオープンにできない課題も生じてくるため，取り上げる課題や介入方法に配慮をする必要も生じてくる。

SVrは，複数のSVeの一人ひとりを観察し，さらにグループダイナミクスにも注意を払う必要があることから個人と全体を把握する複眼的視点が必要となる。またプライバシー保護に限界があるため，グループ内のルールやSVe自身が自分のプライバシーを考慮する視点を身につけることを示唆する必要もある。SVeだけでなく，参加しているほかのSVeに対しても質問や意見の表明方法について，傷つけたり，決めつけたりしないように相手を尊重したコミュニケーションが図られるよう配慮が必要となる。この点は次のピアSVでも同様である。

③ ピアスーパービジョン

ピアとは仲間を指し，ピアSVとはSVrはいない状態で仲間である複数SVeによって行われるSVをいう（**図7-1c**）。

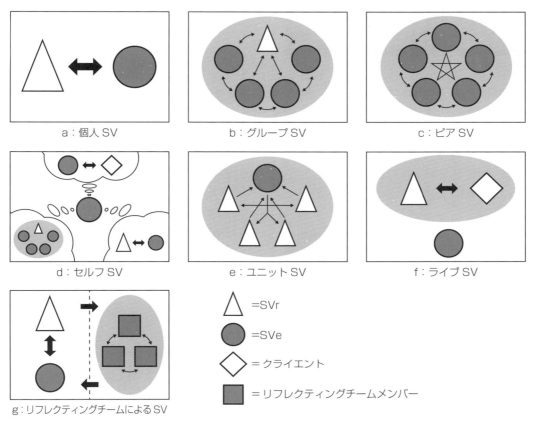

図7-1 スーパービジョンの形態

SVの必要性はあっても，SVrを得ることができないときや同じ課題を抱えている仲間同士が気軽に自分自身を振り返る機会としてピアSVも有効なSVといえる。参加しているメンバーが全員が発言できるような仕組みをつくり，視点を広げるなかで気づきが得られるような機会とすることが望まれる。

留意点としては，SVrがいない状況でもSVのルールにのっとり，相手を尊重するバーバル・ノンバーバルコミュニケーションを心がける点，批難や自己中心的な受容で終わることのないようにする点があげられる。また，グループSVと同様にコミュニケーションが図られるよう配慮が必要となる。

④ セルフスーパービジョン

セルフSVとは，すでに何らかの形態でSVを受けた経験があるソーシャルワーカーが，SVの方法にのっとりながら自分自身で実施するSVをいう（図7-1d）。

日常忙しく，流れるように支援を行っているなかで，何かしら気にかかることがあったり，思うように支援が進まなかったりしたとき，一度立ち止まってみることは重要である。ケース記録を丁寧に読み返し，アセスメントを振り返り，エコマップのように視覚化してみるなど，客観的に振り返ることで，新たな気づきを得ることができる。SVを受ける前段階の準備という側面でもある。SVを受けるために改めて記録を読み直し，SVrに提出するレポートをまとめていること自体がセルフSVともいえる。

⑤ ユニットスーパービジョン

ユニットSVは，一人のSVeに対して複数のSVrがSVを行う形態をいう（図7-1e）。組織として新人を育て，人材を育成していくというSVの機会であるという視点をメンバー全員が理解し，実施・参加していく。留意点として，それぞれのSV内容の違いを非難することにならないこと，SVeのよさを必ずとらえることなどがあげられる。

⑥ ライブスーパービジョン

ライブSVは，SVrがクライエントを支援している場面にSVeも同席し，SVrが行う支援を直接観察する形態をいう（図7-1f）。実習生や新人研修の一環として実施されることが多い。ライブSVには利用者の協力が不可欠で，了解を得る必要がある。

SVeは目の前で展開されている支援を観察することができるため，SVrの支援方法，利用者の反応など，直接的に学ぶことができる。

留意点としては，協力を依頼する利用者に対して，丁寧な説明の下に協力を依頼することが必要である。SVeといえども，他者が介入することでワーカー－クライエント関係は影響を受ける。さらに利用者のプライバシーがどのように守られるのかも明らかにして，安心を伝える必要がある。ソーシャルワーカーであるSVrは利用者にとって，大切な支援者であり，NOと言いにくい立場であることを十分認識する必要がある。しかし協力することは利用者にとっては，マイナスな面だけでなく，支援を受ける立場から協力者という立場への転換を体験する機会を得ることになる。

⑦ リフレクティングチームによるスーパービジョン

リフレクティングチーム（以下，チーム）を活用したSVは，個人SVとチームに分かれ，個人SVセッションをチームが聞くことからスタートする（図7-1g）。

メンバーは，リフレクティングチームによるスーパービジョンに参加を希望したSVeやSVr候補者などである。メンバーはリフレクティングチームの会話のルールを身につけておく必要がある。具体的には個人SVの内容（文脈）に基づいた会話で，断定的な話し方は避け，多様な選択の可能性が広がるような会話をすること・否定的なことは言わないこと・チームのメンバー同士で話し，視線で会話を縛らないことなどである。また，このときチームはバーバル・ノンバーバルを含めて目の前で行われるSVに影響を与えないような聞き方が求められる。

個人SVのセッションの区切りがついたところでチームが個人SVの内容を聞いて感じたこと，気がついたこと，アイデアなどをチームのなかで話す。SVrとSVeはチームの話を聞くことに専念する。チームの話し合いは，SVeに焦点を当てて，SVeが抱えている課題に対して共感的に理解し，SVeの視点をより自由で多様な視点を提供することができる。SVrに焦点を当てることでは，SVrをサポートし，さらに有効な助言や指導が行えるような視点を提供することができる。SVrとSVeのコミュニケーションに焦点を当てるとより会話が促進されたり，見落とされたり，見逃されている視点を明確にし，SVを深まりが生まれてくることが期待できる。このときの内容は，個人SVのセッションの内容から離れたり，断定的な発言をしたりすることは避け，選択肢が広がるような会話が求められる。

次に個人SVのセッションに戻り，チームの話を聞いて感じたことなどを話す。このような話すこと（外的会話）と聞くこと（内的会話）を分け，丁寧に行きつ戻りつする仕組み（セッション）を2～3回繰り返し，個人SVセッションで終了する。最後にSVeはチームのアイデアも含めて取り入れたい内容を主体的に選択し，感想を述べる。

このチームを活用するSVは，個人SVの閉塞性を和らげ，多様な視点やアイデアが提供されることでSVeは自由な選択が可能となる。SVrにとってもチームのサポートを得ることでSVに広がりや安心感をもつことができる。またチームもSVrの立場よりも自由で客観的に会話することができ，自分の内なる声をしっかり聴くことが可能となる。またSVrとしての学びの場ともなり，SVrとしての力をつけていくことも可能となる。

　留意点としては，複数の参加者によるSVであることからほかのSVと同様にプライバシーの配慮する点と一方的にSVeを傷つけない会話や断定的で批判的ではない会話を身につけること，聞くことと話すことを分けて専念するという方法を身につける必要がある。

IV スーパーバイザーに求められる力量と姿勢

① スーパービジョンは安全で安心が保証される場である

　SV関係におけるSVrとSVeの関係は，SVeであるソーシャルワーカーと利用者との関係とパラレルな関係である。SVのなかで，SVrがSVeの人格を傷つけ，人権を守らないような発言を繰り返した場合，SVeであるソーシャルワーカーは利用者に対して，SVrが取った態度を利用者に向けて行う可能性があることをよく理解しておく必要がある。

　SVeの人権が守られ，サポートされる関係のなかでSVeは安心して自分の思いを言語化することができ，自分自身を吟味することができるようになる。それが利用者によい影響を及ぼすことにつながる。SVrはSVが安心できる場になるように心がける必要がある。

② スーパーバイザーがもつ権威を自覚する

　SVrはSVeにとっては，経験豊かで，高い専門性をもつ指導者である。それはSVeにとって，頼りになる，安心できる存在といえる。反面，権力をもつ人ともとらえられる。さらにSVrの威圧的な発言や態度はSVeを委縮させ，SVrが脅威な存在ともなり得ることを理解し，SVrとしての振る舞いに注意する必要がある。

③ スーパーバイジーをアセスメントする

　SVを開始する前には，SVeをよく理解するために多方面からアセスメントすることが必要である。SVを受けたいという意欲があるSVeは成長したいという気持ちも強く，向上心がある人といえる。しかし，仕事上の役割・職位だけでなく，家族のなかの役割，地域での役割，ほかにも趣味のサークルなど複数の役割を担っていることも考えられる。SVのなかで課す課題が大きな負担になることも考えられる。また，育った環境，大切にしている信条，価値，困難なことに立ち向かう姿勢などSVを行ううえで重要な点になることもあり得るため，十分にアセスメントを行う必要がある。とくに外部のSVrの場合は日常のSVeの様子がわからないため，いきなりSVに入る前に，相手を理解するセッションや毎回のSVの前に最近の状況や今の疲れ具合などを確認する時間を設けることも大切である。

④ スーパーバイジーが求めているものは何かを見極める

　SVでは，SVeがどのような目的でどのようなことをどのように求めているかをSVrが見極める必要がある。SVeが今，大きな課題に直面し，思うように動けず，力が弱っていて，やるせない気持ちでいるときに，SVrがSVeの足りない知識や技術を教育的機能で補うと，SVeのやるせなさはより増加し，「やっぱりソーシャルワーカーには向いていない」と強く感じさせる結果になることもある。SVrの立場からは，足りないものが見えても，先にそこから指摘するのではなく，例えば難しい課題に対して逃げずに取り組んでいるSVeの姿勢やスムーズにいかなかったことをSVに取り上げようとしているSVeの姿勢を評価し，きちんと認めたうえで，この機会をステップにして成長して

いくための課題を教育的機能を用いて行うことが，SVeの成長につながると考えられる。

⑤ スーパーバイジーをクライエントとして支援をしない

SVはソーシャルワーカーを専門職として育成するためのソーシャルワーク技術である。SVeをクライエントとして支援することではない。SVのなかで，SVeが抱える個人的な課題に対してカウンセリングなど，支援が必要と判断したときはSVrが実施するのではなく，専門機関や専門家に委ねることも検討する必要がある。

⑥ スーパーバイジーが醸し出すノンバーバルコミュニケーションに注意をはらう

SVeが約束の時間に遅れてくる。休みがちになる。SVに身が入っていない。逆にSVrの意見をそのままそっくり丸のみにする。SVrの意見をほめたたえる。このようなわかりやすいサインばかりではなく，ちょっとした変化にも注意を払うことが必要である。何かSVeに起こっていることに配慮が必要なこともある。SV関係に課題がある場合もあれば，職場のこと，プライベートな面で困難を抱えていることも考えられる。SVeの小さな変化にも気づける観察が必要である。

⑦ スーパーバイジーの成長段階に応じたスーパービジョンの提供

新人のころに求めるSVr像は，権威ある案内役であり，頼りになる指導者であることが多い。管理的機能を中心としたSVとなることが多く，集中的に徹底的に行われることが多い。しかし，経験を重ね，中級や上級のSVeの場合は教育的機能を中心としたSVとなる。また，SVeが一段成長する変容の段階では，SVrは見守る必要もあり，SVの内容やかかわり方を変化させる必要がある。

⑧ 共に学ぶ姿勢をもつ

SVは，経験のあるSVrが経験の浅いSVeを育成していく過程ではあるが，SVrもSVを通して，自分自身を振り返り，またSVeに語ることを通して，知識を確認し，理論を再確認するなど，SVrも学ぶ姿勢をもち，共に学び合う姿勢で臨むことが重要である。

V 実習スーパービジョン

1 現場と養成校の協働による実習プログラミングの必要性

　国家資格である社会福祉士の養成課程は専門科目と演習，実習によって構成されている。社会福祉士養成にはその実習（以下，社会福祉実習）が欠かせない重要な位置を占めている。これからの社会福祉を担う社会福祉士の養成は教育機関だけでなく，社会福祉の実践現場がその一翼を担っている。専門職である社会福祉士の養成において実習SVが果たす役割は大きい。

　実習教育におけるSVは，職員に向けて行うSVと同様である。実習指導担当者であるSVrと実習生であるSVeによって展開され，SVの三機能である管理的・教育的・支持的機能を用いて実施される。SVを行うとき，実習生であるSVeの人権を守り，尊厳をもって対応することは職員に向けて行うときと同じである。職員へのSVとの違いは，実習生は実習期間が定まっており，一定期間を過ぎるといなくなる人であること，実習生は教育機関に所属し，実習指導に教育機関も責任を負っており，教育機関と実践現場が協働で行うSVであることがあげられる。

　このため，社会福祉実習は，専門職養成を行っている教育機関の長と専門職が活躍している実習施設の長が組織として契約し，取り組むものである。また，実習施設の施設長の承認のもと，ソーシャルワーカーの業務として取り組み，ソーシャルワーカー部門だけでなく，業務のなかでかかわっている各部署や他機関も含めて，実習をマネジメントし，プログラミングすることが必要である。

2 教育機関の実習方針や目標を理解する

　実習は教育機関と協働で実施するものであることから教育機関，および実習指導担当教員と良好なコミュニケーションを図っておくことが重要である。実習施設の特徴や現状から提供できる実習内容に限界もあるため，教育機関の実習目標や方針とのすり合わせが必要となる。教育機関が開催している実習報告会やSVr会議に出席することで，実習方針などを確認したり，ほかの実習受け入れ施設での実習状況を共有したりすることができる。実習中は，週に1回は担当教員による帰校日指導や巡回指導を必ず実施するため，その機会に実習SVの状況や実習体制の確認などを行うことができる。

3 実習プログラムの作成と分担

　実習指導は担当のSVrを決め，責任を明確にすることが組織としても実習生にとっても必要である。しかし通常の業務を担いながらすべての実習指導を担うことは，SVrにとって過重な負担となる。ほかのソーシャルワーカーや他部署を巻き込み，協力を得て，実習プログラム案を作成することが重要である。組織として実習教育に取り組み，かかわることで職員研修の機会としたり，チームづくりの機会とすることもできる。実習プログラムは段階的にソーシャルワーク実習ができるように組むだけでなく実習生の意向や特徴に応じて変更できる柔軟性も必要である。

④ 実習生をアセスメントする

教育機関から送られてくる実習生の個人調書など学生のプロフィールに目を通し、事前のオリエンテーションなどで、実習生がもっている実習の目的、実習計画を確認することと合わせて、実習生の考え方や得意としていること、コミュニケーションや人とのかかわり方の特徴、困難なことにぶつかった際の対処法などを注意深くアセスメントし、想定されるリスクも含めて実習プログラムを検討することが大切である。実習生に対するアセスメントは実習開始後も継続して行うことが必要である。

⑤ 健康面やストレス状況に配慮する

大学で事前学習を重ね、準備をして実習に臨んでいても、慣れない通勤、慣れない場所、慣れない人間関係のなかで一日過ごす実習生は思っている以上にストレスがかかっていることが予想される。さらに毎日の実習記録は実習生にとっては負担となり、睡眠時間を削っている場合もある。自分自身が大変な状況にいるということを自覚し、どのように対処していくかを考えることも大切な自己覚知の場面と考えられる。実習生の様子を注意深く観察し、最初から多くの負担にならないようなプログラムや課題に対する配慮が必要である。

⑥ スーパービジョンの時間を確保する

実習生にとって実践現場は想像以上に目まぐるしく、圧倒的な迫力で迫りくるような世界で、何をどう質問したらいいのか、何に疑問をもてばいいのか、戸惑うことが多いと想定できる。気になることがあっても忙しく動くソーシャルワーカーに声をかける勇気すら出てこないこともある。質問はいつしてもよいという声かけと併せて、実習を開始する朝の時間、実習を終える夕方、5～10分であってもSVの時間を確保し、朝であれば昨日の実習で気になったことや今日の実習目標の確認、夕方であれば、今日の実習で気になったことや感想などSVrと話す時間を設けることで実習生は落ち着いて質問をしたり、自分と向き合う時間をもつことができる。

⑦ 演 習

1）事例の実習生に対して用いられたSVの2つの機能（管理的機能・教育的機能）における根拠や違いを検討し、さらに支持的機能としてどのような対応がなされるべきか（モチベーションを上げる対応とは何か）検討してください。

> **事例**
>
> ソーシャルワーカーを目指している実習生のAさんは大学の社会福祉学科において実習教育を受けて事前の準備も整えて意欲的に実習に臨んでいる。
>
> 実習初日は、実習指導者（SVr）によるオリエンテーションを行い、まずは実習施設やソーシャルワーカー室に慣れることを目標に徐々に実習を進めていきましょうと伝えられた。
>
> 2日目となる今日は、ソーシャルワーカー室にどのような人が訪ねてくるのかについて理解していくようにと課題を出し、SVrは席を立った。戻ってみると、Aさんは利用者と来談の経緯などについて立ち話をしていた。ここで次のSVが行われた。
>
> 【検討内容】
> ○管理的機能：すぐに実習生と利用者の間に入り、実習生が利用者の事情を聞くことをやめさせ、SVrであるソーシャルワーカーが代わりに相談内容などを確認し、実習生には席で待つように指示をする。
> ○教育的機能：今の場面で、なぜSVrが実習生とすぐに交代したのか、そうした理由を考えてみるように課題を出す。

2）事例において，管理的機能では，SVrとしてどのようなリスクマネジメントが求められたか，教育的機能では，より効果的な方法論について，支持的機能では，下記の議題内容を踏まえて検討してください。

〔管理的機能〕

①Aさんはまだ2日目であり，利用者と話をするという課題は出されていない。利用者とコミュニケーションをとるためには，利用者の特徴やコミュニケーションをとる姿勢，内容，限界などの事前の準備が必要である。

②実習は指導者の指示に従う必要があることをAさんが理解するように指導を行う必要がある。指導に従うことが，利用者の権利を守ることであり，実習生を守ることでもあることを理解する機会となる。

③ソーシャルワーカー室を訪ねる利用者はすぐ相談内容を話し始める可能性が大きい。実習生の立場で相談の内容を聞いてしまったとき，対応ができないだけでなく，プライバシーの漏えいにもつながる。またソーシャルワーカーが再度利用者から話を伺うとき2度も同じ話をさせてしまうことになる。

〔教育的機能〕

④実習先で展開される一つひとつの行為が意味のある実習行為であることを確認し，単に失敗したという体験ではなく，なぜ？　と考えることができる機会とし，ソーシャルワーカーは根拠をもって動いていることを伝えていくいい機会とするための方法とは何か。なおSVrがすべて教えるのではなく，まずAさんがなぜかと問いを立てて考える機会も大切である。

⑤大学において事前に学んでいる理論が実践でどのように展開されているかをAさん自身が気づける機会とし，実習の目標の一つになるような指導の方法とは何かを考える。

参考文献

- 矢原隆行：リフレクティング；会話についての会話という方法，ナカニシヤ出版，京都，2016.
- ロバート・E・リー，クレッグ・A・エベレット（著），福山和女 他（監訳）：家族療法のスーパーヴィジョン；統合的モデル，金剛出版，東京，2011.
- 日本社会福祉士会（編）：社会福祉士実習指導者テキスト，第2版，中央法規出版，東京，2014.

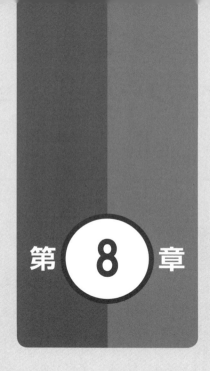

第 8 章

専門職育成のための
スーパービジョンの深化

　本章では，スーパービジョンの技能を深化させるために，スーパービジョンのさまざまな視点，認定社会福祉士制度上のスーパービジョン，機関内外における専門職育成のためのスーパービジョン，自己覚知の必要性を確認する。
　ソーシャルワークの公準性を踏まえた，その人らしいスーパービジョンの実現を目指す。

I 包括的なスーパービジョン

① スーパービジョン／スーパーバイザーとは

スーパービジョンの動詞形であるスーパーバイズ（supervise）の語源は，中世ラテン語のsupervidere からきており，日本語訳では，管理・監督という意味合いであるが，ソーシャルワークではそれ以上の意味合いをもつ。よく忘れがちなことはバイジーにもスーパーがついているという点である（**図8-1**）[*1]。

1880年ころより行われたスーパービジョン（以下，SV）では，経験者や管理者が経験の浅い実践者に対して管理的な SV を実践することから始まり，教育的機能，支持的機能へと進展していった。その変遷や定義は，**表8-1**にあるとおりである。近年の経験が豊富なソーシャルワーカーであっても SV を受けるという認定社会福祉士のあり方はこれまでにない SV 体系ともいえよう。

ところで，どのような学習や経験があればスーパーバイザー（以下，SVr）として相応しいのだろうか。熟練者であっても，同様の専門領域の経験があったとしてもよい SVr とは限らない。さらにスーパーバイジー（以下，SVe）体験や SV 学習体験，振り返り体験なども重要な要素である（**図8-2**）。

では，どのような SV のあり方が一般的なのであろうか。SV の目的や目標はおおよそ共通性の理解はできても，SV のスタイルについては SVr や SVe により質的な違いがあり，SV 関

| SUPER 上から | + | VIDERE 見る |
| 英語 OVER | | to watch to see |

図8-1 スーパーバイズの語彙

係については，どのような SV の場をもちたいか SVr-SVe との事前面談で相互理解しておく必要がある。そうでなければ，相互にミスマッチな時間を持ち続けることになる。よくある例として，組織から依頼を受けた SVr の場合，"運用側の組織とその組織の SVe" との認識の違いによるミスマッチがあげられる。

またケース SV の責任の所在は，所属，SV 体系や契約内容により異なる。ケースへの影響に責任をもつという契約から，基本的に責任は SVe 側にあるとする契約まである。なお SVe が SVr に対して抱く不満でもっとも多かったものは「SVe が突き付けた要求に関して，SVr が機関の運営管理側と対峙することを躊躇すること」であったというが[*2]，このような状況をどう打破するかは SVr にとって大きなテーマである。

② スーパービジョンの機能

ソーシャルワークにおける SV の機能には一般に前述したように管理的，教育的，支持的機能があるが，ソーシャルワーク領域を超えてみればそれ以外の機能があることがわかる（**表8-2**）。SV は SVe に合わせて柔軟に取り組む必

---

*1 Kadushin A, Harkness D, 福山和女（監）：スーパービジョンインソーシャルワーク，中央法規出版，東京，2016.
*2 Kadushin A, Harkness D, 福山和女（監）：同掲書，2016, pp.45-89.

表8-1 スーパービジョンの変遷

1877年　ニューヨークのバッファローで始まった慈善組織協会（charity organization society；COS）の重要な支援の一つが友愛訪問（「施しでなく，友情を」）で，ボランティアの友愛訪問員に対し，現代のSVを実施した。 1895年　Gardinerは友愛訪問の「ミスによる悪い結果」は，「適切なSVによって容易に防ぐことができる」とし，現代のSVの3つの機能が確認できる。 1904年　Brackett J.R.「Supervision and Education in Charity」にて，初めてSVという用語をタイトルにした教科書が出版された。ここでのSVは官公庁や協議会が福祉領域の相談機関・施設に対して行うSVであった。プログラムや機関における点検や再評価という意味合いで，徐々に感情面を支える義務等が追加されていった。 1911年　初めてのSV短期コースがラッセル・セージ財団慈善組織部（部長Richmond ME）後援で用意された。SVはCOSの必要な側面。 1936年　Robinson VP「Supervision in Social Casework」：初のソーシャルワークのSV教科書で，SVの定義を「教育的プロセスであり，確かな知識と技術をもつ人が，責務をもって，それらが不足している人にトレーニングを提供すること」とした。	*Encyclopedia of Social Work* 1965年初版のSV定義「教育的プロセス」 ⇩ 1971年16th「SVが仕事を遂行し，組織的管理と説明責任を維持するプロセス」と規定された。 ※貧困撲滅運動が展開した社会福祉，保健および一般対人援助プログラムの急速な拡大の影響で管理的機能が強調 ⇩ 1995年19thのSV定義「管理，教育，支持の相互補完的特徴に取り組むもの」 調査によるSV内容 1977年ウィスコンシン保健福祉局調査：SVrが実際に実施している業務は管理的SV 60%，教育的SV 10%であった。生産的な士気レベルの維持というSVrの管理責任が強調された。 1989～1992年Kadushin調査：もっとも重要なSVの機能についての質問に対し教育的SV 44%，管理的SV 32%，支持的SV 24%と回答された。 NASWのSV定義（2013）[※] SVとは，SVeのコンピテンス，行動，倫理的実践の開発への責任とその説明責任が生じるなかでもたれるSVrとSVeにおける関係性である。SVrは，実践においてSVeがソーシャルワーク理論，標準知識，技術，コンピテンシーと倫理的事項を用いるために直接的に指示する責任がある。双方に共同的プロセスで役割を実行する責任がある ※ National Association of Social Workers：Best practice standards in social work supervision, NASW, Washington, 2013.

NASWのSV定義（2013）を除き，Kadushin A, Harkness D, 福山和女（監）：スーパービジョン イン ソーシャルワーク，第5版，中央法規出版，東京，2016. pp1-44. を基に作成

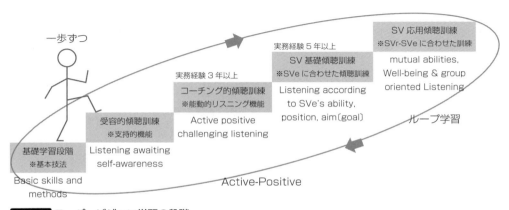

図8-2 スーパービジョン学習の段階

表8-2 スーパービジョンのモデルと機能概要

領域	ソーシャルワークSV	カウンセリングSV	対人援助職SV		専門職SV
主な焦点	SVr	SVe	SVr/SVe		SVr/SVe
機能内容	管理的 SVe実践における所属機関（業務）の規範等の担保	規範的 クライエントの権利遵守や専門倫理等を踏まえたSVeの実践におけるモニタリングや評価	質的 SVeの倫理にのっとった仕事の質の管理と責任の担保	⎫ ⎬ ⎭	公準的 自己の実践について専門職の倫理綱領や技能等との照らし合わせ（反芻） ※全機能の基盤や中枢になる
	支持的 伴奏的態度，SVeの内省への受容・共感	修復的 クライエントとの関係性の修復を含むSVe自身の傷つきや疲労の回復	資源開発的 SVe自身のストレス理解やその対処への支援やSVeの承認（存在の保証）		
	教育的 SVeのSW理論や技能の担保，それらの確認や内省	形成的 SVe自身の技能や専門職性の開発	発展的 内省・検討にてSVeのスキルや理解力・能力の発展		

国重浩一，他（訳）：心理援助職のためのスーパービジョン，北大路書房，京都，2012, pp.68-72. をもとに作成

要があることからもSVrがさまざまな視点を得ていくことが必要である。

このとき，教育的機能と管理的機能は，根拠や説明責任を果たせない場合，SVr側の好みや価値観の押しつけとなることがあり，ハラスメントのリスクも高くなることを理解しておく必要がある。低い技能でもできた気持ちになるため質が担保されず，ここにのみ特化するとSV関係自体の成長へ悪影響を与えることがある。

本書では，管理的機能の基盤としてよりソーシャルワークの価値に重きを置いた反芻性をもつことを推奨するため「公準的機能」を追加した。この機能は，ミクロ〜マクロレベルまでの実践においてもソーシャルワークの価値・原理等に適っているかとらえていく機能である。ほかの機能をも支える機能といえる。さらにこの中枢には，SVrやSVeならではの価値やストレングスが滲み出るという視点をもつ。最終的には，公準性を超えるようなそのSVrやSVeならではの"らしさ"が出ることを意味する（図8-3）。

ところで，SVはたとえ職務における内容を扱いプライベートな部分は範疇にしないという規定があったとしても，時に食事・運動・睡

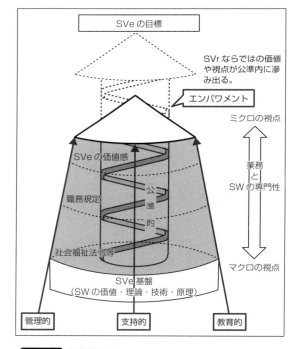

図8-3 公準的機能

眠・休暇などの確認は必要であろう。さらに担当職務・与えられたプロジェクトと過重労働，遅刻・欠勤，人間関係，研鑽や学習なども理解をすることでSVeの力の発揮性をとらえることができる。つまり，メンタルヘルスの悪化が

所属機関内 SV 所属先内部で行われる SV		所属機関外 SV 所属先外部で行われる SV	
依頼（契約）なし		依頼（契約）あり	
OJT での SV 職場内での上司―部下間の SV	**機関依頼 SV／OffJT での SV** 組織側との契約で実行される SV．SWr との契約でないため SVr-SVe 関係や研修内容がマッチングしないこともある	**個人依頼 SV** SVe が選択した SVr と行われる SV	
カテゴリー別：職務等級別，事業別や配置方式別に行われる SV			
形態別：個人 SV／グループ SV／ピア SV／ライブ SV／システム SV／ケース（事例検討）SV			
SV 機能：支持的・教育的・管理的・公準的等			

このほか，機関同士（実習先―養成校）の契約に実習生が入る実習 SV がある

図8-4 スーパービジョンの様態

職務の質に関与することを踏まえた視点である。

とはいえ，SVr の責務は SVe がよりよいスタッフになることを手助けする（職業上のアイデンティティ形成の）ためにあり，よい人物になる（個人的アイデンティティ形成の）ためではないという指摘[*1]はとらえておく必要があろう。所属機関の目的から私的にそれることではないということでもある。

そのため，プライベートにかかわるセラピストのような役割は，根拠のないかぎりとるべきではないとされる[*1]。これには，SV が心理療法となれば，SVe がクライアント，またはその役割をもたせるかたちとなり，本来の SV 関係でなくなることが強調される。そして心理療法を装った教育的 SV は，SV 関係に矛盾するだけでなく，効果的なセラピーの条件にも反しているとされる。また教育的 SV では，SVe は知識と指導を求めて契約するのであり，症状軽減のためではないこととされる。そういう意味では，SVr は教師以上セラピスト未満であることのジレンマがつきまとい，SVr は自らの専門的視点が常に干渉しすぎとなっていないか，継続中の SV を妨げる逆転移現象が起きていないか注意し，対処するべく視点が求められる[*2]。

3　スーパービジョンの様態

SV の依頼方式別と実施形態別による SV の違いは**図8-4**である。SV は，所属機関内で行われるものと所属機関外で行われるものがある。所属機関内で行われるものは実務にもかかわり，契約のないものが一般的である。個人依頼の SV であればあるほど，SVe が選択した SV が行われる可能性が高くなる。このような様態（カテゴリー・形態・機能等）にかかわらず SVr は目の前の SVe との SV を通じて SVe が担当するクライアントやその環境などへの何らかの肯定的な変容を与えていく責任をもつ。

ただし，この変容は，最終的にはクライアント等のウェルビーイングを高めることに寄与すべきであるが，まず SVe の認知的・思考的な変容でもよい。それまでの認識が変わるだけでも大いに支援のあり方が異なる可能性があるため，意義は大きい。SVr としては SV プロセスのなかでの SVe の変容，そして SVe とその環境との相互作用がどのような状態かを理解しておく必要がある（**図8-5**）。もちろん SVr−SVe 関係の相互作用についても話し合うことは大切

[*1] Kadushin A, Harkness D：福山和女（監）：前掲書，2016，pp.213-263.
[*2] Gizynski M：Self Awareness of the superviser in supervision. Clinical Social Work Journal, 6(3)：202-210, 1978.

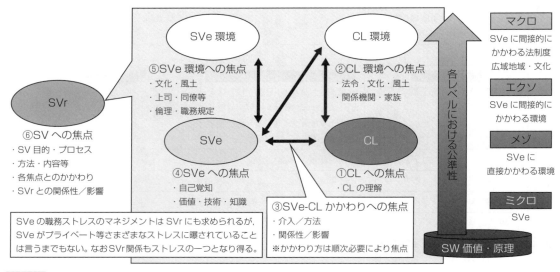

図8-5 スーパービジョンの焦点

④ スーパービジョンにおける課題

SV関係はそもそも上下関係が暗黙の了解にあり、密室での対応が多いためハラスメントや上下関係を助長する心理戦のようなゲームを生みやすい。このゲームにかかわり、近年ではSVe側がマナーに配慮せずSVr側が配慮するということもある。グループSVの場合では、SVe側がSVrをコントロールし、自分たちがしたくないことを拒み、してもらいたいことを促そうとするというような数の論理を持ち込むことがある。このようなソーシャルワークの質が落ちる要因の一つをHowe & Gray[*1]は、SV関係で起こり得る成長につながらない「スーパービジョンゲーム」として紹介した（**表8-3**）。

Kadushin & Harkness[*2]は、SVrがゲームに引き込まれるのは、ゲームがSVrの内なるソーシャルワーカーに訴えるからであり、SVrがかつてソーシャルワーカーであり、個人的問題を抱えている人を助けたいといまだに感じているからであること、のぞき趣味をくすぐられること、（SVrとして）選ばれることは心地よいこと、をあげている。

SV関係は、SVrとSVeの双方の協力が前提である。SVでのやり取りにSVr側が間違った質問や解釈をしてはならないということではなく、SVrとSVeのやり取りの相互作用を通じてオーダーメイドでつくられていくものなのである。クライエントとの関係づくりと同様に時間がかかるものである。だからこそ、ゲームの理解や協働関係がなされなければSV関係は機能せず、課題（**表8-4**）達成はなされないであろう。

⑤ マスターセラピストと評価時の態度

対人援助職が自己の評価を他者から受けたときに示される態度のクラス仮定モデルがある（**表8-5**）。1）～4）の状態は誰しも経験していく段階であり、共通して、①できていること、こつこつとでも取り組んでいることの支持、②（同レベルグループ）学習の推奨による他者受容からの自己受容の経験と後輩への実施へのつ

---

*1 Howe K, Gray I，塩村公子（訳）：個人スーパービジョンの方法．日本社会福祉教育学校連盟（監），ソーシャルワーク・スーパービジョン論，中央法規出版，東京，2015, pp.205-207.
*2 Kadushin A, Harkness D，福山和女（監）：前掲書，2016, pp.265-344.

表8-3 スーパービジョンゲームの要因；上下関係の助長とゲームの理解

【SVr側】	【SVe側】
〈承認のゲーム：マウンティング〉 1）こんなに多くのSVeを指導している（人数自慢） 2）自分はこんなにSV研修依頼が来る！（依頼数自慢） 3）あなたは誰のSV指導を受けてきたのか？（他SVを見下す） 4）あなたはどれだけSVの経験があるのか？（経験自慢） 〈放棄のゲーム：責任回避〉 1）彼らのせい（私はあなたに賛成したいけど，上司が許さないので） 2）かわいそうな私（私の欠点について同情し，支持し守ってほしい） 3）私はチームの一員にすぎない（私は組織よりもあなたたちの仲間） 4）あなたの専門家としての意見は？（SVeの考えでやりなさい。SVrは自分の意見を教えないし指示もしない） 5）そんなことを言ったのは何で？（SVrの心理的抵抗の可能性。意見の相違に向き合わずにSVeの問題にすりかえる） 〈力のゲーム：SVeをコントロール〉 1）誰がボス？（決めるのは私：SVrが決定について地位的権威を使用する）※ 2）上司への報告（この件は上司に報告しなければならない：SVrが上司に報告するといってSVeを脅す） 3）親が一番よくわかっている（あなたにとって必要なことがわかるのは私：SVeを守っているかのように見えるが，SVrが支配している） 4）助けになろうとしているだけ（私が助けてあげる：SVeを救うことによって支配し，SVeの能力を害している）	1）「私はI先生からSVを受けているので間違っていない」＝アピールのためのSVとなり，周囲のSVrを低く見る（権威自慢） 2）私たちは同士：SVeが組織の要求を無視しようとSVrを誘惑し，連合する二対組織 3）私たちはすばらしい：SVrの権威を下げるために，SVeが指示的／同情的な関係をつくる相互賞賛の世界 4）世話をして！ 攻撃しないで！：SVeが援助を必要とする犠牲者の立場を取り助けを求める犠牲者 5）評価は友人がすることではない。私たちは友達同士でしょ（SVrの権威を下げるために個人的な友人関係を築く） 6）あなたも私ほどこのことを知っていれば（こちらが優位：SVeが自身の知識や経験によってSVrを支配しようとする） 7）ところで（こちらの話題：SVeが話題を支配したり，課題に関する話題から免れようとする） 8）失敗を告白するから許して（先まわりして邪魔をする：SVrから指摘される前に自分から失敗や間違いを告白する） 9）私は何もわからないので許して（だめな私：無知と理解力の限界を自ら述べることでSVrに責任を押しつける） 10）御意（あなたの言うとおりにした：決定責任を放棄してSVrのせいにする） 11）ああでもない，こうでもない。どうにかして（混乱：SVeが多くの対立する意見や視点を持ち出して，SVrにそれらの調停をさせる）

※これは「私はあなたの能力よりも高い」（あなたより私のほうが正しい），"私のチーム"は優秀」という上下意識（無意識⇒承認欲求の強さ）が，誰かが上で誰かが下であるという上下関係をつけてしまう差別意識（勝ち組と負け組づくり）であることに目が向かないとその人の周囲では全員が緊張を感じることになる。例えばほかから福祉へ転職してきた人が管理職になったときに「福祉の人は社会を知らなすぎる！」（つまり自分は知っているとの主張）という文言も類似している

Howe K, Gray I, 塩村公子（訳）：スーパーバイジー・スーパーバイザーの関係性. 日本社会福祉教育学校連盟（監），ソーシャルワーク・スーパービジョン論，中央法規出版，東京，2015, pp.205-207. をもとに作成

なぎ，③裏面的他責（攻撃性）の場合，早期の指摘と継続的な他責言動へのSV（方略の学習へ）が求められ，チームで育てていく視点が必要となる。

課長クラスは10年目以上とおおよその年限を記載しているが，数年でそのクラスへ至る者，数十年経っても数年目クラスの者もいる。単純な実務経験年数ではなく，どのような他者とのそして自己との振り返りをしてきたかで決まるといえる。所属組織への肯定的な影響を考慮する視点がこのクラスである。自分のことを指摘する相手の実力が本当にあるか知恵比べ・試し行動をとりながらも，自己を自覚し，成功や失敗から肯定的・客観的に自己の力に変えていく。指摘を真摯に受け止め（主観的な指摘にも温かく受け止め，意見を伝える），自己の行動を変える。自らの動きがチームの活性化にもつながっている。

I 包括的なスーパービジョン　163

表8-4 ケアマネジメントにおけるスーパービジョンの課題

①組織展開を促進する
　仕事の基準作成，モニタリング，適切な実行，説明責任，組織方針の改善，恒常的な評価
②スタッフの役割と責任を明確化する
　スタッフによる自分の業務の理解，達成課題の基準の明確化
③良質で創造的な実践環境をつくる
　ケース検討会を通してのSV，対人援助スキルの向上，現状の問題解決への新しい試み，よい実践への着目，実践体験の共有と相互理解の深化
④関係者がストレスに対処できるよう援助する
　ストレスマネジメント，不十分な点の原因の探究，問題点を解決可能な方向へ変える，職務の計画と管理
⑤創造的な専門職が育つように支援する
　自らの持味を活かした向上，キャリアの蓄積，研修や訓練への積極的参加，専門職の視点と責任の修得
⑥組織に対して全体方針や実践に関するフィードバックを行う
　クライエントおよび同僚のニーズ重視，表面ではなく，根底にあることへの傾聴，ゆとりの保持，情報の共有

野村豊子（訳）：スーパービジョンの6つの課題と具体例．日本社会福祉教育学校連盟（監），ソーシャルワークスーパービジョン論，中央法規出版，東京，2015，pp29-32．をもとに作成

表8-5 他者評価に対する態度とクラス仮定モデル

クラス	特徴
1）初心者クラス	自覚できない。または他者否定
2）実務経験3年目以内の初任者クラス	自覚したくない。または他者否定
3）3年前後～10年未満の主任クラス	自覚するが自己否定（クラス飛びは裏面的他責〔攻撃性〕の場合も）
4）10年目以上のベテラン者（課長クラス以上）	自覚し，成功や失敗や他者の指摘を肯定的・客観的に自己の力に変えていく
5）20年目以上のベテラン者（部長クラス以上）	個々人の変容から組織的な変容への視点へ進む。純粋な謙虚さを持ち，物事を肯定的に変換し周囲の力に変えていく

　20年目以上の特徴は，（自分に指摘してくれる人がいないため）高度な指摘を求め楽しむ点である。低度な指摘の場合，さらっと返す。純粋な謙虚さをもち，物事を肯定的に変換し周囲の力に変えていく。つまり自他を活かし，よりクライエントや同僚の喜び（人間的魅力）につなげ，さらに組織のよさを引き出す楽しみを見出していく視点をもつ。部署や事業の活性化につなげていく。深い洞察力や強い推進力があり，一時的に否定的な感覚を周囲がもつこともあるが結果としてクライエントや環境の変化を起こす（本人が孤立感を味わっていることも多い）。
　このようなベテランのあり方は，「自分がセラピーを受けるなら頼みたい」「自分の大切な人がセラピーを必要としているとき，紹介したい」と思われるような優れた臨床家である"マスターセラピスト"のあり方と類似する（表8-6）。Levitt & Piazza-Bonin[*]は，マスターセラピストについて，①学ぶことに貪欲であり，観察力を磨き，感受性を高めることに力を注ぐ，②学ぶことを楽しむという姿勢は，感情的世界，そしてプライベートな対人関係にも向けられ，他者からのフィードバックを求め，それを歓迎する，③臨床経験を積むにしたがって，臨床的判断のプロセスは自動化され，その機能がいわば「巡航」状態になるわけではなく，むしろ，熟練した臨床家は，そのような自動化を拒み，状況にしっかりとかかわり，深い理解を求めている，とした。Ronnestad & Skovholt[*]は，初心者では認知的にまたは感情的に扱いきれない情報を遮断して安直な結論に飛びつく早まった締めくくりをする傾向の臨床的判断をもち，マスターセラピストは正確さやスピード，効率性などよりも，深く関与し，体験する姿勢，自身の判断についての謙虚さなどをもつとした（表8-7）。このような姿勢はKadushin & Harknessが示したよきSVrのあり方と類似する（表8-8）。

[*] 日本心理研修センター（監）：公認心理師現任者講習会テキスト，金剛出版，東京，2018，pp.33-43．

表 8-6 マスターセラピストの特徴

認知的特徴	感情的特徴	関係的特徴
□ 複雑な曖昧さを歓迎する □ 蓄積された知恵によって導かれる □ 飽くことがない好奇心 □ 人間であることへの深い理解 □ 貪欲に学ぶ	□ 深い自己受容 □ 純粋に謙虚 □ 自己への気づき □ 成長への強い意志 □ 生を情熱をもって楽しむ □ 秘めた強さ □ 活気に満ちている	□ 他者と深くかかわる □ 鋭い対人的知覚と観察力 □ 細やかな倫理的感覚 □ 寛容であるが境界（職務と自己と推察）は明確 □ 人生のフィードバックを歓迎するオープンさ

日本心理研修センター（監）：公認心理師現任者講習会テキスト，金剛出版，東京，2018，pp.33-43. より引用・改変

表 8-7 臨床家の6期発達モデル

1）素人援助期	訓練前の相談相手としての主観的対応	4）初心者専門家期	実務5年程度：クライエントに合わせた理論アプローチの見直しや自己の統合
2）初学者期	簡単に学べ，すぐに使える理論やスキルを求め，現実はうまくいかない。不安が強い	5）経験を積んだ専門家期	15年程度：数多くの臨床経験，自分の価値観等の反映，臨床家としての自分と個人としての自分の線引きと相乗効果，理論や技法の柔軟な使いこなし
3）上級生期	教科書どおり，特定の臨床家の理論モデルに固執・厳格	6）熟練した専門家期	20〜25年程度：職業的人生を振り返り，自身の限界も謙虚に受け入れる

大学院生や臨床家の調査をもとに構成

日本心理研修センター（監）：公認心理師現任者講習テキスト，金剛出版，東京，2018，pp.33-43. より引用・改変

表 8-8 よきスーパーバイザーとは

〈管理的〉
1. 専門職と組織の視点から方向性を与え，対峙を辞さず，建設的で誠実かつ重要なフィードバックを行う。不十分な仕事に対しては，異議を唱え，対峙する心構えも持ち合わせている。
2. 機関の成果とSVeの士気とのバランスを保つ。管理者またはSVeの意見をそれぞれわかりやすく代弁する。

〈教育的〉
3. SVeのストレスの表出に敏感であり，それに応じて柔軟に仕事量を調整する。
4. SVr自身が任務にポジティブに取り組み，専門職の価値を自身の行動に具現化する。
5. SVeの学習と専門性の成長を促す。SVeの自律性に敬意を払いながら，真摯に教育と支持のバランスを取る。
6. SV関係に明朗かつ柔軟な構造を提供する。SVrが自己開示を適切に行うレディネスも含まれる。
7. 間違いや失敗を学習経験の一部として認め，これらを容認し受け入れる。

〈支持的〉
8. 権威的ではない態度でSVeを受け入れる。"サポート"と"純粋の期待"とのバランスがある。押しつけがましくない。心理的に接近しやすく，親しみやすい。SVeグループによい対人関係を形成し維持する。
9. SVeに対し，信頼の態度を示し，それによってSVeの自律性と最良の最適化を図る。SVeがストレングスと自信をもって自立に向けて成長していけることに敬意を伝えている。
10. 日々の業務，優れた業績に対して称賛と承認を提供する度量を備え，進んでこれを行い，気持ちよくできる。
11. 偽りのない感情表出を認め，さらに奨励する。
12. SVeのネガティブなフィードバックや逆転移について，安心して言い訳せずに検討し，建設的な批判に対して寛容である。
13. SVeのプライベートには立ち入らない。プライベート的カウンセリングよりも職務（遂行）に焦点。

Kadushin A, Harkness D, 福山和女（監）：スーパービジョンインソーシャルワーク，中央法規出版，東京，2016. をもとに作成

Ⅰ　包括的なスーパービジョン

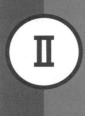

認定社会福祉士制度における スーパービジョン

本節は，認定社会福祉士認証・認定機構のスーパーバイザー登録要領や認定社会福祉の更新要件に示されている内容を引用しながら認定社会福祉士制度におけるスーパービジョンについて解説する。

1 要件・更新要件

認定社会福祉士になるために行うSVは，以下に定める要件を満たしたSVrが，SVeの実践学習と専門職としての知識と技術への訓練を促進・支援するためにソーシャルワークの視点から実施するものである。SVeとなる社会福祉士が，①社会福祉士としてのアイデンティティを確立する，②所属組織におけるソーシャルワーク業務を確立し担えるようにする，③専門職として職責と機能が遂行できるようにする，という3つを獲得することを目的とする。

1）スーパーバイザーの要件

認定社会福祉士制度で認定社会福祉士を取得しようとする者に対してSVrになるためには，認定社会福祉士認証・認定機構（以下，機構）に「スーパーバイザー登録」をした者である。機構に「スーパーバイザー登録」をするためには，登録区分に基づき，①認定上級社会福祉士，②認定社会福祉士を1回以上更新した認定社会福祉士（ただし，更新に必要なスーパービジョン実績について最低2単位は個人SV〔受ける〕で取得していなければならない），③第1号に準ずると認められる者，④その他，機構が認める者，のいずれかの要件を満たしていなければならない。

表8-9 登録申請区分

区 分	要 件
第1号	認定上級社会福祉士
第2号	認定社会福祉士の更新者
第3号	認定上級社会福祉士に準じる者
第4号(1)	社会福祉士
第4号(2)	施設機関等において職員のスーパービジョンを担当している者
第4号(3)	教員等でスーパーバイザーとして豊富な経験と実績のある者

認定社会福祉士認証・認定機構：スーパーバイザー登録要領より引用・改変

ここでいう④その他，機構が認める者とは，経過措置として認定社会福祉士制度施行後10年間に限り，別表1に定める第4号(1)～(3)の要件を満たしている場合は，SVrの要件を満たしているものとみなされる。登録申請には，表8-9の6つの区分がある。

社会福祉士資格を有さない者の場合であっても，施設等でSVを行っている者は第4号(2)で申請が可能である。ただし，第4号(2)のSVeは同一施設および機関の職員に限定される。また，SVr登録をしていない認定社会福祉士が認定社会福祉士の更新または認定上級社会福祉士の取得のためにSVrとしてSVを行うときは，①第1号または第3号のSVrの同席の下で行われること，②第1号または第3号のSVrの指導が受けられないときは，自らがSVrとして行っているSVについて機構が指定する振り返りができる研修会に，SVe個人記録の写しを持参のうえ参加すること，のいずれかの要件を満たしていることが条件となっている。

表8-10 登録要件・申請書類・公表情報

	区分 要件項目	第1号	第2号	第3号	第4号(1)	第4号(2)	第4号(3)
登録要件	資格等	認定上級社会福祉士	認定社会福祉士の更新者	福祉系大学等の教員	社会福祉士であって資格取得後10年以上の相談実務経験があること	福祉施設・機関の職員であって10年以上の相談実務経験があること	福祉系大学等の教員
	SVe経験	必須（注1）	必須（注1）	―	必須	必須	―
	SVr経験	必須（注2）	必須（注2）	必須	必須	必須	必須
	SVr養成研修の受講	必須（注3）	必須（注3）	―	必須	必須	―
	ソーシャルワーク・SVに関する研修の講師	―	―	必須（注4）	―	―	必須（注5）
	SVに関する研究実績・著書	―	―	必須（注4）	―	―	望ましい
	SV説明会受講※	必須	必須	必須	必須	必須	必須
	推薦書	倫理綱領および懲戒の機能を有する日本のソーシャルワーカー団体の推薦書	倫理綱領および懲戒の機能を有する日本のソーシャルワーカー団体の推薦書	機構会員の教育団体の推薦書	倫理綱領および懲戒の機能を有する日本のソーシャルワーカー団体の推薦書	施設・機関の長の推薦書	機構会員の教育団体の推薦書
申請書類	SVr登録申請書（様式第1号）	必須	必須	必須	必須	必須	必須
	SV経験報告書（様式第2号）	必須	必須	必須	必須	必須	必須
	SVr推薦書（様式第3号）	必須	必須	必須	必須	必須	必須
	認定上級社会福祉士登録書の写し	必須	―	―	―	―	―
	認定社会福祉士登録書の写し	―	必須	―	―	―	―
	社会福祉士登録書の写し	―	―	―	必須	―	―
	説明会受講修了書の写し	必須	必須	必須	必須	必須	必須
	実務経験証明書（様式第4号）	―	―	―	必須	必須	―
公表事項	SVrの氏名	公開する	公開する	公開する	公開する	公開しない	公開する
	SVの実施可能地域	公開する	公開する	選択できる	公開する	公開しない	選択できる
	SVrへの連絡手段	公開する	公開する	選択できる	公開する	公開しない	選択できる

注1：認定社会福祉士制度におけるスーパービジョン（個人スーパービジョン）を受けた経験があること。
注2：認定社会福祉士制度におけるスーパーバイザー経験があること。経過措置期間のスーパーバイザー登録をしていない場合は，スーパービジョン実施要綱第2条第4号のスーパーバイザーとしての経験があること。
注3：該当の研修については機構が指定する。
注4：講師経験を必須とする。研究実績・著書についても求める。これらがない場合は機構が指定する研修を受講する。
注5：講師経験がない場合は，受講経験があること。
※スーパービジョン説明会受講前でも登録申請は可能。ただし，書類審査に合格しても，スーパービジョン説明会を修了するまでは，登録手続きが完了しない（「説明会待ち」の扱いとなる）。

認定社会福祉士認証・認定機構：スーパーバイザー登録要領をもとに作成

2) スーパーバイザーの登録要件

各区分の登録要件・申請書類・公表情報を**表8-10**にまとめた。機構にSVr登録をしようとする者は，登録区分に基づき，定められた申請書類を機構に提出しなければならない。登録者の公表情報は区分によって異なるが本機構のホームページで公表される。なお，公表情報の承諾は申請時に申請書に記入することで行われる。

3) 認定社会福祉士の更新

認定社会福祉士制度は5年ごとの更新制と

なっている。認定社会福祉士登録後は，認定社会福祉士を更新していくか，認定上級社会福祉士を取得・更新していくことのいずれかの対応が必要となる。例えば，2018年9月の更新申請対象者は，2013年度に認定申請を行い機構の審査に合格した者になる。認定社会福祉士の有効期間は，認定社会福祉士登録証に記載されているので必ず確認すること。有効期間は，機構の認定審査に合格した翌年度から5年度間，更新手続きは，5年度目の9月に行う。認定社会福祉士登録年度にかかわらず，機構の審査「合格」年度の翌年4月1日を起算日に5年度間となるので留意する。なお，5年度目の9月に更新申請が行われなかった場合，有効期間終了後は認定社会福祉士を名乗れない。ただし，有効期限終了後5年間は効力の停止期間とされ期間内に更新要件を満たした場合は，更新申請をすることが可能である。なお，効力の停止期間内に更新申請ができなかった場合は，認定社会福祉士は「失効」となる。

4）更新要件

認定社会福祉士の資格を更新するには，更新要件をすべて満たし，更新申請を行うことが必要である（**表8-11**）。各更新要件は，認定社会

表8-11 更新要件

(1) 認定社会福祉士であること
(2) 更新する分野での相談援助実務経験が，過去5年以内に2年以上あること
(3) 認められた機関での研修（10単位）を受講修了していること
(4) 定められた実績があること（教育実績，研究実績，社会活動）

認定社会福祉士認証・認定機構：認定社会福祉士の更新要件をもとに作成

福祉士登録後のものが対象となり，認定社会福祉士登録前の実績は更新単位の対象とはならない。

更新要件(2)の相談援助実務経験については，①厚生労働省の通知で定められた指定施設機関および職種，②機構が認める業務の範囲，③相談援助実務経験に関する照会制度を確認すること。更新要件(3)に定める研修単位10単位とは**表8-12**のとおりである。更新要件(4)については，「教育実績」「研究実績」「社会活動」のすべてについて，1内容以上の実績が必要となる（量は問わない）点に留意が必要である（**表8-13**）。

なお更新要件(4)の定められた実績の一部を更新要件(3)の研修単位として扱うことができる。研修単位として扱うことができるものを**表8-14**に示す。

表8-12 更新要件(3)に定める研修単位

科目の分類・名称		更新に必要な単位数	
		必須	選択
分野専門	各分野の制度等の動向（認定を受けている分野に限る）	1単位	
スーパービジョン（①又は②） ①スーパービジョン（受ける）②更新スーパービジョン（集合研修方式）		2単位	
研修受講	①更新特別研修（1単位） ②認定社会福祉士取得に必要な共通専門研修 ③認定社会福祉士取得に必要な分野専門研修（分野不問） ④認定上級社会福祉士取得に必要な認証された研修 ⑤機構が指定する研修		7単位
スーパービジョン	⑥スーパービジョン（受ける） ⑦スーパービジョン（する） ⑧更新スーパービジョン（集合研修方式） ⑨スーパービジョン実施要綱第2条第2項として行ったスーパービジョン		
定められた実績※	⑩認証された研修，認証された研修に相当する研修及び社会福祉士養成指定科目の講師 ⑪相談援助実習指導 ⑫研究会，学会又はそれに準ずる研修会での発表実績 ⑬認定医療社会福祉士の更新		
合計単位数		10単位	

認定社会福祉士認証・認定機構：認定社会福祉士の更新要件より引用

表8-13 更新要件(4)に定める「定められた実績」

	実績の項目と例示
教育実績	①研修会，研究会の講師 　例）・講師依頼（自身の所属機関外からのもの）があるもの 　　　・大学，大学院等の講師（非常勤講師を含む） 　　　・社会福祉士または精神保健福祉士養成に係る相談援助実習指導 　　　・組織外で行うスーパービジョン（認定社会福祉士制度の単位に含まないもの） ②その他，機構が認めるもの
研究実績	①研究会，学会ないしはそれに準じる研修会での発表 　例）・職能団体や学術団体が実施する研究会や学会等における口頭発表やポスター発表，または同等以上のもの 　　　・発表の要旨集など，証拠，根拠があるものを提出できること ②論文発表 ③その他（報告書，著書・翻訳）
社会活動	①職能団体活動 　例）・委員会委員等 ②その他，社会福祉士としての社会活動，社会貢献として，機構が認めるもの

認定社会福祉士認証・認定機構：認定社会福祉士の更新要件より引用

表8-14 更新要件(3)の研修単位として取り扱かえる更新要件(4)の実績の一部

実績	単位の対象	単位数
⑩認証された研修，認証された研修に相当する研修および社会福祉士養成指定科目の講師	・認証研修に相当する研修は機構を構成する団体が主催または委託した研修とする ・対象とするコマは講義および演習とする ・対象とする研修の分野は問わない ・対象とする講師としての位置づけは主たる講師であり，演習等補助者は対象とならない	実施時間15時間を1単位
⑪相談援助実習指導	大学等教育機関から依頼された相談実習指導・相談実習の対象は，原則として社会福祉士養成とする	相談実習担当時間180時間を1単位
⑫研究会，学会ないしはそれに準じる研修会での発表実績	・口頭発表の対象は研究会，学会およびそれに準じる研修会とする。ただし，ポスター発表のみの学会の取り扱いについては別に定める ・論文発表の対象は学会誌や研究誌への研究成果の掲載（実践報告や研究ノートを含む）および著書（共著を含む）とする	口頭発表1単位 論文発表2単位
⑬認定医療社会福祉士の更新	更新期間における認定医療社会福祉士の更新とする	7単位

認定社会福祉士認証・認定機構：認定社会福祉士の更新要件をもとに作成

III 機関内部・外部における スーパービジョン

1 機関内スーパービジョン （成年後見人事業）

1) 後見業務の特徴

(1) 法的権限を行使する立場

　後見人等（成年後見人，権限が付与された保佐人，補助人も含まれる）は，利用者とのサービス利用契約に基づいた関係性ではなく，家庭裁判所の審判に基づき，後見人等という立場を与えられている。また，後見人等になるための資格は法律上定めがなく，後見人等になることができない場合が民法には規定されている（民法第847条，表8-15）。

　表8-15以外の者であれば，家庭裁判所が適任と思われる人が後見人等に選任される。制度が始まった当初は，親族後見人が多かったが，現在は第三者後見人が増加している。2016年に策定された「成年後見制度の利用の促進に関する法律」（成年後見制度利用促進法）に基づく基本計画では，親族後見人をサポートする体制整備の必要性が強調されている。また，身近な地域の担い手として，市民後見人の育成も全国各地で取り組みが進んでいる。

　一方で，成年後見制度は法的権限行使という重責があり，その場合，本人の自己決定権を侵害する（また，しなければならない）こともあるため，権限行使の必要性や判断した根拠が厳密に求められる。この点は，本人の自己決定の尊重や意思決定支援との関係から社会福祉士・精神保健福祉士等ソーシャルワーカーのかかわりがこれまで以上に期待されるところである。

表8-15　候補者の欠格条項

- 未成年者
- 破産者
- 行方の知れない者
- 家庭裁判所で免ぜられた法定代理人，保佐人または補助人
- 被後見人に対して訴訟をし，またはした者ならびにその配偶者および直系血族

(2) 意思決定支援への配慮

　第2章Ⅳ価値を踏まえた実践でも述べたとおり，原則として，成年後見制度の利用者であっても自己決定権が尊重され，意思決定支援が十分に行われる環境を整えることが，後見人等としての大きな役割である。これは民法第858条「成年被後見人の意思の尊重及び身上の配慮」に規定されているとおりである。

　しかし，時に「意思を尊重している」という名目で，利用者本人が拒否をしないことを本人の同意や自己決定と安易にとらえ，代理権を行使していることがある。また，逆に，後見人等として権限を行使しなければ本人の権利擁護が図れない状況であるにもかかわらず，「本人の意思が強固にあるからそれを尊重する」として，自己責任ととらえ，本人を危険な状況に置いたまま放置してしまったり，他の支援関係者にその役割機能を超えた対応を求めてしまうことがある。

　後見人等として，このような実践を振り返る機会がほとんどないのが実情である。当然ながら被後見人等本人は，そのことに対して異議を申し立てることが難しい場合が多い。苦情としてあがらないため，本当に利用者の生活の質の

向上に寄与していたのか，本人のエンパワメントとなっていたのか，実践事例の振り返りや蓄積をどのようにするのかは，職能団体としても大きな課題である。

(3) 受任の仕組みと裁量性

日本社会福祉士会は全都道府県に「ぱあとなあ」の組織化を進め，一定の要件（研修受講，名簿登録，保険への加入，活動報告）の下，受任者を支える仕組みを構築してきた。家庭裁判所も，職能団体に所属し，候補者名簿に載っている会員を専門職として選任している。受任の体系は，個人受任が中心であり，一部では都道府県社会福祉士会の法人後見の担当者としてかかわっている者もいるが，基本的に1人の人が後見人として対応する（複数後見という形も数は少ないがある）。

私たちソーシャルワーカーは，今でこそ，独立型社会福祉士事務所を立ち上げ，実践を行う者も増えてきているが，基本的に行政機関，専門機関，関係機関等に雇用され，その機関のなかでの役割遂行として業務に就いている。日常的な本来業務においては，雇用関係のなかでの指導を受け，職務範囲も定まっている。

しかし，後見業務は，雇用関係はない。また，指導という監督を行う立場は家庭裁判所である。日常的な細かな業務内容についてチェック機能があるわけではなく，家庭裁判所による指導・監督の場面は，1年ごとの定期報告のみである。その内容も，ソーシャルワーカーの専門性の高い身上監護（日常生活の支援）ではなく，財産管理の部分に偏っている。

身上監護の面で，後見人等が悩みを抱え，家庭裁判所に報告をし，相談をしても，「社会福祉士の先生のほうが専門なので」と言われてしまう。家庭裁判所は，財産上の法律行為は明確に指示を出す場合もあるが，ソーシャルワーカーの専門分野である身上監護（生活支援）のあり方については，かなり専門性を評価しているといえよう。「後見人の裁量に任せる」という表現がされるが，これは，後見人の行うことにお墨つきを与える，ということではなく，「専門性に裏づけられた実践であれば，その判断に任せる」という大変重い言葉である。

さらに後見人等は，上司の指導に従うのではなく，自らの力量やあるべき姿を求めることができ，それが本人の利益につながるばかりではなく，自らの成長にもつながることを実感できる場面もある。例えば，本人を取り巻く支援関係者と会議等で話し合いを行ったり，本人の状況を把握し，役割を確認しながら行っていくことで，限られた機能を果たす組織を越えたかかわりができる。人の人生を支えることにかかわるということは，「私の役割はここまで」「これ以上の話は聞けない」ということにはとどまらず，その範囲の広さには自分の知識不足を痛感させられることもあるが，反面，やりがいも感じられるものである。

ところで，「ぱあとなあ」の機能として，受任している会員からの相談を受けることは大きな役割としてあるが，個別事案の細かな内容に立ち入ることは難しく，個人情報の取り扱いとの関係もあり，よく状況が把握できていないなかで相談を受けても適切な助言にはつながらなかったり，「こうあるべき」と強く指摘されることで，相談をした側からすると，「相談しなければよかった」ということになってしまうことも残念ながらある。後見人等の業務は孤独感を感じることが多い。

2) ソーシャルワーカーのジレンマとの関係
(1) 利用者との関係性における立ち位置の違い

図8-6に示すように，後見人等ではない場合，ソーシャルワーカーの立ち位置は本人を中心としてほかの関係機関や関係者ともつながり，ネットワークのなかで本人を支える，という位置づけにあるといえる。一方で，後見人等に選任された場合，その立ち位置は，完全に本人側に移る。もちろん，本人側にいながらもネットワークでつながっていることは変わりはない。

高齢者の事例で考えてみると，ソーシャルワーカーとしてかかわる専門機関は地域包括支

援センターや介護保険を利用している場合はケアマネジャーが考えられる。公的立場である地域包括支援センターと，民間の契約に基づくケアマネジャーでは立場が異なるが，後見人等との違いでいうと，後見人等がその人個人の代弁者であることに対して，専門機関の人々は，代弁された内容について調整していくという点である。

本人の求める生活は理解できるが，この地域でそれが実現可能なのだろうか（地域包括支援センターの視点），本人の希望はわかるが実際に対応できる事業者があるだろうか（ケアマネジャーの視点）というところに対して，後見人等はあくまでも本人の求めること，希望することを引き出し，それが実現できる可能性を探り，周りのネットワークの関係者にも共有を求めていくという立場にある。無理難題を押しつける，ということではない。本人が諦めてしまうのではなく，どのようにすれば実現できるだろうか，ということを共に考え，今できることは何だろうかという視点を忘れずに対応していくことである。本人に寄り添う，とはそういうことではないだろうか。

(2) 自己決定の尊重と保護とのバランス

このように考えていくと，支援関係者としては後見人等が存在することがやっかいだととらえてしまうかもしれない。支援関係者が支援のしやすさを追求すれば，そのようになってしまう。しかし，結果として支援者側の価値観で決定してしまったことが，「本当にそれでよかったのか」とジレンマを感じることがある。ソーシャルワーカーはどのような立場でいたとしても，ソーシャルワーカーの価値を実現したいと願うからである。

一方で，安易に決定を急いでしまう後見人等に対して，関係者から疑問が呈されることも少なくない。これは，後見制度がソーシャルワーカーに浸透してきている効果であろう。後見人等の存在は，真に本人中心主義（パーソンセンタードケア）を貫こうとする力になる。後見人等がいるからこそ，支援関係者側が本人中心主

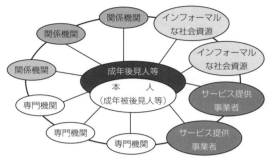

日本社会福祉士会：権利擁護と成年後見実践，第3版，民事法研究会，東京，2019，p253より引用・改変

図8-6 成年後見人等とサービス事業者との連携

義を主張することもできるのである。

そして，どんなに自己決定・自己実現を目指してもそれが難しい場合，そのことを本人，支援関係者とのチームで共有し，後見人等という法的な権限行使できる立場の人が存在することの意味を受任する者が十分に理解している必要がある。根拠をもって権限を行使する（あるいはしない），ということである。

(3) ソーシャルワーカーとしての価値と後見人等に求められる職務

後見人等の権限行使の部分が強調されていたため，職能団体のなかでは，ソーシャルワーカーはこの制度にかかわるべきではない，という意見もときどき聞かれる。「ぱあとなあ」の研修においても，ソーシャルワーカーと後見人の役割の違いを伝えることは多くあった。しかし，今，意思決定支援のあり方が改めて問われているなかで，この権限行使の判断根拠をどこに置くのか，そのことを本人にどのような方法でどのように伝えるのか，そして伝えた後，そのことを本人はどのように受け止め，どのような意向をもっているのかをどのように把握しようとしたのか，さらに本人が求めることへ近づくためにどのような方法を検討したのか，という一連のプロセスが重要だと強調されている。

役割の違いが強調されるのではなく，そのようなとらえ方，考え方を後見人等であるソーシャルワーカーもしっかりと実践していくこと，そして，ほかの支援関係者と共有していく

表8-16 スーパービジョンを意識した事例検討会の流れ

- 事例報告者は報告事例をフォーマットにまとめ、限られた時間内で、何を検討したいかテーマを自らが設定する（報告者が主体）
- 参加者は事例報告を共感的姿勢を基本として傾聴する（支持的機能）
- 報告者が検討したいテーマに沿った質問を受ける質問のやり取りのなかで、報告者が質問者の意図とは異なるところで気づく
- SVより本日の検討テーマを改めて報告者に確認する（適切な質問を参加者から受けることで、本当に検討したいテーマが変わることがある）
- 報告者と参加者によるやり取りのなかで、情報提供やとらえ方の視点の助言、参考となることが出てくる（支持的機能、教育的機能）
- 必ず参加している弁護士に、法的立場からの発言を求める（教育的機能）
- 特に、後見の業務は法的根拠が明確に求められるため、弁護士から触れてもらう（管理的機能）
- 弁護士の話で終わりにさせず、必ずSVrがソーシャルワークの価値や機能を意識してまとめる。「ぱあとなあ」という組織のなかでルールの話をすることもある（支持的機能、教育的機能、管理的機能）
- 最後に事例報告者が振り返り、まとめの発言をする

SVを意識した研修として、倫理研修のスタイルも2017年より変えている。座学による研修だけではなく、実践を行っている会員に対しては自らの実践事例を振り返り、倫理綱領・行動規範を読み込み、グループで報告し合う研修を行っているが、こちらも自らの気づきや実践の振り返りの貴重な機会として好評である。

ことが重要である。ソーシャルワーカーが後見人等として、実務を行うことの意義や必要性を改めて感じる点である。

3）スーパービジョンのあり方

これまで述べてきたように、後見人等のソーシャルワーカーに対する実践の振り返りやフィードバック、今後の実務の見直しに対して、スーパービジョン（以下、SV）が機能することが求められると考える。日本社会福祉士会のSVは、支持的機能は高いが、教育的機能や管理的機能が実施し難いととらえられている。しかし、成年後見人の育成にかかるSVにおいては、この3つの機能をうまく活用することによって、効果が得られる。

(1) 事例検討会を通したグループスーパービジョン

東京社会福祉士会権利擁護センター「ぱあとなあ東京」においては、SVの機能を意識して、「事例検討会」を2017年から新しく構築した。これまでの事例検討会も参考になる、という意見は多かったが、一部には、「課題やできていないことばかり指摘されてつらかった」「こうやりなさいというような発言が多く、状況を知らないのに、と思ったがあえて言わなかった」「弁護士が参加しているが、弁護士による研修のようになってしまっていた」という感想を聞くこともあった。

参考になった、よかった、という意見はやはり、事例を提出した会員本人が主体的に気づきを得たり、参考となる情報が得られたりした場合であったように思われる。このやり方を意識して行っていくために、SVの知識をもち、SVrが検討会を進行していくというやり方を実施しており、概ね好評である（**表8-16**）。

(2) 家庭裁判所が職能団体に求める管理的機能への対応

後見業務は、不正な行為があれば家庭裁判所が職権で解任することができる。過去にも解任された案件はあり、そのたびに、職能団体としてもダメージを受けている。何よりも被後見人や関係者に不安や不信を抱かせてしまうことが大きな問題である。不正行為は財産管理上で発見されることが多いため、国は財産管理の仕組みに注力しがちであるが、明らかな横領事件はあってはならないことを前提として、一方の身上監護面における不適切事案が相当あるのではないかと推測される。

例えば，意思決定支援を基調とするその決定の根拠の有無についてである。その決定に沿って資産が動いている実情を踏まえれば，本来はここをしっかりと精査できる仕組みが必要である。職能団体としてこの問題に応えていくためにも，ソーシャルワーク機能のなかのSVを会員個人との面談だけではなく，さまざまな場面に取り入れていくことで，人材育成に資するのではないかと考えるところである。

その体制を整備していくために，SVを学び，SVの実践が提供され，SVrを育成していくこと，また，SVr自身がSVeの体験を保障することが何よりも重要ではないかと考える。

② 機関内スーパービジョン（児童相談所）

1）児童相談所の機能と役割

児童相談所は児童福祉法に基づいて設置されている児童福祉行政の第一線機関であり，18歳未満の子どもに関するさまざまな相談に応じている。

児童相談所は「児童虐待の防止等に関する法律」（以下，児童虐待防止法）の公布，施行により児童虐待の中核機関として位置づけられており，調査から，支援を主体的に担うとともに，虐待の予防や防止，早期対応，要保護児童地域対策協議会の運営支援など市町村が担う取り組みの技術支援を行っている。

また，2005年度からは市区町村が児童虐待通告機関と位置づけられたことや子ども家庭相談が義務化されたことにより，児童相談所は子どもの専門相談機関として位置づけられてきた。

2016年の児童福祉法改正では，設置が中核市に加えて特別区にも可能となった。基礎自治体が児童相談所を設置することで虐待予防から要保護支援，社会的自立まで一貫した支援が可能となるため，設置促進の財政的支援が講じられている。これまで中核市児童相談所としては金沢市と横須賀市の2市しかなかったが，2018年4月に中核市に移行した明石市で2019年4月に児童相談所の設置が認められた。ほかの中核市や特別区でも設置の動きや検討が行われており，大幅に設置数が増加していくことも予想される。それぞれの地域に合わせて，子どもの安全や権利が守られ，主体として支援が展開されていく中核機関として期待されている。

児童相談所には一時保護所が併設されており，子どもの緊急保護や行動観察，短期治療の役割を担うことで，児童相談所の調査，総合診断に活かされている。児童虐待が毎年増加するなかで，緊急保護が急増しており，虐待環境から救い出された子どもの安全基地としての役割が期待されている。

一時保護された子どもたちは，安全，安心を実感するとともに，職員に徐々に心を開き，子どもらしさを取り戻していく。

児童相談所の支援は，相談の主訴に対して子どもを主体に置いた社会調査，心理判定，医学判定，一時保護所の行動観察を通じた総合判定を行い，支援の方針の策定や具体的な支援を行う。その過程のなかで，児童福祉法による児童福祉司指導や施設入所などの措置を実施する。子どもの安全確保のための保護者の同意に基づかない一時保護や施設入所にあたり保護者の同意が得られない場合には家庭裁判所の承認による入所を行う。また，子どもの親権者として保護者が不適切な場合は，親権停止や剥奪請求を家庭裁判所にて行う。

施設入所後も措置権者として継続して支援を実施しており，施設における子どもの権利擁護を含め安心できる生活を実感できるよう施設職員と役割分担しながら支援を行っている。

併せて親子関係の再構築支援を図るため，保護者の参加および協力を得てプログラムを立案し，計画的に実施，評価を行い，子どもが安心して家庭復帰し，親子が相互に安心して親子関係を営めるよう支援を行っている。また，施設に代わり，より家庭に近い里親に子どもを委託するケースも増えてきている。

2）相談種別

近年，虐待の相談件数が増加しているが，通

表8-17 児童相談所における相談の種類別対応件数の年次推移

(単位：件)

	平成25年度	構成割合(%)	平成26年度	構成割合(%)	平成27年度	構成割合(%)	平成28年度	構成割合(%)	平成29年度	構成割合(%)
総数	391,997	100	420,128	100	439,200	100	457,472	100	466,880	100
障害相談	172,945	44.1	183,506	43.7	185,283	42.2	185,186	40.5	185,032	39.6
養護相談	127,252	32.5	145,370	34.6	162,119	36.9	184,314	40.3	195,786	42
育成相談	51,520	13.1	50,839	12.1	49,978	11.4	45,830	10.0	43,446	9.3
非行相談	17,020	4.3	16,740	4	15,737	3.6	14,398	3.1	14,110	3
保健相談	2,458	0.6	2,317	0.6	2,112	0.5	1,807	0.4	1,842	0.4
その他の相談	20,802	5.3	21,356	5.1	23,971	5.5	25,937	5.7	26,664	5.7

出典：平成29年度福祉行政報告例

表8-18 児童相談所における児童虐待の相談種別対応件数の年次推移

(単位：件)

	平成25年度	構成割合(%)	平成26年度	構成割合(%)	平成27年度	構成割合(%)	平成28年度	構成割合(%)	平成29年度	構成割合(%)
総数	73,802	100	88,931	100	103,286	100	122,575	100	133,778	100
身体的虐待	24,245	32.9	26,181	29.4	28,621	27.7	31,925	26.0	33,223	24.8
ネグレクト	19,627	26.6	22,455	25.2	24,444	23.7	25,842	21.1	26,821	20.0
心理的虐待	28,348	38.4	38,775	43.6	48,700	47.2	63,186	51.6	72,197	54.0
性的虐待	1,582	2.1	1,520	1.7	1,521	1.5	1,622	1.3	1,537	1.2

出典：平成29年度福祉行政報告例

常の養護相談，非行相談，障害相談，不登校，性格行動上の問題，里親などさまざまな相談にも応じている（表8-17, 18）。市町村における子ども家庭相談や教育相談での不登校相談，障害児の早期療育相談，発達障害相談機関の充実に伴い，児童相談所の相談は虐待や非行相談など児童福祉法に基づく措置を必要とする専門相談に集約化されてきている。相談割合で一番件数が多い内容は，知的障害児の証明である療育手帳の判定を主とする障害相談である。しかし，虐待相談や性格行動上の問題相談を通じて障害問題が明らかにされるケースも多く，どの相談を見ても親子関係が大きく影響している。

3）組織の職員配置とチームアプローチ

組織については児童相談所の規模の違いによりA～C級に分かれる。また一時保護所を併設している場合と設置していない場合で大きい違いがある。組織は大きく分けて，管理部門を担う管理課，相談支援業務を担う相談支援担当課，心理判定業務を担う心理支援担当課，子どもの一時保護支援を担う一時保護所から成り立っている。職種では，管理課に所属する事務職，栄養士，調理師，相談支援担当課に所属する児童福祉司，児童相談員，保健師，心理支援担当課に所属する児童心理司，一時保護所に所属する児童指導員，保育士，看護師，児童心理

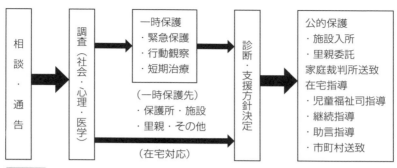

図8-7 児童相談所の調査・一時保護・支援方針決定の流れ

士，学習支援員が配置されている。また，児童精神科医，小児科医，弁護士，警察官など専門的な分野からの支援を担う職員も常勤，非常勤として配置されている。1つのケースに対して関係する多職種がかかわり，総合的な視点により支援を展開している。所長については児童福祉法で資格が定められており，子どもの相談経験が豊富な職員のなかから配置されている。

4) 児童相談所の調査・一時保護・支援方針決定の流れ（図8-7）

児童相談所の相談の開始は，保護者からの相談だけでなく，学校や関係機関からの相談，通告により開始される。近年は児童虐待通告件数が増加している。調査は保護者や子どもとの面接，学校や保育所などの所属先，市町村の子ども家庭相談や母子保健部署，福祉事務所などから実情調査を行い，親子を取り巻く構造を明らかにしていく。また，子どもの心理面，医学面の判定を行い，子どもの心身の状態像を明らかにしていく。一時保護所では24時間のかかわりを通じて子どもの行動観察を行う。これらの調査，判定，行動観察を通じて子どもの特性，保護者の特性，親子の問題構造を明らかにし，子ども主体の支援方針を決定する。児童福祉司指導や施設入所などの措置，措置行為を伴わない助言指導，継続指導などケースに応じた支援を決定し，具体的な支援を実施していく。通告対応の場合，保護者に相談ニーズがない場合が多く，虐待相談などでは，保護者と相談関係の構築が大きな課題となっている。

5) アセスメント・支援

児童相談所では児童心理司や医師など他職種が配置されていることから，生物・心理・社会アプローチによるアセスメントや支援が行われてきた。しかし，児童虐待など保護者の同意や協力が得られないケースも多いことや，子どもの安全を最優先に置いたアセスメントが求められていることなどから現在では，リスクアセスメントに比重を置いたアセスメントや支援が中心となっている。

相談は保護者との契約関係が前提に成り立つものであるが，虐待相談では通告により一方的に取り扱いが開始され，保護者の意向が反映されにくい状況が発生している。つまり相談ニーズがない，拒否という時点からクライエントにかかわりをもっていく。また，対象が子どもと保護者の両者となるため，子どもの相談ニーズと保護者の相談ニーズが相反するニーズである場合が多い。これは成人の相談ニーズにはあまり見られることではなく，応用的なソーシャルワークが求められている。

現実的には子どもの安全，福祉侵害の防止が最優先され，結果，子ども中心のソーシャルワークに偏っている。保護者にもクライエントとしての支援が不可欠であるが，子どもの福祉のための義務，責任者としての位置づけになりがちである。このため，保護者との契約関係が成立せず，子どもの福祉を一方的に優先する支

援が実施されたり，表面的な協力関係により問題が改善されたとして，親子の安易な再統合がなされ，虐待の再発，最悪の場合には子どもが死亡するケースも繰り返されてきた。多くの子どもは保護者と暮らしたい意向をもっており，パーマネンシー（子どもの永続的な安定した養育環境の保証）の立場からもそれを実現していくことが児童相談所のソーシャルワークには求められている。児童相談所ではソーシャルワーカーは毎日，アセスメントや支援にあたり，葛藤を繰り返している。

　ソーシャルワークはクライエントの価値を前提に展開されるものであるが，児童相談所におけるクライエントとは子どもを指すものか，保護者を指すものか，難しいところである。本来，どちらもクライエントであり，児童相談所は，子どもの問題を扱いながら家族の問題を扱う専門相談機関であり，子どもと保護者の二者の相反するニーズを一体のものとしてとらえ，親子関係や取り巻く環境との交互作用を重視しながら，ストレングスをエンパワメントしていくソーシャルワークが求められている。

　このため，アセスメントでは，客観的なチェックシートを基本にして子どもの安全を客観的に確認しながら，システム理論などにより親子の関係構造を明らかにしていく。支援にあたっては，保護者をクライエントとして位置づけ，支援のアプローチに保護者自身や親族などの関係者が参加していくアプローチが有効であることがわかってきた。そのため支援にあたっては，リスクを抑えつつもプラス思考で児童相談所とゴールを共有し，パートナーシップにより親子関係の再構築を実現していく。その技法として，サインズ・オブ・セーフティ・アプローチ*が全国の児童相談所では普及，実践されつつあり，効果も上がっている。

6）児童相談所の運営

(1) 基本理念と方針

　児童相談所では基本理念と基本方針を定め，ケースへの取り組みだけでなく，市町村など地域の関係機関の協力体制の構築による虐待の防止から早期発見，支援に至る一貫した体制の推進や里親の開拓，さらに職員のワーク・ライフ・バランスへの取り組みなど児童相談所の取り組み姿勢や働く職員の身体や心の安定など総合的に組織としての方針を定めている。

　とくに児童相談所職員の業務改善やケース対応の葛藤の整理など働きやすく，支えられ感が実感できる職場づくりが大切なテーマであり，組織として取り組むことが必要である。

(2) 児童相談所の課題

　筆者が勤務していた児童相談所では毎年主要課題を定め，組織独自でアイデアを出し，実現してきている。ケースへの迅速かつ的確な対応，チームアプローチの徹底，ケースの進行管理の徹底，新しい援助技法の導入など現場職員が意見を出し実践しながら，有効なものとしていく取り組みを通じて組織の一体感，仕事へのやりがいにつながっている。

　近年，児童虐待の増加に伴い法令によって児童福祉司の配置数が定められ，人員については増加している（児童福祉法施行令第3条）。しかし，職員の経験年数が浅いため，新任職員の人材育成が急務となっており，OJTについても新たな方法が求められている。また，新任職員をサポートする仕組みとして，中堅職員と地区を一緒に担当することや定年後の再任用職員を指導育成係としてつけるなど新たな取り組みも始まっている。

(3) ミクロ〜マクロレベルのソーシャルワーク

　児童相談所では単にケースへのソーシャルワークだけでなくミクロからマクロへのソー

---

* サインズ・オブ・セーフティ・アプローチ（SofS）：子ども虐待のソーシャルワーク．子どもの安全という目標に向かって，家族と協働していく．子どもに起こり得る未来の危険をすばやく家族とアセスメントし，安全のゴールを共有する．家族は安全のゴールに至るための安全プランを，安全を守るインフォーマルなネットワークのメンバー（親族・友人・知人など）と協力し，立案する．常に子どもが中心に置かれ，さまざまな技法を使ってプランニングに参画する．家族が安全プランをつくるプロセスのなかで家族に問いかけ，質問し，家族の力を引き出すことで安全づくりを協働する．

表8-19 児童相談所のソーシャルワーク

ミクロレベル (個々のケース支援)	・子ども,保護者への支援
メゾレベル (ケースに関連する支援)	・家族を取り巻く機関とのネットワーク支援
エクソレベル (支援環境の整備)	・児童相談所職員の専門性の向上支援 ・市町村等関係職員の専門性の向上支援 ・社会資源の充実強化のための取り組み (子どもを取り巻く関係機関への働きかけ) ・市町村会議への参加
マクロレベル (都道府県,国への働きかけ)	●都道府県,政令指定都市,児童相談所設置市レベル 　・現場からの実情に応じた提言,要請 　・児童相談所・市町村・児童福祉施設等を中心とした児童福祉行政施策の充実 ●国レベル 　・都道府県等設置自治体を通じた児童福祉行政施策の充実,強化要請 　・全国児童相談所長会を通じた現場からの実情に応じた要請 　(211カ所の児童相談所実態調査研究等からの提言) 　・社会保障審議会児童部会などの国の審議検討会への参加

シャルワークを展開することにより,子どもが主体者として安全,安心できる生活環境の確保に取り組んでいる。ミクロレベル,メゾレベルでの実践を積み上げ,エクソレベルでの具体的環境改善の働きかけ,さらにはマクロレベルでの発信として,児童相談所から集約された都道府県レベルへの働きかけ,組織団体としての国への働きかけを通じて,環境改善の仕組みを各レベルで働きかけることにより,すべての子どもが主体者として安全が確保され,親子が安心して親子関係を紡ぐことができる環境の確保に取り組んでいる(**表8-19**)。

7)所内のスーパービジョン

児童相談所では正式な援助方針会議(ケース会議)として,①ケースを受理し,初期調査や調査の方向性を決める受理(緊急受理)会議,②調査を踏まえてケースのアセスメントを行う判定会議,③援助方針を決める措置会議が,必要があればその都度開催されている。

多職種が参加して社会調査,心理・医学判定,行動観察などさまざまな角度からケースの方針について検討を行い,組織としての判断,方針を決定するが,提出者自身がケースの方針を提示するため,自分自身がケースについて整理できていることが不可欠である。また,この場は提出者のみならず関係職員,参加者全員のSVの場でもある。このため,アセスメントが不十分であったり,具体的な支援内容があいまいであったりすると決定保留となるため,提出者自身の専門性の向上,関係する担当職員とのカンファレンスなどは重要である。

その他のSVとして,各職種のSVrによるSVeである担当者のレベルに応じた管理的・教育的・支持的機能を組み合わせた個人SVや各職種間や多職種間でのグループSV,担当者間でのピアSVも日常的に行われている。

このように組織内で二重三重にSVが行われるのは,困難性の高い相談や多問題の相談を扱う専門相談機関であることや多職種が同時に1つのケースを担当するチームアプローチ制によるところが大きい。ほかの分野では,ソーシャルワークの概念があいまいであったり,SV自体が受けられない多くの職場の実情を考えると,組織の中でSV保証されている児童相談所はソーシャルワーカーが働く職場環境としては

充実しているといえる。

8）所長としてのスーパービジョン

児童相談所の所長は，児童福祉法における権限を都道府県知事や政令指定都市，児童相談所設置市の市長から事務委任されており，相談や通告を受けた子どもの安全，安心の確保や迅速かつ的確な判断や支援の実施責任者として位置づけられている。

また，組織全体の運営責任者として，すべての職員がよりよいパフォーマンスを発揮して的確なソーシャルワークを展開できるよう職員の専門性の向上や組織環境づくりが求められている。いわば組織のマネジメントを行う立場である。組織の責任者としてケースの判断，支援には全責任をもつこと，個々のソーシャルワーカーが安心して業務執行者として取り組むことを伝え，全職員が安心感と支えられ感がもてることが重要である。

組織外部に対しては，子どもやその家族が安心して暮らせる環境づくりに向けて，自治体内の児童家庭福祉部局に組織として働きかける責任者でもある。

個別の場面ではソーシャルワーカーに個別のSVを行う場面はあまりないが，会議を通じてソーシャルワーカーの力量やつまずきに応じた的確な助言を行う。日常の場面では，管理担当責任者および相談支援担当責任者，心理支援担当責任者，一時保護所担当責任者と密接な情報交換を行い，ケースの進行管理状況の把握，職員育成や組織の運営について各責任者へのSVを行い，個々の職員に対するSVの実効性の確保や組織としてのソーシャルワークの向上につなげている。また，マクロレベルでのソーシャルワーカーとしての役割の実施も担っており，児童相談所組織全体のSVrの役割を担っている。

③ 機関内スーパービジョン（基幹型地域包括支援センター）

団塊世代が75歳以上になる2025年を見据えた「地域包括ケアシステム」の構築が全国の市町村において進められている。その中核機能を担うのが介護保険法第115条の46に設置目的を定められる地域包括支援センター（以下，センター）である。本項では，専門多職種により組織が構成され，個別支援から地域支援までを業務範囲とするセンターにおける機関内SVの実践例を紹介する。

1）地域包括支援センターの特徴とスーパービジョンを実施するうえで踏まえておくべきポイント

(1) 地域包括支援センター運営の基本的視点

「公益性」「地域性」「予防性」「協働性」をセンター運営の基本とする。公的な立場で，地域包括ケアの中核として日常生活圏域を所管し，地域の介護予防の推進拠点として，また，支援や仕組みづくりでは連携・協働できるネットワークづくりに取り組む。センターに配属された職員は，まず，この基本認識をしっかり理解し，業務にあたることになる。

(2) 多職種配置による職場構成とチームアプローチ

センターには，包括的支援事業を適切に実施するため，原則として，保健師，社会福祉士，主任介護支援専門員を置くこと（介護保険法施行規則第140条の66第1項第1号）が定められ，この3職種を含む専門職によるチームアプローチを基本とし，個別支援を中心とした業務を進めていく。センターがチームとして機能するために職員は，互いの専門性を認め合い，かつ協力し活かしあえる姿勢と職場内外との連携体制の構築が求められる。

(3) 個別支援から地域支援まで幅広い業務内容

センターが中核となり，担当する日常生活圏域内で整備を進める「地域包括ケアシステム」は，簡潔にいえば，住まいを中心に，必要なと

きに医療，介護，介護予防ならびに自立した日常生活の支援（生活支援）が提供できる体制を整備することであり，その肝は連携ネットワークの構築である。センター職員は，まず個別支援（ミクロレベル）への習熟と支援環境整備（メゾレベル）の視点，支え合える地域づくり（エクソ・マクロレベル）への展開と，「人」と「環境」の両方に働きかけていくアプローチの視点が常に求められている。

(4) 個々の専門性だけでは対応できない勤務形態と業務内容

設置する自治体ごとに違いはあるが，多くのセンターでは月〜土曜日までの週6日は窓口を開けている。一方，職員は正規職員で週5日，非常勤で週3〜4日（もしくは週5日短時間勤務）といった勤務形態となるため当然勤務ローテーションを組まなければ対応できない。必然的に自分の担当する業務や資格の専門性のみではすまず，総合相談業務への対応や担当不在時にも対応できるよう記録の整備や管理など，職員にはセンターの一員としての役割とルールの習熟が必要となる。

このようにセンター職員に期待される役割は，それぞれの専門資格に基づく「スペシャリスト」としてだけではない。公的機関としてのセンターの位置づけや機能，役割，連携を中核とした業務推進方法や支援方法，個別支援〜地域支援までの視座，専門職としての意識とセンターの一員である意識など，多くを学び身につけ，チームの一員として「ジェネラリスト」として機能することが期待されている。その観点から，センター運営をとらえてみると，注力すべきは力量の高いセンター職員の確保や人材育成であることにたどり着く（表8-20）。

このように「地域包括支援センター」は，SVが必須の現場であり，その実施の有無が業務の質や職員のモラルを大きく左右する性質をもった施設である。

表8-20 地域包括支援センターの主な業務

- 多様かつ多元的な個人や団体，機関，専門職から寄せられる相談に対応する総合相談
- 人の生死にもかかわる高齢者虐待対応や高齢者の消費者被害防止，成年後見制度等へのつなぎ支援など権利擁護業務
- 孤立防止のための地域での見守りのネットワーク構築
- 困難ケース対応でのケアマネジャーのサポートや医療介護連携ネットワークの構築
- 認知症に対する理解啓発の取り組みや治療への結び付けや家族のサポート
- 介護予防推進の中核機関として，介護予防の啓発活動や介護予防教室の開催や個別の介護予防ケアマネジメント業務
- 地域ケア会議の開催など

業務は個別支援から地域づくり支援まで多岐にわたる

2) 取り組みは「スーパービジョン体制」づくりを目指して行う

職員が所管する業務や事業を円滑に遂行するためには，全員がセンター全体の業務の習熟度を高めていく必要がある。一言でいえば「各種専門職相互の学び合い」である。加えて，その支援成果をより高めていくためには，チームケアが標準化していなければならない。そのためには，一人ひとりがソーシャルワークの価値，知識，技術について学び，身につけ成長し，また，時には自らを正さなければならない。それらを恒常的に可能にしていくためのもっとも有効なシステムとして，SV体制は大きな意味をもつ。まずは標準的に行われるSVの実施前の主なポイントを確認する（表8-21）。

これらは一例だが，センターという職場におけるSVは，業務マネジメントの一環として，「目標による管理」や「人事考課」「昇任・昇格」「異動」「人材育成」「職場の安全衛生」「福利厚生」などとも連動することを念頭に置く必要がある。そのうえで，専門職としての「専門性の向上」を前面に取り上げる日常的なSVがさまざまな形態で実施される。最終的には「SV体制」という職場風土を手に入れることを目指した取り組みを進めていくこととなる。

表8-21 業務ならびに環境のマネジメントの例

【目標・期間の設定】 「目標による管理」の活用	・職員一人ひとりが「目標」と「いつまでに」といったゴールを設定する ・管理者は，職員と話し合って設定された「目標」や「期間」の妥当性を吟味する
【課題の設定】 定期および随時の「ヒアリング」の実施	・職員が業務に取り組むうえで改善したい課題を自覚しているかを確認する ・管理者は職員の力量にあった取り組み課題設定であるかを確認する ・事前に，周囲は当該職員に対しどのような課題を認識しているかは把握しておく
【職業倫理面の確認】 「個と環境」の確認の視点	・管理者は規律性，倫理感，責任感を中心に支援を点検し適切さを評価できているか？ ・職員は各種規則，倫理綱領等に照らして自身の支援を適切に点検できているか？ ・職員は協調性をもって業務に臨んでいるか？ ・職員は対人援助職として適切な態度や言葉づかいが身についているか？ ・職員は自身の価値観による偏向した援助や，権利侵害の危険性を認識しているか？ ・周囲は個々の価値観による偏向した援助や，権利侵害の危険性を指摘しているか？
【職場環境の確認】 「職員を守る」環境の点検	・職場運営のマネジメント不足等で特定の職員に過度の負担がかかっていないか？ ・常に緊張や負担がかかり心理的に消耗していないか？　また，手当てはされているか？ ・常に残業をしなければならない状態に陥っていないか？　また，手当てはされているか？ ・有給休暇や各種休暇は取得できているか？ ・職員がハラスメントや不当な評価，職場内孤立，対立にさらされていないか？ ・仕事が原因で職員の社会関係や家族関係を損なっていないか？ ・仕事や職場環境に起因して身体的にも精神的にも健康を損なっていないか？

3）地域包括支援センターにおけるスーパービジョンの課題設定と形態

(1) 課題設定と対応するスーパービジョン機能

SVの実施にあたっては，センターそのものの対応力の向上という観点を踏まえつつ，個々の職員が設定した課題への対応を行っていく。例えば，虐待対応など，目の前の課題への対応という短期的課題の場合，主に職場としての「役割・機能」と，担当として「やるべきこと」に焦点を当て，管理的機能を中心とした対応を進めていく。また，業務を通じて職員個々の「なりたい自分へのトライ」といった中長期的課題では，「やりたいこと」の明確化と「やれること増やし」といった支持的機能や教育的機能に焦点を当て，職場としてサポートしていく。このように，職員の状況や課題設定されたテーマに応じSV機能を活用することで，「人材育成」というセンターの命題をしっかりと意識した運用を行っていく。その際のポイントは常に職場として上司・部下の関係で確認されている「なってもらいたい専門職像」と職員個人として「なりたい専門職像」があることの肯定的相互理解だ。その成立には，センターというチームの一員として互いにコミュニケーションを重ね，普段からの互いへの信頼関係を構築にしていることが前提となる。とにかく職場とは，人為的につくられた集団であることを忘れてはならない。不平不満はもとより職員の分だ

け意見も感情も事情も反応もある。職場とは，問題発生の場でもあり問題解決の場でもあることから，協力して解決にあたれる関係が重視される。「信頼関係」のある職場はより働きやすい職場環境づくりの重要な要素であり，その有無が，職場におけるSVの展開と成果に大きく影響する。

(2) 実際に行われるスーパービジョンの形態

地域包括ケアシステム構築の中核的役割を果たす機関としてセンターの業務は多岐にわたる。それを限られた人員で支える専門職チームの一員として一人ひとりの職員には，就業規則等組織の定めたルールと行政が定めた運営基準に沿った勤務が求められ，その職務遂行にあたっては，専門職としての対応が求められる。

4）スーパービジョン体制確立への展望

社会福祉士や保健師，主任介護専門員といった職種がチームを構成し，総合相談や権利擁護支援などの個別支援と，介護予防教室などの事業を企画，実施していくセンターという「職場」では，さまざまなSV形態が職場の運営機能としてすでに業務運営に組み込まれている。組織外部のSVrによるSVとは違い，共通の組織ルールのもとで，上司-部下，先輩-後輩といった関係のなかで展開されていく。また，同一組織内では，その関係は長期に及ぶことも少なくない。このため，より働きやすい職場環境を制度や設備面で整備のみではなく互いの信頼関係といったベースの有無が重要な影響因子となる。上司との関係が悪い場合や，職員間の対立，ハラスメントが放置されている場合など，職場という閉鎖的な空間では，そのなかでのSVの成果をあげることは難しい。

ゆえに，二者関係にとどまらない形態を組み合わせたSV体制を職場に確立することが組織としての大きな目標となる。この視点を欠き，SVの機能のみに焦点を当てているだけでは，支援の結果責任はSVeである職員の側にすり替えられかねない。現状，多くのセンターは，人は増えないが業務量は増え続け，求められる対応水準は高まっている。重要なのは，互いに認め合い，協力し，助け合えるチームになることである。職員が業務に飲み込まれないための唯一の処方箋は，信頼関係に基づく「SV体制」が職場で機能することなのである。

4 機関外スーパービジョン（県スクールソーシャルワーカー活用事業）

スクールソーシャルワーカー活用事業（以下，SSW事業）では近年，各自治体におけるSSW事業でのSVr配置が推奨されており，都道府県での配置は当然のこととなっている。都道府県のSVrは，県所属のスクールソーシャルワーカー（以下，SSWr）だけでなく，時に県内の市町村におけるSSW事業，つまり市町村のSSWrをバックアップすることもあり，当然ながらケースSVならびにシステムSVも求められる。前者のSVでは，さまざまな協議会や検討会への参加と実際の事例への対応やフォロー，後者のSVでは，教育委員会等とも協働で，マニュアル作成や事業運用へのフォローまで行うことがある。市町村のSSWrは勤務日数の違い（月間数日～16日前後），学校配置と教育委員会配置の違い等があり，それに合わせた対応も求められる。

1）スーパービジョンの手順

SVを行う際に，SVeが日ごろ使用しているアセスメント表を用いたのでは，単なる事例の確認やケース検討の時間になりがちである。全体を俯瞰し，エコロジカルでシステム理論的な思考ができ，「理論と実践を結ぶ」という教育的機能を果たすために，生物・心理・社会モデルを用いたSVシートを用いると効果的である（**図8-8**）。また，SVを行う際には**表8-22**に留意する。

(1) SVシート作成

SVeは，事前にSVシート（図8-8（1）または（2）および（3））に記入したうえで，SVrと対面する。SVシート未記入で臨んだ場合

SV 実施日：○○年○月○日（月）13：00〜14：00〔○○センターにて〕	SVr：○○　○○　SVe：○○　○○
(1) エコマップ （手書きでも，フェイスシート等のエコマップ添付でも可）	(3) ケースについて「バイオ」「サイコ」「ソーシャル」にどのような問題を抱えていたり，状況にあるかを分析してください

【バイオ：身上・子どもの体調など・医学的な支援が必要な問題】
（母親）体調がすぐれない
（本人）起立性調節障害

【サイコ：心が晴れない・親子の心情・カウンセリング的支援が必要な問題】
（本人・弟）対人関係が苦手
（本人）自己肯定感が低い
（母親）情緒不安定
（本人・母親）関係が悪い

【ソーシャル：事情・人間関係・関係性・環境・福祉・司法等，社会的支援が必要な問題】
（世帯）家の中が散乱
（母親）借金がある
（母親）元夫によるストーカー行為
（父親）元妻へのストーカー行為
（本人）不登校
（弟）不登校
（弟）学校を欠席し，妹を保育園に引率
（本人・母親）関係が悪い
（世帯）貧困

(2) 学校や園，関係機関が困っていること（主訴を端的に）
・不登校
・母親と連絡がとれない

図 8-8（1） SV シート（1/4）

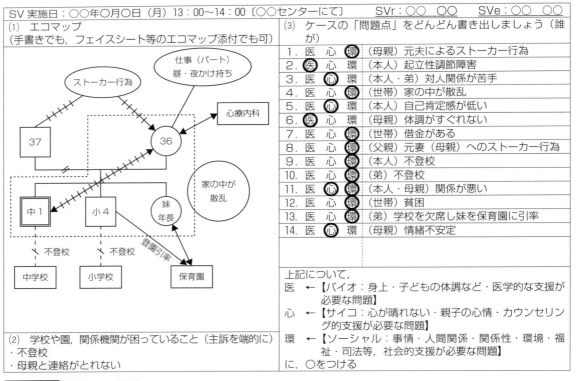

(3) ケースの「問題点」をどんどん書き出しましょう（誰が）

1. 医　心　環　（母親）元夫によるストーカー行為
2. ㊡　心　環　（本人）起立性調節障害
3. 医　㊡　環　（本人・弟）対人関係が苦手
4. 医　心　㊢　（世帯）家の中が散乱
5. 医　㊡　環　（本人）自己肯定感が低い
6. ㊡　心　環　（母親）体調がすぐれない
7. 医　心　㊢　（世帯）借金がある
8. 医　心　㊢　（父親）元妻（母親）へのストーカー行為
9. 医　心　㊢　（本人）不登校
10. 医　心　㊢　（弟）不登校
11. 医　㊡　㊢　（本人・母親）関係が悪い
12. 医　心　㊢　（世帯）貧困
13. 医　心　㊢　（弟）学校を欠席し妹を保育園に引率
14. 医　㊡　環　（母親）情緒不安定

上記について，
医　←【バイオ：身上・子どもの体調など・医学的な支援が必要な問題】
心　←【サイコ：心が晴れない・親子の心情・カウンセリング的支援が必要な問題】
環　←【ソーシャル：事情・人間関係・関係性・環境・福祉・司法等，社会的支援が必要な問題】
に，○をつける

図 8-8（2） SV シート（2/4）

(4) このケースのよいところ（強み・ストレングス）	
・妹が登園している ・母親が連絡帳に返事を書く ・きょうだい仲が良い（弟は，妹を引率することもある）	・母親には就労意欲がある ・母親が心療内科に通院している ・心療内科と関係機関の連携がとれる

(5) ケースがどのような循環的なシステム（悪循環）で成り立っているのか	
①	父親が失業→次の仕事が見つからず→飲酒
②	生活が困窮→母子に暴力→母子は県外の実家付近へ転居→離婚したが，元夫は復縁をしつこく迫る
③	もともと母は実家と不仲→母親は日中だけでなく，夜遅くまで働きに出るようになる
④	母親から子どもたちへの世話が滞り，朝食も学習道具も不十分。時に弟が妹を保育園へ引率してから登校
⑤	子どもたちは，次第に学校で問題行動を起こすようになる
⑥	学校は母親を呼び出して指導
⑦	母親は帰宅して酒を飲み，子どもたちにあたる→室内散乱
⑧	室内はごみ屋敷状態→④へ

↓
（ ④ 番）へと，らせん状に循環作用している（バッドサイクル）

(6) そのシステムの①～⑧の「どこに」介入したか？（ ⑧ 番）

【そこを選んで介入した理由】
・やっとのことで母親と面談できたときに，母親が「家の中が片づかないことを気にしていた」から

【行った支援】
・母親の了解を得て，家の中の片づけをした。その際に，校長，担任，養護教諭，市の子ども課も参加してくれた

【介入した結果，現状】
・母親が，家の片づけに参加した支援者に感謝を言うようになった
・後日，母親が学校に来て教員にお礼を言った
・妹が保育園で「家がきれいになったんだよ！」と言っていた
・今回のことで，母親とスクールソーシャルワーカーをはじめとした支援者の関係が近くなった。そして，母親が「元夫に困っている」と話し始めた

(7) 今回のSVで，何を検討したいのか？
① 今後，元夫からのストーカー行為に対する，具体的な支援を知りたい
② 母親は気難しい面もあり，面談中に疲れた表情や，「もう，今日はいいですから」と言うこともある。どのように面談を進めたらよいか？

図8-8（3） SVシート（3/4）

は，SVrの目の前で，助言を得ながら記入する。SVは1時間を想定しているが，その場合，20分程度の延長となる。

(2) エコマップ記載

エコマップは手書きでもよいし，すでに作成していればそれを添付してもよい。単にジェノグラムのみを描いている場合は，周囲に関係する人や機関を描かせる。ここで，大まかなSVeの力量がわかる。

(3) 学校や関係者が困っていることの確認

「不登校」「対教師暴力」「ネグレクト」など，主訴を端的に書かせる。

(4) ケースについて；「バイオ」「サイコ」「ソーシャル」にどのような問題を抱えていたり，状況にあるかの分析

「ごみ屋敷により皮膚疾患になった」ならバイオ，「抑うつ的になった」のならサイコに分類する。ごみ屋敷自体は「親子を説得し，片づけを手伝ってくれる人を募り，ごみ処理費用を

(8) 今回，SV された内容 (終了後，SVe が記入して SVr に提出。SVr が※を記入して SVe に返却)		※の欄は，SVr が記入します
①支援上の助言	（支援モデルやアプローチの提案，面接や家庭訪問上の技法，具体的な支援方法，ほか） ①について「DV 支援マニュアル」を基に，市の DV 担当者や弁護士との連携方法など，具体的な流れを知ることができた ②について，本題ばかりを話すのではなくて，母へのねぎらいやミラクルクエスチョン（「もしも問題が解決したら？」と想像を促す質問）などの活用，「最後は笑って終えられる面談を」などの助言を得た。とくに「世間話からの，ユーモアを交えた対話」については，簡単なロールプレイも行っていただいて，大変参考になった	
※　補足（SVr 記入） ・「ストーカーや DV は市の DV 担当へ」ではなくて，市や県の DV 担当者と連携をとりながら，母子の一時避難やストーカー規制法や DV 防止法の適用も視野に支援をしていきます ・クライエントとの面談のなかで本題の苦しい話ばかりだと，クライエントはつらい気持ちのまま帰宅することになります。ミラクルクエスチョンや勇気づけるなど，クライエントに希望をもってもらうことが大切です		
②支持的な助言（バーンアウト防止・エンパワメント）	・状況をシステムでとらえていて，きちんとした支援ができている ・不登校という学校の主訴を尊重しながらも，環境への支援が大切だということの共通認識ができている	
※　補足（SVr 記入） ・ソーシャルワーカーとしては DV や貧困に着目し，その結果として子どもたちの不登校があるととらえながらも，一方では学校の思いも尊重しながらバランスよく支援ができています ・バッドサイクルをきちんととらえています。まずは「家の片づけ」という「今，できるところから」着手し，負のサイクルを変化させていこうという姿勢は，高く評価されます		
③管理的な助言	【服装・挨拶・時間厳守・面談態度・ケースへの姿勢・SSW としての姿勢・マナー・コミュニケーション能力・規程・規則・ほか】 ・SV シートを事前に記入してくること	
※　補足（SVr 記入） ・多忙ではあると思いますが，できるだけこのシートの(1)〜(7)までは記入してきてください。手書きでも構いません		
④今後の具体的な支援方針	①母親と市の DV 担当者とで，ストーカー規制法，DV 防止法等の手続きについて相談する ②同時に法テラスにも相談し，弁護士を紹介してもらう ③母親の就労支援について，生活困窮者自立支援事業へ相談する	
SV 終了後の振り返り（感想）	・具体的にこれから何をすべきかが明確になりました ・SV を受けることで，ケースや自分自身の支援を俯瞰的に見ることができました	
(9) SVr より（終了後に SVr が記入）		
※ SV 結果・所見 ・適切な支援を展開されています ・これからさまざまなケースへ支援をしていくなかで，自分なりの新たな理論やアプローチの片鱗を発見することがあるでしょう。それらを一般化し，誰にでも使えるようにするには？　という視点をもたれながら支援されるとよいと思います ・SSW には，実際に困難な状態にある子どもや家族の困難を好転させていくことが求められます。このたびのスーパービジョンが，その下支えになったならば幸いです。今後とも研鑽に励まれてください		

図 8-8（4） SV シート（4/4）

工面する」というソーシャルに分類する。

初心者の場合は，図8-8（2）を用いて，最初に問題点を思いつくまま列挙させ，その後，それがバイオなのかサイコなのか〇をつけさせ，主語は誰なのかを記入させてもよい。

(5) このケースのよいところ（強み・ストレングス）の発見

どんな困難なケースであっても，そこから"強み"や"内的資源"を見つけさせる。

表8-22 スーパーバイズの留意点

1. これまで何をしてきたかがあやふやであれば，具体的にしっかりと確認する。あまり問い詰めてもいけないが，あやふやではその後のSVが成り立たなくなる。	6. 「つまりあなたは『学校の教員全員に働きかけて，この保護者への認識を，批判的なものから支持的なものへ変えていく必要がある』ということが言いたいのですね？」SVeの思いを整理する。
2. 「～という方法です。これを○○理論といいます」かみ砕いて話すなど，SVeの力量に合わせた助言をする。	7. 「ネットにも出ていますから，『臨検』『児童福祉法第28条による施設入所の流れ』を調べておいてください」「相対的貧困の実態について，ネットで調べておいてください。そして，あなたなら『月に10万円で，2万の家賃を払って残りでどう切り盛りするか』をシミュレーションしてみてください」「家庭訪問への苦手意識が強いですね。『訪問した際に，母親にどのような言葉で切り出すと和やかな雰囲気が作れるか』について，次回までに書いてきてください」SVeの成長のために必要な課題を課す。
3. 「不登校のことばかり注目されていますが，"学校との関係性"について注目するとすれば，具体的には○○先生のどういうところが問題でしょうか？」「不登校児の背後にある父親の存在に気づきましたか？」「確かに校納金未納は学校の主訴でもありますが，父親からの暴力と比べて，どちらの優先度が高いでしょうか？」ソーシャルワーカーとして気づくべきテーマや優先度にずれがないか確認する。	
4. 「あなたは，学校・教員の配慮に欠ける言動に，必要以上に感情的になっておられるように感じます。自身の体験や子育てのなかで，学校や教員というものに対してどのような感情をおもちですか？ あなたの過去の経験からの復讐になってはいけません。これからどうしたらいいと思われますか？」「確かに精神科病院につながればよいですが，現状では困難です。つながらなかった場合の支援も考えませんか？」SVeの支援の癖や志向を把握したうえで助言する。	8. 「この場合，保護者からの返信がないのは，あなたのせいではありません。大丈夫です」「児童扶養手当について訪問して説明され，わかりやすい書面も作って手渡しされてます。すばらしい取り組みです」「今回は，とてもよくバッドサイクルを分析されていて介入ポイントも適切でした。前回から好転しているし，次回もきっとよい方向に進んでいくでしょう。それはこのSVにおいてあなたに『聴く力』があるからこそですよ。私もとてもうれしいです。ありがとうございます」SVeの頑張りを評価し，SVeを勇気づける。
5. 「ちょっとキツい言い方になって申し訳ないですが，ソーシャルワーカーからの上から目線の威圧的な言動になっていないか？ ということに気づいてほしいのです」「はっきり言いますね。ケース会議で助言するだけではいけません。実際に現場で何ができるか考えて実働してください。あなたの動きを見ることで関係機関の心は動かされ，それが行動につながるのですよ」SVeの気づきが不十分なときに，SVrがきちんと言葉にして伝える。	9. 「保護者との面談の同席，家庭訪問の同行ができます。また，私から子ども課の主任へ電話をしておきましょうか？」SVrが協力できることがあれば例示する。

(6) このケースが，どのような循環的なシステム（悪循環）で成り立っているのかの検討

本項目はとても重要である。ベテランのソーシャルワーカーでも悪循環を言語化することに慣れていない者もいる。また，「⑧番から何番に戻るのか？」をはっきりと確認させる。その際，必ずしも①（原因・きっかけ）に戻るわけではないこともポイントである。つまり「原因を追究（治療モデル）だけで好転するとは限らない」ということを認識させる。

(7) そのシステムの①～の「どこに」介入したかの確認

SVeが，今行っている支援が，システムのどこに介入していることになるのか，またはサイクルから外れた支援になっていないのかを，はっきりと把握させる。

・そこを選んで介入した理由：「入りやすかったから」「何となく」「教師の願いだったから」「保護者との面談のなかでニーズを感じ取った」などと言語化させる。

・行った支援：具体的に何をしたのかをはっきりさせる。

・介入した結果，現状：結果「変化なし」「悪化した」「母親が就労した」など，結果に対して直面化させる。

(8) 今回のSVで，何を検討したいのかの確認

「ただ漠然と困っている」「何かよいヒントがもらえれば」ではなく，SVe自身が目的意識をもって臨むことが重要である。また「検討したいこと」自体が，このケースを解決するうえで適当か？ もっと違ったことを検討したほうがよいのか否か？ についても，SVeに考えさせる。

(9) 今回，SVされた内容の記載

終了後，SVeに記入させて提出させる。後日でも構わない。

SVeから受け取ったSVrは，※欄に記入してSVeに返却し，終了とする。

① 支援上の助言：モデルやアプローチを織り交ぜながら解説する。
② 支持的な助言：できていることや意欲を評価し，今後の活動について勇気づけをしていく。
③ 管理的な助言：SVeの職場の上司ではなくても，服装や遅刻，前回課した課題の未提出，態度などは指導できる。
④ 今後の具体的な支援方法：スーパーバイズした内容をきちんと把握できているか確認する。SVr・SVeとも，スキルが上がると，この欄も充実していく。

(10) SVrからの確認と記載

終了後に提出されたSVシートを確認し，SVeがとらえきれていない点や間違いがあれば，SVrが全体的な感想や具体的なアプローチなどを追記する。

2) 派遣要請依頼マニュアル

SVrは単にSSWrや関係者の話を温かく聴いていればよいというわけではない。その経験に基づいたスキルを，マニュアルという形で還元する必要もある。

県から各市町のSSWrを支えるためには一貫した支援を行うためのシステムの一つとしても重要なガイドラインとなるだけでなく，初任者でも最低限のソーシャルワーク実践を担保する支えとなる（**表8-23**）。マニュアル作成のポイ

表8-23 実践マニュアルの参考例

派遣要請依頼マニュアル	SSWの要請を受けてから支援を行う一連の流れを示す
ケース会議マニュアル	ケース会議の進め方（ソーシャルワーカーが司会の場合と，そうでない場合），ケース会議でのねらいやポイント，参加者名簿の作成等，実務的なもの
家庭訪問時マニュアル	訪問時の礼儀作法，服装，持参物，提供された飲食物や手渡された土産の扱い，家の室内外の片づけを手伝う場合，飲酒・喫煙等を勧められた場合への対応など
DV支援マニュアル	DV相談を受ける際の姿勢，関係機関との連携，回避や離別に向けての動き，加害者の自死への対応など
家庭内暴力問題への支援マニュアル	事前準備，家庭内のシステム，暴力への対応，避難，暴力の頻度の記録，目標設定，訪問の際の注意
性的問題行動への支援マニュアル	アセスメント（特性の理解），医療等との連携，性欲の処理の仕方の指導，被害者への対応（謝罪・被害弁償等）
家族面接マニュアル	アセスメント，導入，面談の流れ，主訴からニーズの把握へ，面接の継続
ひきこもり支援マニュアル	面談，家庭訪問（部屋に入れた場合・入れなかった場合），家族のストレス解消と抱える問題の解決

ントを「派遣要請依頼マニュアル」を例に記す。

(1) ポイント① スクールソーシャルワーカーの立ち位置

「子どもの最善の利益」という目標の下に支援を展開していくなかでは，学校，保護者，あるいは双方にとって「耳の痛い話」を，SSWrがする必要が出てくる場合がある。しかし，その場合，事前に教育委員会とよく協議をする必要がある。正しい助言でも「耳の痛い話」は，状況次第では重大な結果につながることがある。とくに，保護者や学校から「SSWrから一方的に責め立てられた」「不適切な発言で不愉快だ」などの感想をもたれると，その後の支援が立ち行かなくなる。「耳の痛い話」をするまでに，学校と関係機関，理想をいえば，本人や

保護者も加わっての「共通の目標」を設定して支援していければ，「この目標を実現するためには～」と，説明ができてよい。また「SSWrがそうしろと言ったばかりに，こんなことになったじゃないか！」と，ならないためにも，最終的な決断は「自己決定」によることが必要である。

(2) ポイント②　ケースに対応可能かを判断

はじめにケースの概要を聞き，求められている活動内容と時間帯，家庭訪問の有無などを考え，SSWr自身のほかの仕事や家庭などとの兼ね合い，かかわることで利益相反にならないか，などを判断する。家庭訪問するためだけに，後で別のSSWrを追加しなければならないようなことは避ける。

(3) ポイント③　ケース会議前に学校に直接聴き取り行く

事前聴き取りをした場合のメリットとして，報告書にはない新たな情報を得たり，ケースのニュアンスが認識できたりする，教員と面識がもて，ケース会議当日も快く親しみをもって受け入れてもらえ，以後の連絡も楽になる，などがある。ただし「仲良くなる」と「慣れ合う」をきちんと区別しなければ，「SSWrは教員とは違う立ち位置である」という存在理由を失う。事前聴き取りをしなかった場合，ケース会議参加者の多くがすでに経緯や詳細を理解していることが多く，SSWrだけがあいまいな情報把握であると，「SSWrに説明してあげるための会」になってしまうことがある。そうしたなか，SSWrに意見を求められると，その場での雰囲気や流れに沿うような発言になりがちで，後で悔やむことになりかねない。加えて，ケース会議前までにSVを受けることが望ましい。

(4) ポイント④　ケース会議に参加

SSWrは，参加者で一番苦労している人や関係機関をねぎらい，会議の方向性が子どもや家庭に対して肯定的でポジティブな向きになるように下支えをしていかなければならない。また，専門家的な上から目線の発言，参加者への指示的発言，過去の経験を長々と話すことなどは慎み，低く，ワンダウン・ポジションで会議に臨む。

(5) ポイント⑤　会議終了後，今後の支援についてのスーパービジョンを受ける

SSWrがすべての支援の方法についての知識や技術が完全であるはずも必要もない。ネットワークを活用し，「生活保護」「精神疾患」「母子保健」「発達障害」など，必要な情報や支援方法を獲得し，最適な支援を展開していく。

ケース会議の1週間後には，SSWrから学校や関係機関に，状況確認の電話を入れる。「ケース会議の2日後に保健師が家庭訪問する」「ケース会議後にスクールカウンセラーがWISC検査をする」など重要な事案がある場合には，1週間を待たずに確認の電話を入れる。

(6) ポイント⑥　ケースの支援が終了するまで，1カ月に1回の確認電話

新任のうちは，ケースのインパクトや動きだけで支援の必要性や困難性を判断しがちであるので，例えば毎月20日前後と日を決め，動きがないケースも含めて，かかわっているすべてのケースに様子伺いの電話をする。確認電話から，モニタリング→再アセスメント→ケース会議→プラン作成→支援実施と進めていく。

(7) ポイント⑦　支援終了，途中での辞任，時間外の活動

ケースは，解決や好転，本人の転居や卒業による支援継続不能，もしくは，SSWrの都合により終了となる。いずれにせよ教育委員会と学校の了解を得ることが必要である。終了した元SSWrが，関係した子どもや保護者・関係機関からの相談を，その後，個人として受けたり支援をしたりしては絶対にいけない。そのような依頼があった場合には，教育委員会へ報告する。また，休日や勤務時間外に支援対象の子どもが参加する行事などに立ち寄ってみる，などの活動も，教育委員会へ事前の相談と，事後の報告をしておくことが大切である。

3）エビデンス・ベースド・ユニーク・アプローチ

　超困難事例の緊迫した場面では，既存の理論やアプローチでは間に合わず，思わずその場しのぎの弥縫策で行った手法（例外的技法）がその後の多くのケースにおいても功を奏したことがある。

　功奏した例に共通するキーワードは「ワンダウン・ポジション」「ラフターセラピー」「ユーモアによるアプローチ」である。これらは，ソーシャルワークの基盤というよりは，ソーシャルワーカーとクライエントのストレングスの相互作用により生まれてきたものでもある。**表8-24**にて上記キーワードの一つの参考例を紹介する。

参考文献

- 厚生労働省子ども家庭局：児童相談所運営指針，2018. https://www.mhlw.go.jp/bunya/kodomo/dv11/01.html（2019.6.24閲覧）

表8-24 エビデンス・ベースド・ユニーク・アプローチ

		UBA (unko talk based approach)	アプローチZZ（ダブルゼータ）	SMT-A（すごい妄想トーク・アプローチ）
概要		"ウンコネタ"をベースにした下ネタアプローチである。ここでの下ネタは「小学生レベルの無邪気なウンコ・シッコネタ」であり，セクシャルなニュアンスのものは一切含まない	ZZとは「絶対！ 自虐ネタ」の意味である。「ワンダウン・ポジション」に基づいているが，ただ下手に出るだけではなく，あえて自分自身の失敗談やコンプレックスなど，負の要素を明るく取り上げることで（笑いへの昇華），わざとらしくなくクライエントより下がれる，ということに特化したアプローチである	ソーシャルワーカーが「突拍子もない楽しい妄想話」を展開することである
目的		場を和ませ，クライエントとの距離を近づけ，真剣に悩んでいることからちょっと一息つく時間をもち，自身の苦難に対して俯瞰的視野を与える	場を和ませ，クライエントとの距離を近づけ，真剣に悩んでいることからちょっと一息つく時間をもち，自身の苦難に対して俯瞰的視野を与える	クライエントとソーシャルワーカーとは年齢が離れていることも多く，いくら最近の流行など話題を収集していても限界を感じるケースもある。そのようなとき，クライエントの生活に若干でもかかわるところからの妄想トークを展開して，場を盛り上げ，雰囲気を陰から陽へ転換させる
用例	事例	学校や関係機関不信から，障害児に会わせない保護者宅へ家庭訪問に行った場面 SSWr「それではまた参りますね。そういえば，さっきそこに犬のウンコが落ちてて危うく踏みそうになったんです。気をつけてくださいね！ この前，私，ウンコ踏んだんですよ。何年かぶりに〜」 保護者「ははは（笑），その歳でウンコ踏んだんですか（笑）〜」	長男がネット依存で昼夜逆転，不登校。妹も連鎖的に不登校であった。いろいろと手を尽くすが八方塞がりの保護者と面談した場面 SSWr「私もネットではいろいろと失敗が多くて。このまえも，『〜協会会長様』とメールで送るところを『〜協会害虫様』と送ってしまい，もう，汗かいてソッコーでお詫び電話しました」 保護者「それは大変でしたね。同じ会長なら，"快調！（ガッツポーズ）"のほうがまだよかったかもですね」 SSWr「うまい!!」	重度の低血圧で服薬治療をしても改善しなかった不登校の中学生の事例「ゲームデザイナーになりたい」というので，「砂漠高校」※の「蟻地獄から這い上がっての3年間のストーリー」を考えさせた。毎回の面談で，中学生が家で考えてきたストーリーを発表するのだが，ソーシャルワーカーはさらにそれを上回る物語で返す，ということを続けた ※「砂漠高校」：中学校卒業式直後に両親に連れて来られたのは，砂丘の中の巨大な蟻地獄の前。いきなり突き落とされ，そこから這い上がり3年かけてたどり着いたオアシスには，両親と校長が待っており，砂漠高校の卒業証書を手渡されるという壮大な物語
	効果	これまでの訪問では，表面上のやり取りから，いざ具体的な話をしようとすると話題をそらされ，進展しないままであった。しかし，UBAにより場が笑いで盛り上がり，保護者が家の中に招き入れて子どもに会わせてくれた。後日，福祉サービスの受け入れにつながった	アプローチZZをきっかけに毎回の面談で楽しい話をするようになり，保護者自身が趣味や習い事を始めて生き生きと生活するようになった。すると長男が「将来は芸術系の進路に進みたい」と言い始め，別室登校ができるようになった	親子ともに明るくなり，服薬を中止したにもかかわらず半年後には本人の血圧が正常値になった。通院も終了し，月に数回，教室復帰できるようになった このアプローチの唯一の副作用としては，問題がすべて解決したにもかかわらず，SMTを聞きにクライエントが面談を申し込み，なかなか終了できないことにある。「面談したいがために再び悪化する」というおそれがないことを確認して，終結を告げる

第8章 専門職育成のためのスーパービジョンの深化

Ⅲ　機関内部・外部におけるスーパービジョン

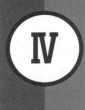

Ⅳ スーパービジョンを深めるための技能

1 エンパワメント・コーチング

　近年，職場外でのSVrは管理的権限のないことから，責任制をもつ立場にないため，指導的立場より伴奏的立場としてのSV関係（コンサルテーション系のSVと言われることもある）の構築が求められている。このようなSVeの意思決定を促進する技能の一つが"コーチング"である。

　コーチングは，SVrが問題解決をするのではなく，SVe自身が問題解決できるように支援していくために，SVeがもつ資源をいかに活用するかを内省的，行動的に決定づけていく技術（自発的な思考・行動への支援技術）である。スタンスとしては，SVe自らが答えをもっているとして寄り添う「～とともに」という点が特徴である。このとき，SVでは，支持的機能・教育的機能・管理的機能が求められることから，エンパワメント理論を基盤にし，さらに従来のコーチングにカウンセリング技能やティーチング技能，アドバイス技能を加えたエンパワメント・コーチングとなる。

　理論としては，「自分らしさを活かして自立して生きる」ことを目標とし，自立とは「自分の信頼できる仲間，仲間の信頼できる自分という関係性のうえで，自らの力を活かすことができること」と相互的な"自律性"を意味する定義をもつ*。このとき，この理論の核となるのが図8-9の考え方とモデルである。

　ここからの示唆は，肯定的なアプローチが肯定的なアプローチを生むこと，自己受容（自己のよいところ，悪いところを肯定的に受け止める）や行動学習により肯定的な行動が促進され，職務の活気につながるということ，そして，そのためには援助者（仲間）が必要で，その援助者には肯定的な信念が求められるということである。モデルでは，明るい，まじめ等の性格性を示す自己受容の効果が示されている。肯定的な信念は，誰にでも般化できる信念のほうがどのようなクライエントやSVeにも寄り添うことができる。

　さらに一つのロジックモデルとして，SVr－SVe関係のよさが肯定的感情，肯定的思考，肯定的行動，肯定的環境，肯定的学びを得てさらに関係性を深めるという成長促進の循環過程とその真逆の成長抑制の循環過程がある（図8-10）。ネガティブ状態でもネガティブな学びがあるという点を理解する意義はある。例えば，SVrを非難（闘争）し，①自分（SVe）になびくならば，強引さにより人が動くという行動コントロールの学び，②その場から避難（逃走）すればストレスを避けられるという行動コントロールの学び，そして③どんなに相談しても状況・環境が変わらないのであれば，無力感を覚えて何もしたくなくなる学習性の無力感等の学びが得られる。

　図8-11は4つの技能の基本的内容を示している。コーチングにおける焦点づけでは，SVeの内面や動機づけの根源（幹情報）を理解すること，つまり行動の意味や意義を理解することで，目に見える行動（枝葉情報）の促進を図る

＊ 米川和雄：学校コーチング入門，ナカニシヤ出版，京都，2009.

【エンパワメント理論の中核】
1) 人をエンパワメントすることで，エンパワメントされた人が環境にも肯定的な影響を与える
2) 自己を理解し，肯定的に受け止めることが，行動の選択に続いて，行動に至らせる。長所理解も重要な視点
3) 自己を肯定的に受け止めるためには，援助者が必要で，その関係性は肯定的な信念をベースに共同的である必要性がある

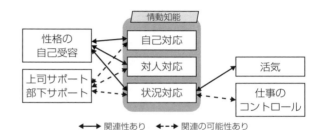

図8-9 エンパワメント理論とモデル

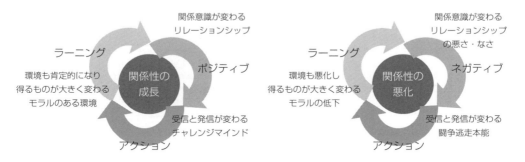

【成長の循環過程を促進させる実務者の特性】
1) 中立的なやさしさ：よいこと，普通なことは"どんどん称賛"悪いことは"優しく示唆"
2) ユーモア：ピンチをチャンスにするような"機転"や"笑い"のセンス
3) 学習促進：学習進化のための計画性や相互作用経験づくり
4) 自己覚知：SVeだけでなく自分と本気で向き合う

図8-10 成長と成長抑制の循環過程

カウンセリング 「受容」「共感」	ティーチング 「教育」「基本（指導）」
SVeの気持ちを受け止め，温める技術 例）うなずき，受容的確認，見守り等 これがあってのアドバイス	専門職の倫理や職場のマナーなどマニュアル的基本を教え，SVeの思考・職務能力を整えていく技術 例）マナー指導，即行指導，一貫指導，継続指導
アドバイス（提案） 「方向づけ」「応用（指導）」	コーチング 「行動」「創造」「やる気」
SVeのニーズに沿ったSVrの経験値等を教授し，SVeの方向性を定める技術．押しつけにならないよう注意 例）知識・経験の伝達，100％可能な提案，モデリングや共同を踏まえた提案等	クライエントの思考を明確にし，SVeの長所・能力・思いを行動に活かす技術 例）称賛・承認，焦点づけの質問（SVeの物事の枝葉情報だけでなく，SVeの信念等の幹の情報の確認）

図8-11 エンパワメント・コーチング技術

という点に特徴がある。〜についてどのように「考えているか」「思っているか」「感じているか」はわかりやすい開かれた質問パターンともなる。また，この4つの技能を簡易に実施できる展開モデルにTARGETモデルがある（図8-12）。またTARGETモデルをより初級から中級に発展させていく場合の詳細は表8-25を踏まえて実践していく。

2 自己覚知

1) 自己覚知とは

自己覚知とは，援助者が自らの能力，性格，個性を知り，感情，態度を意識的にコントロールすることである*。クライエントの課題に自らの価値観や感情をもち込むことは，クライエントの意思決定やその状況を誤って判断するこ

---
* 中央法規出版編集部（編）：社会福祉用語辞典，6訂，中央法規出版，東京，2012．

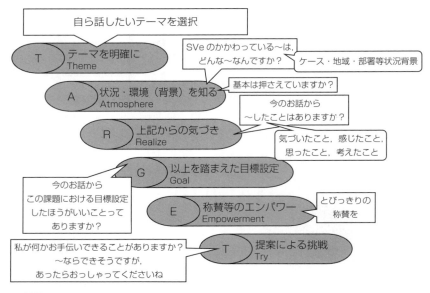

図 8-12 TARGET モデル

表 8-25 TARGET 中級モデル

T	・個人 SV では SVe が設定するが研修型は SVr が設定することもある ・テーマ設定は SVe によって困難なこともあり提案したほうがよいこともある
A	・テーマに合わせた環境・状況について，どの程度／どのように，理解しているか，とらえているかを確認（指摘・示唆） ・本人がいかに基本を押さえて活動しているか。基本が通用しないために独自的に，応用的に動いているか ・目標設定をするために「知るべきことの指摘（ティーチング）」または「SVe が自分で気づくように示唆・待つ（カウンセリング）」 ・具体的な状況・環境・背景に 6 つの P の確認（問題解決アプローチ） ⇒ Place（ケース・職場・地域の環境），Person（自分・クライエントの特性，職場・地域の人々の特性等），Process（これまでの活動やかかわりのプロセス），Ploblem（テーマに対する課題・問題・改善点・向上点），Professional（関係機関等），Provisions（法制度）
R	・A（6つの P）を踏まえて，感じたこと，思ったこと，考えたことの確認⇒ SVe の（気持ちや考え，感情の）気づきの深浅により，次の目標設定の具体性の深浅を考慮する⇒気づきは浅くても批判はしない。考えることが不得意な場合，感覚的な善し悪しの選択（「A と B ではどちらがよいと感じてますか」）でもよい ・思考・感情の明確化：「～ということを感じているのではありませんか？」など，SVe の "気づき"（感じたこと，思ったこと，考えたこと）に関しての明確化 ・焦点づけ：1センテンス1クエスチョンにて気づきを深める
G	・環境・状況と自らの気づきにより考えられた目標の確認⇒これまでの Process や Ploblem をとらえた設定になっているかは聞き役がとらえる必要がある ・問題解決のための目標設定：本人の限界の 60～80％での目標設定がベスト。過度な目標の継続はしない ・予防開発のための目標設定：本人の能力の 90～120％での目標設定も可能なときがあるが，モチベーションが高いことが重要。対人関係等の問題で低くなったり，自己否定感をもちだしたりしたら 80％以下の設定へ ・新しい目標設定だけでなく，"このまま現状維持" という目標設定も時に大事で，困難ケースには継続が力になることもある。メンタルヘルス不全時には現状維持または現状低下も大切
E	・称賛・承認：「過度ではなく」「うそではなく」「根拠がある」⇒見本となる行動の称賛だけでなく，普通の行動にも称賛→普通は難しい時代。動揺・舞い上がり傾向のある SVe にはティーチング（基本達成の目標や確認）とともに活用 ・話の内容をとらえて，見つけた・感じた長所をどんどん伝える ・行動の結果（成功・失敗に関係なく）だけでなく，これまで（日々）の行動のプロセスも称賛
T	・提案（リクエスト）：SVe の目標にあった提案⇒ SVe が目標を達成させるための学習力・行動力を高める。関連する知識や考え方を伝えるのもこのスキル。基礎を伝えるティーチングとの違いはその SVe のみに適した助言である点。ただし，下手なアドバイスならば黙ってつなずくだけのほうがよい ・共動（サポート）：SVr が SVe と共に動くサポートは SVe の活動の幅を広げることに貢献。SVr または SVe だけが動くのではない点が大切。同じ場にいなくても共に動いている感覚を与えることも重要な共動概念

表8-26 自己覚知の種類

1）生き方（あり方）の覚知（Life：Being-Doing）：自分の生活を包括的にアセスメントし行動目標を検討する（ライフデザイン）
2）性格特性の覚知（Being：Identity）：考え方，感じ方，思い方（知情意）の理解
3）援助技能の覚知（Doing：Competency）
　①ミクロレベル技能（クライエントへの技能，人材育成の技能等）
　②メゾレベル技能（内部連携〔同職種・他職種・委員会〕・事業等）
　③エクソレベル技能（外部連携〔ケース会議〕等）
　※マクロレベル技能は自己よりも社会的側面がより強くなるため除く

とに結びつくことから対人援助には重要な概念である。とりわけ，社会福祉分野以外では出てこない用語であり，とくにソーシャルワーカーに重要視される視点である。

単に自己を理解するだけでなく，自らの意見（考え・思い・感じ），態度・行動をコントロールすることまでが求められることから，自己やその環境（職場・家庭・他者）のウェルビーイングを高める（Life, Being, Doing 向上の）ための自己覚知であるともいえる（表8-26）。専門職業性に対する自己覚知という視点が強いが，決して，反省や処罰のためではないことの理解が必要である。

Festinger*は，そもそも人は適切な評価を得るために他者との比較を行う動機をもつとしている。「なぜあの人より賃金が低いのか？」はわかりやすい承認欲求の例えであろう。この適切な自己評価を得たい理由の一つとしては自尊感情や自己幸福性を高めたいためとされている。そのため，自分より評価の低い他者との比較により自尊感情を維持するという視点もある。自己理解ができなければ，過度な上位比較で落ち込んだり，過度な下位比較で高揚したりすることがあり，妥当な自己を理解するために自己覚知は重要な概念といえる。なお過度な自尊感情や自己肯定感は現実をゆがめて自己を過剰に肯定してしまうポジティブイリュージョンという概念が関与するため，社会的比較理論では，やや上位比較により向上的に自己を高めて

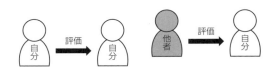
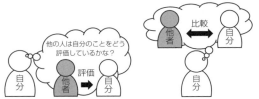

①自己知覚：自分を自分で評価　③他者評価：他者が自分を評価
②他者推定：他者の評価の想像　④社会的比較：自分による他者との比較

外林大作，辻正三，島津一夫（編）：誠信心理辞典，誠信書房，東京，1981. を基に作成

図8-13 自己評価の方法

いく視点がよいと示唆されている。

このとき Festinger が示唆した社会的比較理論を踏まえ，自己評価に関するさまざまな視点から自己覚知の精度をとらえるとどのようにそれらが高められるかが示唆される*。なかでも自己知覚と他者推定は相関があるが，関係性が深くなければ自己知覚と他者評価の相関はないことが多いともされる。つまり精度の高い評価ほど他者との意見交換等を通じてなされるか社会的比較ができているかがわかる（図8-13）。

近年，「3人のソーシャルワーカーが集まればけんかが始まる」という職場が少なくない。職場内での同僚の誹謗中傷が多い場合，それに対する適切な評価（個人やチームの信用失墜と

---

* Festinger L：A theory of social comparison processes. Human Relations, 7：117-140, 1954.

表8-27 知情意の能力

考える能力	基本的に企画立案やリスクマネジメントなどの計画を立案する能力で，応用的には，客観性が高まるだけでなく，いろいろなものを想像したり，突拍子もない問題にどう対処していくかを考える能力	中庸
感じる能力	基本的には，自分や他者の態度がどのような影響を相手に与えているかを理解する感性的な能力で，応用的には，人当たりがよかったり，人づき合いがうまいなどを通じて，その人やその場に応じて動ける能力	
思う能力	自分の意思をしっかりともつ人のことで，基本的に，自分の思い（一般には考え）を貫くための努力・忍耐を惜しまずに動ける能力で，応用的には，自分自身のビジョンを達成させる意志を熱くもつ能力	

なる行為である認識）のなさと率直に話し改善する場のなさ，そして自己覚知（その発言がどのような影響を職場に与えているか）能力やその機会のなさが関与することが多い。ここには，自己覚知に果敢に取り組むモデルとなる存在がいるか否かもかかわる。一方で，SVを継続的に受けた経験のあるSVeは，他者との意見と合わないことに対して，「なぜ私は今あの人の意見が受け入れ難いのだろう？」という反芻的な自己との対話をもつことがある。また率直な話し合いをしようとすることがある。

2) 知情意の自己覚知

自己の能力特性を理解する方法に知情意（考える能力・感じる能力・思う能力）からとらえる見方がある（表8-27）。自他の評価を踏まえてどの程度自己覚知できているかをとらえようとするものである。全体的なバランスがよいタイプとして中庸タイプがある。

それぞれのタイプには一長一短がある。「考える能力」では，管理職向きだが，応用レベルでないと自らの持論の正当性を相手に求めてしまうため対人関係を壊しやすい。上下関係づくりがうまいため配慮する上司に気に入られるが同僚や部下（後輩）に嫌われ，最悪，部下が辞める・潰れることもあるという特性をもつ。「感じる能力」では，応用レベルでないと，誰からも好かれるが本人がストレスを負っていることや，最悪，調子に乗る部下・後輩が出ることもある。気分で動いたり，論理的説明が苦手なため管理・指導職には不向きという特性をもつ。「思う能力」では，応用的な状態でないと，自分のやりたいこととやれることの不一致さがわからず，自分の思いだけは進めようとするため，周囲が困ったり，誰からも嫌われやすい。一方で上司・部下に相手にされなくとも本人がストレスを負っていないこともある。つまり応用レベルでないと対人関係の仕事は難しい状況が起こり周囲に迷惑をかけることもある。ただし，応用的な状態であれば，凡人にはできないことを成し遂げていく強硬な力をもつ。組織になじまず，独立型・ベンチャー型になじむという特性をもつ。

3) 文章記載の重要性

文書記載はさまざまな報告におけるソーシャルワークの基本である。なかでも文章記載能力は，いかに読み手にわかりやすく伝えられるかを示すソーシャルワーカーの技能を示しているともいえる。にもかかわらず基本的な文章の記載方法について理解されていないこともある。よくわからない文章を書いている人は実践もそのような実践と判断できよう。なお本来の文章表現は自由であり，それを否定すべきではないが読み手がわかりやすいという点が基本である。

このとき，人権意識やソーシャルワーカーとしての価値をもった考えでない場合，添削時に

指摘されることもあるだろうが，文章を通してソーシャルワーカーとしての自己覚知を深めるという意味では，指摘されることのほうがさまざまな思考を検討できるよさがある。

③ 演習

1）SVrの言動

次の各SVeからの相談に対して，記載されるSVrの言動を経験し，発言した側・された側の気持ちを考察してください。そのうえで，本来あるべきSVrの発言について検討してください（学部生の実習指導の演習の場合，記載されている発言内容の検討から実施してもよい）。

この演習では，SVrを立てるためだけに相談しているSVeの増加や二度と相談したくないSVeの増加を防ぐことを目標にします。

SVe相談1：クライエントとの関係性がうまくいかず困ってしまって。
SVr：そんな基本も知らずにこの仕事をしているのですか。資格をもたれていましたよね。そのうえでの資格手当なんですよ。

あるべきSVr回答

SVe相談2：関係機関に連絡したら，こちらの連絡方法を知らないのですか？　と怒られまして。
SVr：マニュアルも見ないで勝手なことをして！　私が指導していないと思われるでしょ！

あるべきSVr回答

SVe相談3：（再度相談に来たSVeに対して）私はあなた（SVr）と意見が違うのですが私の思うとおりにしたい。
SVr：だから何度言ったらわかるの？　二度も同じようなことを言わせないで！　理解能力がなさ過ぎ！

あるべきSVr回答

検討点

相談1：SVeの「わからない」への対応は，なにをして（なにをせず）わからないのか理解してから助言ができるようアセスメントする。

相談2：何を学び，どうしてその判断をしたかの理解と，できなかったことをどうすれば次に活かせるかの予防性をもつ。

相談3：何度言ってもだめなら，それをしたい根拠は何か，倫理的に可能か，それらがあれば，①可能なら失敗を許容し，フォローする温かさのある対応が可能か，②SVrが周囲に援助を求め，違う視点から伝えてもらうネットワークをもつことが可能かなどの検討も一つである。力量のあるSVrほどよいネットワークをもっている（活用する），SVr側のすぐキレる特性，がまんして爆発する特性，逆転移など，自己限界の理解は必須である。

2）ぶれない信念

下記に自分が日々対人援助で大切にする肯定的信念（肯定的な考え）を記載し，反論された場合でも回答できるかを確認してください。

【肯定的信念】

3）知情意の自己覚知

知情意の3つの能力のうち（表8-27），もっとも自分に合致すると思われる能力を一つ選択し，その理由と名前を記載してください。その後，自分がなぜそこを選択したかを1分程度周囲に説明し，周囲からその説明を聞いてどの能力が高いと思ったかの評価と名前を記載してください。

考える能力	
感じる能力	
思う能力	

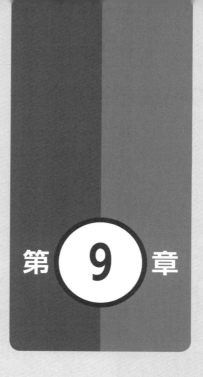

スーパービジョン演習

本章では，スーパービジョン実践のための包括的な領域におけるスーパーバイザー視点・スーパーバイジー視点について確認する。
これまで確認してきたソーシャルワークとスーパービジョンの基盤を踏まえたソーシャルワーカー像の形成を目指す。

本章の構成と活用方法

本章は実際に演習に用いるワークシートを兼ねているため、他章とページ構成が異なる。本節では、本章を有用に使うために、本章の構成と活用方法について紹介する。p.202には、説明を付したページ見本を示しているので併せて参照されたい（図9-1）。

1　本章の構成

本章は「タイトル」「事例」「留意事項」「Questions」「検討・関連する事項」の大きく5つの要素から構成されている。

1) タイトル

タイトルには「演習No」、「演習名」、「スーパーバイジー（以下、SVe）の属性」について記してある。「演習名」はSVeの支援や活動を端的に表している。「SVeの属性」は、SVeの立場と経験年数および所属機関を示している。

2) 事　例

「事例」では、SVeが支援するクライエント等に関する事例を紹介している。事例内で登場する人物については、SVeを"A"、主となるクライエントを"Bさん"と表す。後述する「Questions」の内容によっては、事例の展開ごとにⒶとⒷで分けて表記していることがある。

3) 留意事項

「留意事項」には、本事例においてソーシャルワークやスーパービジョン（以下、SV）を行う際に、事例では示しにくい事柄についての補足や検討材料などを、留意する点として列挙している。事例が得意とする領域でない場合、「留意事項」を踏まえるとより検討材料が与えられる。

4) Questions

「Questions」は、「ソーシャルワーカー用」のクライエント等の支援にかかわる選択質問と「スーパーバイザー用」のSVeのSVにかかわる選択質問からなる。「ソーシャルワーカー用」については、討議を進めるために♣と♡の2つの選択肢を示している。「スーパーバイザー用」では、留意事項を加味しながら下部に示されている「SV機能」から選択し、「SVのポイント」を踏まえSVを検討していく形となる。

5) 検討・関連する事項

「検討・関連する事項」は、本事例の検討において、念頭に置いておく必要のあるさまざまな事項を提示している。

6) コラム

演習によっては、コラムを付していることがある。コラムは本事例に関連し、事例についてより理解を深められるよう付随する問題等を簡単にわかりやすく示している。

2　活用方法

「SVeの属性」については、想定が難しい場合には前提を置かなくてもよいが、組織性を踏まえた検討ができれば事例をより掘り下げ検討できるであろう。

「Questions」における「ソーシャルワーカー

用」の♣と♡には，どちらの選択肢が正しいかという意味はない。現場のソーシャルワーカーがいつも迷う選択肢を用意している。どちらも間違いのない選択であるということは，「なぜそう選択したのですか」という問いに対する説明責任を果たすことが求められる。前例のない事例でさえも，さまざまな知見を活かして，選択における明確な根拠または探索的な仮説が求められるのである。初任者は直感や自己の体験談が多く，熟練者はさまざまなケース対応，理論，新たな知見，これらの根拠が多くなることであろう。

次の「スーパーバイザー用」では，主に「SV機能」の選択からなり，スーパーバイザー（以下，SVr）がさまざまな機能のなか，どれを選択するか，その理由はなにかを検討するためにある。このSV機能は，認定社会福祉士制度上の「スーパービジョン機能表」に示されている項目（**表9-1**）から検討してもらいたい機能を引用している。実際には，提示されている以外の機能の活用も求められるだろうが，ここではあえて"「SVポイント」を踏まえるならば"という制約や方針を課した検討ができるようにしている。これには各機関における方針を踏まえたSVとはなにかを慮る意図が背景にある。初任者でもポイントを外さないようにとの配慮でもある。もちろん，ソーシャルワークの価値を含む普遍的な公準的機能はいつも踏まえる必要がある。

ただし，SVeに対して権威的なポイントの示唆とならず，SVe自身が大切なポイントに気づけるような働きかけが必要であることは言うまでもない。つまり支持機能（支持的機能）は記載の有無にかかわらず基盤ととらえる必要がある。読者が熟練者の場合，提示された機能やポイントにかかわらず自由に検討してもよいだろう。独立型として考えるならば，行政として考えるならば，本機関として考えるならばなど，さまざまな背景を踏まえた意見が出ることは多様性や連携の必要性を示唆するものになるといえよう。

最後の「検討・関連する事項」については，関連する事項へ議論を深めるために活用してもいいだろう。

第9章 スーパービジョン演習

本章の構成と活用方法

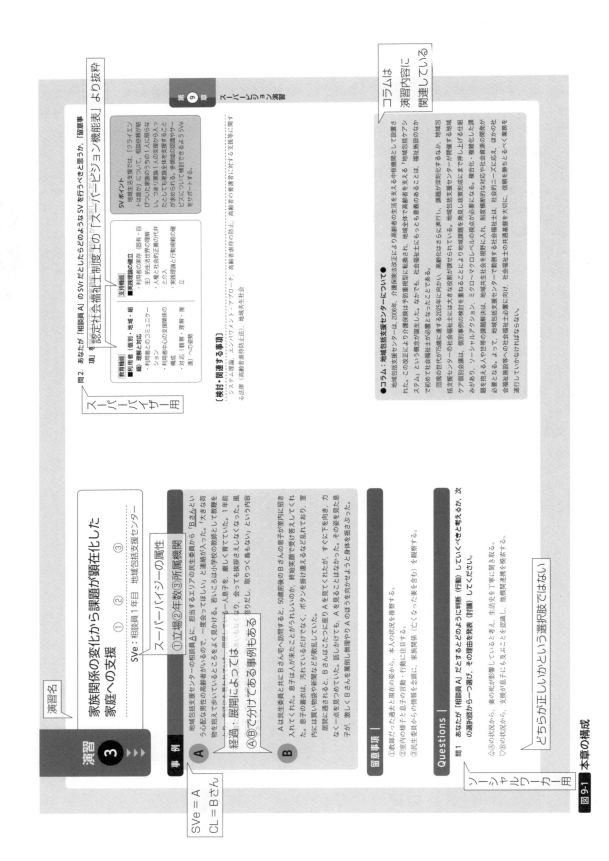

図9-1 本章の構成

表9-1 スーパービジョン機能表の項目一覧

管理機能	教育機能	支持機能
①管理業務の分掌と遂行 ・業務分担と遂行への理解 ・業務の適正化と効率化 ・業務遂行の改善と負担軽減　　　　など	①利用者（個別・地域・組織）理解と対応 ・利用者とのコミュニケーション ・利用者中心の支援関係の構成 ・対応（観察・理解・推進）への姿勢　　　　など	①自己覚知 ・自己理解への意義と関心 ・自己理解の進展と効果 ・自己理解への洞察と課題　　　　など
②業務内容の点検と整備 ・管理運営業務の円滑化 ・実践運営業務の円滑化（利用者中心） ・業務内容の評価とフィードバック　　　　など	②支援技術や技法の習熟 ・技術や技法訓練への姿勢 ・実践理論、モデルや支援ツール等の学習 ・実践調査や実践試行研究へのチャレンジ　　　　など	②個人的解決課題の克服 ・個人的問題への認識 ・生活システム（人間と環境）への統合的対処 ・社会的職責の円滑な遂行　　　　など
③管理関連情報の周知と遵守 ・情報の正確な周知への理解 ・情報の共有化と連携の徹底 ・情報の公開と守秘義務　　　　など	③支援過程展開への視野 ・過程展開の意義と役割の理解 ・導入・展開・終結への局面過程と技術の駆使 ・過程展開の点検と評価　　　　など	③業務と職場環境の課題 ・職場環境への適応と課題 ・職場環境づくりへの努力 ・バーンアウト予防と克服対策　　　　など
④管理業務記録 ・記録の意義と役割の理解 ・記録の有効な活用と保存 ・記録の点検と整備　　　　など	④実践記録 ・記録の意義と役割の理解 ・記録の有効な活用と保存 ・記録の点検と整備　　　　など	④スーパービジョン ・スーパービジョンの意義と役割の理解 ・スーパービジョンの方法と推進 ・スーパービジョンの課題と効果　　　　など
⑤業務連絡調整（職場内・外）の運営 ・連絡調整の意義と役割の理解 ・連絡調整の推進と活用 ・実践事例の検討、引継ぎや移送　　　　など	⑤事例研究方法 ・事例研究への関心と参加 ・事例研究を通じた学習 ・事例研究を通じた実践方法の点検と改善　　　　など	⑤実践理論の確立 ・利用者の実存（固有・自主）的生活世界の理解 ・人権と社会的正義の代弁と介入 ・実践理論と行動規範の確立　　　　など
⑥職場（内外）環境の維持と改善 ・コミュニケーションへの配慮 ・職場をめぐる支援環境の構成と維持 ・職場環境改善への参加と協働　　　　など	⑥自己研鑽への姿勢 ・自己研鑽への関心と努力 ・研修や教育機関への参加と継続 ・資格教育などへのチャレンジ　　　　など	⑥職業的アイデンティティの確立 ・専門性育成への姿勢 ・専門職としてのアイデンティティ維持 ・後継者養成への参加と協力　　　　など
⑦その他（記入）	⑦その他（記入）	⑦その他（記入）

スーパービジョン機能表（認定社会福祉士認証・認定機構）をもとに作成

第9章　スーパービジョン演習

演習 1 アルコール等の問題を抱える人への支援

SVe：生活保護ケースワーカー3年目　福祉事務所

事例

　ある日，生活保護ケースワーカーAが担当しているBさんが住んでいるアパートの大家から，電話がかかってきた。「あんたは一体，どういう指導をしているんだ！ Bさんがまた，酒を飲んで大声で騒いで苦情がきた。昨日はバットで玄関ドアを叩いて，ドアが凹んでしまった。家賃だって5カ月も溜めたままだ。払うようにちゃんと指導したのか。もう我慢の限界だ。溜まった家賃とドアの修理代を払わせて，今月中に出て行ってくれ」と一方的にまくしたてると，電話は切れた。

　Bさんは40代の男性である。小学生のころから素行が悪く，中学生のときから飲酒していた。高校は飲酒のうえ，バイクを無免許で運転し，退学となった。退学後は，実家を追い出されるようにして両親が借りてくれたアパートに転居し，両親とはそれ以降，絶縁状態である。アパートに移ったBさんは建築現場の日雇いの仕事などをしてきたが，職場でも同僚らとのトラブルが絶えず，給料の前借りを断った社長に暴行を加え，逮捕されたこともあった。飲酒やギャンブルのために借りた消費者金融への返済が滞り，昨年に自己破産をしている。トラブルや欠勤のために解雇されることを繰り返し，所持金がなくなり半年前から生活保護を受給している。

　Aは，さっそくBさん宅を訪問した。大家の話どおり，玄関ドアに凹みがあった。Bさんは飲酒したことは認めたものの大声で騒いだことは否定し，ドアの凹みに至っては「周りの住人が嫌がらせでやったんだ」と主張した。Aは3カ月前と2カ月前にも，大家から家賃滞納と飲酒して騒いだという電話を受けていたので，家賃を払うように話すも，「払いに行ったが大家がいなかった」との主張であった。慢性肝炎等で通院している医療機関からは稼働能力は低く，療養優先の支援をしてほしいとの調査回答を先週得ている。保護費の大半は飲酒に消費されているようであったため，Bさんにアルコール治療を勧めると，「俺はアル中じゃない。酒なんか飲まないでも平気だし，酒で人に迷惑をかけたこともない。なんでそんな治療をしなきゃいけないんだ！帰れ！」とものすごい剣幕で追い返された。

留意事項

①アルコール問題を抱える人は，問題に対して否認する傾向がある。
②個人情報保護，公務員の守秘義務の観点から，ケースワーカーは原則として，生活保護受給の有無等の情報を漏らしてはいけない。
③困難事例などを検討する場として，福祉事務所内にケース診断会議が設けられている。

Questions

問1 あなたが「生活保護ケースワーカーA」だとするとどのように判断（行動）していくべきと考えるか，次の選択肢から一つ選び，その理由を発表（討議）してください。

♣ AとBさんが双方で話し合うことに委ねる。その結果，アパートを退去することになった場合には，Aに次のアパートを探すよう指示する。
♡ 上司であるC査察指導員とAに対する支援，方針を協議のうえ，ケース診断会議に諮る。

問2 あなたが「生活保護ケースワーカーA」のSVrだとしたらどのようなSVを行うべきと思うか，「留意事項」を踏まえ以下の「教育機能」「支持機能」から選択してください。

教育機能
■支援過程展開への視野
・過程展開の意義と役割の理解
・導入・展開・終結への局面過程と技術の駆使
・過程展開の点検と評価

支持機能
■実践理論の確立
・利用者の実存（固有・自主）的生活世界の理解
・人権と社会的正義の代弁と介入
・実践理論と行動規範の確立

SVポイント
　生活保護制度の趣旨・目的に照らしてどうすべきなのかという視点，公務員として住民の利益を守る視点，守秘義務との兼ね合い，AとBさんのそれぞれで食い違う主張の評価，などに留意しながらSVeをサポートする。

〔検討・関連する事項〕

　生活保護法第1条（この法律の目的），同法第27条（指導及び指示），同法第62条（指示等に従う義務），「生活保護法による保護の実施要領の取扱いについて」第7の30　転居に際し敷金等を必要とする場合・第11の1　指導指示に従わない場合の取扱い（昭和38年4月1日社保第34号厚生省社会局保護課長通知），危機介入モデル，エコロジカルモデル，倫理的ジレンマへの対応

●コラム：福祉事務所とはどのような所か？　何を行っているのか？●
　福祉事務所とは，社会福祉法第14条に規定されている行政機関である。都道府県，市，特別区は設置が義務づけられており，町村は任意で設置できる。設置主体によって所管事項は若干異なるが，福祉六法（生活保護法，児童福祉法，母子及び父子並びに寡婦福祉法，老人福祉法，身体障害者福祉法，知的障害者福祉法）に定める援護，育成または更生の措置に関する事務を行っている。福祉事務所には，現業員（ケースワーカー）や査察指導員（ケースワーカーの指導育成を行うスーパーバイザー）のほか，老人福祉指導主事や身体障害者福祉司などが配置されている事務所もある。実際の市・区役所などでは，生活支援課，障害福祉課，高齢者支援課などの名称で実務を担っている事務所も多い。

演習 2　関係機関との連携が鍵となるひとり親世帯の支援

SVe：相談支援員2年目　自立相談支援機関（市役所）

事例

　学習支援事業の担当である学習支援員から，事業を利用している中学2年生男子のBさんの体臭や頻繁に筆記用具を忘れることが気になるとの報告が相談支援員Aにあった。学習支援事業の利用は，母親が住居確保給付金事業を利用していたときに，相談支援員Aが案内した。Bさんの母親は，夫と離別後，介護職で生計を立てていたが，腰を痛めたり精神的につらくなったりし，いったん離職した。その後，介護職で再就職したが長続きせず離職。家賃の支払いに困り，自立相談支援事業の相談支援員Aに相談した。生活保護ではなく，家賃の助成を受けたいとのことで，住居確保給付金事業の利用となった。住居確保給付金事業を6カ月ほど利用し，清掃関係会社に常用就職となり，半年が経過したのち，支援会議を経て支援を終結した矢先であった。

　学習支援員から報告を受けた相談支援員Aは，主任相談支援員，就労支援員と情報を共有した。就労支援員から母親に関し①母親は自立支援医療受給者証にて5年ほど精神科に通院している。感情の起伏が激しく職場での人間関係に苦慮し，飲酒が多くなることがあった，②就労を長く続けるため，精神障害者保健福祉手帳を取得することを提案したが強い拒否があった，③DVが原因で離別しており，長男を大学まで卒業させたい思いが強く，生活保護には拒否的だった，という3点の報告があった。

　母親の近況を確認するため，相談支援員Aが母親に電話をした。母親からは「通院しながら仕事をしている。体調が悪くて寝ていることがあるが，息子が家事を手伝ってくれて助かる。生活費の捻出が難しいときは，自分の実家から少額の経済的援助がある。今のところ支援は必要ない。生活費を切り詰めているので，入浴は週に1～2回」との話があった。相談支援員Aが「無理をせず，就労が難しければ相談してください」と伝えたところ，母親は「相談して，生活保護以外にお金がでる制度はあるのか？　生活保護だけは嫌だから頑張っているんです！」と感情的に話し電話を終えた。相談支援員Aは電話の内容を主任相談支援員に伝え，支援会議の開催について関係機関と調整をすることとした。

留意事項

①生活困窮者自立支援制度の子どもの学習支援事業は任意事業ではあるが，全国的に実施率は高い。集合型，訪問型，混在型（集合型と訪問型の両方実施）がある。実施は委託が多い。
②支援会議は，支援プランの検討，困難事例への検討，支援者・関係機関等との情報共有を図る会議である。生活困窮者自立支援制度の自立相談支援事業の利用申し込みをした者に対し必要に応じて行われる。事業の利用申し込み時に，個人情報の共有の承諾を得ている。本事

例では支援を終結しているので,自立相談支援事業の利用も当然終えている。2018年に改正された生活困窮者自立支援法では,関係機関などにより構成される,生活困窮者に対する支援に関する情報の交換や支援体制に関する検討を行うための,支援会議が設置できる規定が創設された。支援会議の構成員には,守秘義務と罰則を課すことができるとしたうえで,個人情報を共有の承諾が得られていない者への支援に関する情報共有が関係機関等との間で可能となった。

③児童虐待の防止等に関する法律(児童虐待防止法)による通告義務は,当然,自立相談支援事業に従事する者にも課される。

④生活困窮者自立支援制度施行後,厚生労働省等から連携に関する通知(技術的助言)が発出されている。

Questions

問1 あなたが「相談支援員A」だとすると,どのように判断(行動)していくべきと考えるか,次の選択肢から一つ選び,その理由を発表(討議)してください。

♣Bさんに対する児童虐待(ネグレクト)が疑われるので,児童相談所・子育て担当部署に虐待として通告し,支援会議前の早期に介入を働きかける。

♡Bさんに対する児童虐待(ネグレクト)が疑われるので,児童相談所・子育て担当部署へ通告しつつ,支援会議を開催し関係者間で情報を共有してから,母親とAへのアプローチの方針を立てる。

問2 あなたが「相談支援員A」のSVrだとしたらどのようなSVを行うべきと思うか,「留意事項」を踏まえ以下の「管理機能」「教育機能」から選択してください。

管理機能	教育機能
■業務関連情報の周知と遵守 ・情報の正確な周知への姿勢 ・情報の共有化と連携の徹底 ・情報の公開と守秘義務	■支援技術や技法の習熟 ・技術や技法訓練への姿勢 ・実践理論,モデルや支援ツール等の学習 ・実践調査や実践試行研究へのチャレンジ

SVポイント
　家族それぞれの支援の調整,とくに各関係機関の職務内容にあてはまらない領域への理解や調整をどう促していけるか,またそれが難しい場合の対応が検討できるようSVeをサポートする。

〔検討・関連する事項〕
　個人情報保護法,個人情報保護条例,児童虐待防止法,生活困窮者自立支援法,生活保護法,危機介入理論,問題課題解決理論

演習 3　家族関係の変化から課題が顕在化した家庭への支援

SVe：相談員1年目　地域包括支援センター

事例

A　地域包括支援センターの相談員Aに、担当するエリアの民生委員から「Bさんという心配な男性の高齢者がいるので、一度会ってほしい」と連絡が入った。「大きな荷物を抱えて歩いているところをよく見かける。若いころは小学校の教師として教鞭をとり、生徒にも慕われていた。同居している一人息子を、厳しく育てていた。1年前に妻に先立たれた後は近所づきあいもなくなり、会っても挨拶さえしなくなった。風呂に入っている様子はなく、話しかけると怒りだし、取りつく島もない」という内容であった。

B　Aは民生委員と共にBさん宅へ訪問すると、50歳前後のBさんの息子が室内に招き入れてくれた。息子は人が来たことがうれしいのか、終始笑顔で受け答えしてくれた。息子の着衣は、汚れているだけでなく、ボタンを掛け違えるなど乱れており、室内には買い物袋や新聞などが散乱していた。
　居間に通されると、Bさんはこたつに座りAを見てくれたが、すぐに下を向き、力なく一点を見つめていた。話しかけても、Aを見ることはなかった。その姿を見た息子が、激しくBさんを罵倒し無理やりAのほうを向かせようと身体を揺さぶった。

留意事項

①教師だった過去と現在の姿から、本人の状況を推察する。
②室内の様子と息子の言動・行動に注目する。
③民生委員からの情報を念頭に、家族関係（亡くなった妻を含む）を観察する。

Questions

問1　あなたが「相談員A」だとするとどのように判断（行動）していくべきと考えるか、次の選択肢から一つ選び、その理由を発表（討議）してください。

♣Ⓐの状況から、妻の死が影響していると考え、生活史を丁寧に聞き取る。
♡Ⓑの状況から、支援が息子にも及ぶことを認識し、他機関連携を模索する。

問2 あなたが「相談員A」のSVrだとしたらどのようなSVを行うべきと思うか,「留意事項」を踏まえ以下の「教育機能」「支持機能」から選択してください。

教育機能	支持機能	SVポイント
■利用者（個別・地域・組織）理解と対応 ・利用者とのコミュニケーション ・利用者中心の支援関係の構成 ・対応（観察・理解・推進）への姿勢	■実践理論の確立 ・利用者の実存（固有・自主）的生活世界の理解 ・人権と社会的正義の代弁と介入 ・実践理論と行動規範の確立	地域生活支援では,「クライエントは誰か」について,相談依頼が結びついた家族のうちの1人に限らない。つまり家族1人の支援から入ったとしても家族全体を支援することが求められる。多領域の認識やサービスについて検討できるようSVeをサポートする。

〔検討・関連する事項〕

システム理論,エンパワメント・アプローチ,高齢者虐待の防止,高齢者の養護者に対する支援等に関する法律（高齢者虐待防止法），地域共生社会

●コラム：地域包括支援センターについて●

　地域包括支援センターは，2006年，介護保険法改正により高齢者の生活を支える中核機関として設置された。この改正により介護保険は予防重視型に転換され，地域全体で高齢者を支える「地域包括ケアシステム」という概念が誕生した。なかでも，社会福祉士にもっとも意義のあることは，福祉施設のなかで初めて社会福祉士が必置となったことである。

　団塊の世代が75歳に達する2025年に向かい，高齢化はさらに進行し，課題が深刻化するなか，地域包括支援センターの社会福祉士には大きな役割が課せられている。地域包括支援センターが開催する地域ケア個別会議は，個別事例の検討を重ねることにより地域課題を発見し政策形成にまで押し上げる仕組みがあり，ソーシャルアクション，ミクロ〜マクロレベルの視点が必要になる。複合化・複雑化した課題を抱える人や世帯の課題解決は，地域共生社会を視野に入れ，制度横断的な対応や社会資源の開発が必要となる。よって，地域包括支援センターで勤務する社会福祉士は，社会的ニーズに応え，ほかの社会福祉施設等への社会福祉士必置に向け，社会福祉士の共通基盤を大切に，信頼を勝ちとるべく業務を遂行していかなければならない。

演習3　家族関係の変化から課題が顕在化した家庭への支援

演習 4 認知症者の生活拠点をめぐる家族支援

SVe：精神科ソーシャルワーカー2年目　医療機関

事例

　Bさんは、3人の子どもたちがそれぞれ独立し、夫と2人の生活を送っていた。70代後半から「誰かが家に入ってくる」「財布を盗られた」など、現実的でないことを言い始め、次第に家事もできなくなり、排泄介助も必要な状態となった。夫が家事と介護をすべて担った結果、夫は徐々に疲弊していった。子どもたちが疲弊する父を心配し、Bさんを精神科病院へ連れていったところ、アルツハイマー型認知症の診断を受け、医師から入院を勧められた。

　Bさんは話にまとまりを欠き、同じ話を繰り返す状態である。疲弊した夫の状態も考え、夫と子どもたちは精神科病院への入院を決め、夫の同意のもと、Bさんは認知症治療病棟へ医療保護入院となった。

　入院後、服薬調整が図られ、規則正しい生活や栄養管理、作業療法などで、徐々に情動は安定していった。他方、アルツハイマー型認知症による脳萎縮がみられ、中核症状の進行は避けられず、会話のまとまりのなさや、短期記憶の保持は困難な状況が続いていた。介護保険の認定調査では、要介護4の認定結果となった。

　服薬調整が一段落したとき、夫は主治医から今後の生活拠点について意向を聞かれた。夫は「家でみてあげたい気持ちはあるが、在宅で支えるには気力と体力がついていかない」と葛藤を語った。

　精神科ソーシャルワーカーAが介入し、改めて今後について夫と相談することになった。Aは、医師から入院期間は3カ月と聞いており、すでに入院して1カ月が経過している状況である。

留意事項

①入院期間の制限がある。
②現状における在宅生活では介護のすべてを福祉サービスで対応することは難しく同居者に相応の介護負担が求められる。

Questions

問1 あなたが「精神科ソーシャルワーカーA」だとするとどのように判断(行動)していくべきと考えるか,次の選択肢から一つ選び,その理由を発表(討議)してください。

♧夫の心の葛藤を丁寧に聴きとりながら,夫の了解を得たうえで関係機関に連絡しDさんの在宅生活の可能性を探る。
♡病院や施設などDさんの状態・経済に合う療養・生活拠点を紹介する。

問2 あなたが「精神科ソーシャルワーカーA」のSVrだとしたらどのようなSVを行うべきと思うか,「留意事項」を踏まえ以下の「教育機能」から選択してください。

教育機能	教育機能	SVポイント
■利用者(個別・地域・組織)理解と対応 ・利用者とのコミュニケーション ・利用者中心の支援関係の構成 ・対応(観察・理解・推進)への姿勢	■支援技術や技法の習熟 ・技術や技法訓練への姿勢 ・実践理論,モデルや支援ツール等の学習 ・実践調査や実践試行研究へのチャレンジ	単に社会資源のなさからの選択とならないような社会開発の継続が前提である。そのうえで,選択結果が夫婦というシステムにどのような影響があるかを踏まえ,短期的なかかわりにならないようSVeをサポートする。

〔検討・関連する事項〕

在宅支援体制(介護保険法,老人福祉法,高齢者の医療の確保に関する法律),療養・生活拠点の情報,仲介機能とマッチング,家族支援,認知症の基本的理解,意思決定支援(認知症の人の日常生活・社会生活における意思決定支援ガイドライン)

●コラム:認知症について●

　認知症にはアルツハイマー型認知症,血管性認知症,レビー小体型認知症,前頭側頭型認知症などが知られており,なかでもアルツハイマー型認知症がもっとも多いとされている。加齢とともに起こりやすい血管性認知症と,アルツハイマー型認知症との混合型認知症も多いと考えられている。
　認知症の人の精神科病院への入院は,中核症状の進行や周辺症状が増悪したときである。中核症状の進行は止められないが,周辺症状は服薬調整や環境・対応による改善が期待されている。
　医療機関によっては入院中に作業療法を実施している。認知症の人の作業療法は,音楽,体操,手芸,塗り絵,園芸,創作活動など,対象者のニーズに合った作業を通して,心身機能の維持や強化,刺激による意欲の喚起,自尊心の獲得,他者との交流機会などを目指している。作業内容をバランスよく組み合わせることで,健康状態を促進することも重要である。興味を示すことに働きかけたり,"昔とった杵柄"を活用したりすることも大切である。

演習 5　職場定着に向けたコンフリクトの解消と機関連携

SVe：生活支援員7年目　障害者就業・生活支援センター

事例

　Bさんは特別支援学校卒業後，K社に入社し5年目となる軽度知的障害者である。知的障害のほかにてんかんもあり，入社当初は毎週複雑部分発作が起こっていたが，ここ数年は発作の回数が減少していた。しかし最近，Bさんの食生活は著しく乱れ，体重の増加とともに健康診断の結果が悪化し，健康状態の悪化とてんかん発作の回数も増加し，業務に支障が出るようになった。Bさんは，主治医から体重を落とすように指導されているがその指導には従わず，医療機関には虚偽の報告を繰り返すようになった。健康管理はBさん自身で行うことができないので家族が行っていたが，家族もBさんをかばい，虚偽の報告を後押ししていた。そのようななか生活支援員Aは，K社人事担当者からBさんの今後の勤務について相談を受けた。K社としては，Bさんの現状への対応に苦慮しており，会社のみでの支援に限界を感じているとのことだった。

　Aは早速，カンファレンスを開催することとした。参加者は，Bさんおよびその家族，K社人事担当者とし，主治医にはBさんの身体状況と懸念点の照会を依頼した。Bさんおよびその家族の希望は，K社で今までどおり働きたいということと，健康管理については他者に介入してほしくないということであった。K社からは，雇用は継続していきたいと思っているが，健康状態の悪化から，雇用契約で掲げた業務に支障が出ているため，健康管理および生活改善を実施しないと業務内容や就業形態の変更を検討せざるを得ないという説明があった。主治医からは，現在の健康状態はすぐに医療的介入が必要というわけではないが，今後健康状態の悪化が懸念されるので今から生活習慣を改善していく必要があるという回答であった。

留意事項

①体重の増加や健康状態の悪化とてんかん発作の発生回数の因果関係は明確になっていない。
②BさんとK社は有期雇用契約を締結しており，Bさんは現在，日給月給制である。
③業務内容や就業形態の変更を検討するという対応は，人事担当者個人の見解ではなく，Bさんの同僚からの聴取も含め総合的に判断されたものである。

Questions

問1 あなたが「生活支援員A」だとするとどのように判断(行動)していくべきと考えるか,次の選択肢から一つ選び,その理由を発表(討議)してください。

♣ Bさんおよびその家族の意向を尊重し,健康管理には介入せず,今の状態で雇用が継続されるように調整する。

♡ K社の意向を尊重し,雇用継続のために,Bさんの健康管理に介入する。

問2 あなたが「生活支援員A」のSVrだとしたらどのようなSVを行うべきと思うか,「留意事項」を踏まえ以下の「管理機能」「教育機能」から選択してください。

管理機能
■業務関連情報の周知と遵守
・情報の正確な周知への姿勢
・情報の共有化と連携の徹底
・情報の公開と守秘義務

教育機能
■利用者(個別・地域・組織)理解と対応
・利用者とのコミュニケーション
・利用者中心の支援関係の構成
・対応(観察・理解・推進)への姿勢

SVポイント
困り感をもつ方々がいるなかで「誰がクライエントになるのか」を正確に把握しているかを前提に,クライエントと事業者双方の視点を踏まえ,そのジレンマとの向き合うことについてSVeをサポートする。

〔検討・関連する事項〕
クライエントの意思決定,ニーズの充足,情報共有と多職種・多機関連携

●コラム:障害者の就労を支援する機関と専門職●

障害者の就労を支援する機関は,障害者総合支援法における障害福祉サービスのほかに,「障害者就業・生活支援センター」や「地域障害者職業センター」などがある。これらは「障害者の雇用の促進等に関する法律」(障害者雇用促進法)に規定されている事業となる。

「障害者就業・生活支援センター」は全国に334カ所設置(2018年4月時点)されており,就業面と生活面の両面から障害者の就労を支援している。また同事業は障害福祉サービスではなく,機関に登録をすることで支援が受けられる。

「地域障害者職業センター」は,独立行政法人高齢・障害・求職者雇用支援機構が設置する機関であり,全国47都道府県(ほかに支所5カ所)に設置されている(2018年4月時点)。職業評価や職場適応援助者(ジョブコーチ)支援事業を始めとした,障害者に対する専門的な職業専門的な職業リハビリテーションを提供する施設である。

演習 6 知的障害者の意思決定支援体制の再構築

SVe：相談支援専門員6年目　相談支援事業所（計画相談，一般相談）

事例

　知的障害のある30代男性のBさんは知的障害のある両親と兄を家族にもつ。小学生のころから，障害のある両親に自分の気持ちが伝わらないイライラから両親への暴力行為が重なり，20年近く入所施設での生活を送っている。どうせ何を言っても誰も聞いてくれないし何も変わらないと地域の生活を半ば諦めてきたが，障害者総合支援法の成立を受け，計画相談支援が入るようになると，ずっと抱いてきた「施設を出て働いて好きなことにお金を使いたい」という希望を口にするようになった。相談支援専門員Aは関係者間で情報共有や協議を重ねながら，まずは日中活動として，施設内の生活介護ではなく施設外の就労継続支援B型事業所に通い，続けられるようなら，グループホームでの生活にチャレンジしていこうと計画した。その結果，入所施設からグループホームに地域移行することができた。

　しかし，グループホーム入所後にさまざまな生活上の問題を起こし，グループホームでの生活を断念せざるを得なくなった。具体的には携帯電話をもつようになりSNSやネットショッピングでのトラブルが多発した。また，指定自立支援医療機関を支援者に無断で変更し，処方された薬を飲まなくなり，頻繁に飲酒をするようになった。そして世話人に対し，暴言を吐き，移行先のグループホームを退所せざるを得なくなった。緊急短期入所ののち，次のグループホームに入所したが，1週間目で世話人に暴力を振るい，再び退所となった。その後もほかのグループホームへの入所ができず，他県短期入所施設での長期利用となったことで，本人を取り巻く支援体制の再構築を図ることになった。

留意事項

①相談支援は意思決定支援・権利擁護でもある。本人の意思決定ができない場合は，関係機関がチームによって本人の最善の利益を追求することとなる。

②自己決定の結果，本人の希望する事態とならないことがある。そのようなときでさえもクライエントの求める生き方を大切にすることは重要である。リカバリーの概念を理解することも一つである。

③障害のある人の地域生活を支えるには，常に変化する状況に対して，柔軟かつ切れ目のない多機関・多職種連携が重要であることを理解する。

Questions

問1 あなたが「相談支援専門員A」だとするとどのように判断(行動)していくべきと考えるか,次の選択肢から一つ選び,その理由を発表(討議)してください。

♣地域移行に失敗した要因を検討し,課題を整理したうえで,次の方策を考える。
♡本人の意向を確認しながら,地域生活に必要なチームを再編し,本人が望む生活の実現に向けて本人を含めた協働の体制づくりを図る。

問2 あなたが「相談支援専門員A」のSVrだとしたらどのようなSVを行うべきと思うか,「留意事項」を踏まえ以下の「教育機能」から選択してください。

[教育機能]
■利用者(個別・地域・組織)理解と対応
・利用者とのコミュニケーション
・利用者中心の支援関係の構成
・対応(観察・理解・推進)への姿勢

[教育機能]
■支援過程展開への視野
・過程展開の意義と役割の理解
・導入・展開・終結への局面過程と技術の駆使
・過程展開の点検と評価

SVポイント
単にクライエントの問題行動だけに着目せず,その背景を生物・心理・社会モデルからとらえていけるようSVeをサポートする。

〔検討・関連する事項〕
障害者権利条約,障害者基本法,障害者総合支援法,生活モデル,ストレングスモデル

●コラム:相談支援事業と相談支援専門員について●

　障害のある人たちへの相談支援事業は,障害者総合支援法に位置づけられ,身体,知的,精神および難病の人を対象としている。具体的には,サービス等利用計画にかかわる計画相談支援,地域移行・地域定着に関する地域相談支援などがあげられる。地域を基盤とした重層的な体制で役割を重ね合いながら,その担い手として相談支援専門員の活動する場面が増えてきている。

　相談支援専門員は,障害を社会の状況や環境との関係のなかで理解し,本人がもっている力を信じ,人としての存在と尊厳を守りながら,本人の思いや願いに寄り添うという「価値」を基盤として,知識と技術を身につけ,「本人の意思を中心」に支援を行う。それと同時に,その活動から見えてくる地域資源の改善や不足について課題を提起し,地域における課題解決のための取り組みの要として,多職種と連携協働して活動することが求められている。

演習 7 共依存が考えられる家庭への支援

SVe：相談支援専門員4年目　相談支援事業所

事例

　Bさんは42歳の知的障害、自閉症の男性。80代の両親と50歳の兄との4人で暮らしている。25歳のときに施設に入所。入所中、けいれん発作が頻発し、水中毒になったことから約2年で退所し、現在は自宅から生活介護事業所に通所している。否定をされたり、予定が自分の思いと異なったりすると、物を投げる、叩くなどの行動を起こすことがある。両親はBさんの手が出るのを防ぐため、Bさんの手をひもで縛ったり、叩き返したりすることもある。父親は網膜色素変性症で目がほとんど見えない。母親はラクナ脳梗塞で血栓を予防する薬を服薬中。

　父親は介護予防通所介護などのサービスを利用しており、地域包括支援センターの担当相談員が訪問した際、母親からBさんに叩かれて困るという話があったため、相談支援専門員Aに伝えた。Aは担当相談員と共に事実確認を行った。

　母親は親亡き後、兄にBさんを託したい気持ちがあるが、兄はBさんに無関心である。母親はBさんを施設へ入所させることも考えているが、ほかの入所者への暴力のおそれや以前の施設入所時にけいれん発作が頻発し薬が増えたことから、将来への不安を抱えつつも、両親に何かあったときに他者に委ねようという気持ちはある。Aが主に母親に福祉サービスを利用しながら徐々に将来の準備を進めていくことを提案しても消極的な状態が続いている。

留意事項

　Bさんが両親を叩き、両親もBさんを叩く、ひもで縛ることがありながらも、両親は虐待という認識がない。

Questions

問1　あなたが「相談支援専門員A」だとするとどのように判断（行動）していくべきと考えるか、次の選択肢から一つ選び、その理由を発表（討議）してください。

♧関係機関と情報共有、支援方針などを話し合う協議の場を設ける。
♡養護者へのアプローチの方法を変える。

問2　あなたが「相談支援専門員A」のSVrだとしたらどのようなSVを行うべきと思うか，「留意事項」を踏まえ以下の「管理機能」「教育機能」「支持機能」から選択してください。

管理機能	教育機能	支持機能
■業務連絡調整（職場内・外）の運営 ・連絡調整の意義と役割の理解 ・連絡調整の推進と活用 ・実践事例の検討，引継ぎや移送	■支援技術や技法の習熟 ・技術や技法訓練への姿勢 ・実践理論，モデルや支援ツール等の学習 ・実践調査や実践試行研究へのチャレンジ	■実践理論の確立 ・利用者の実存（固有・自主）的生活世界の理解 ・人権と社会的正義の代弁と介入 ・実践理論と行動規範の確立

SVポイント
　どのような状況であってもクライエント，家族や地域のもつストレングス理解の視点は必要である。そのためにストレングス視点への理解やそれを踏まえたエンパワメント・チームアプローチの方法について検討できるようSVeをサポートする。

〔検討・関連する事項〕
「障害者虐待の防止，障害者の養護者に対する支援等に関する法律」

●コラム：アディクションと共依存●

　アディクション（addiction）とは，ある特定の物質・行為・行動・人間関係にのめり込み，いわゆる"ハマり込む"状態に陥ることを指す。快感や刺激（報酬効果）を求めるために，さまざまな有害な問題が生じているにもかかわらず，特定の行為を遂行もしくは継続しようとし，正常なコントロールができなくなる。家族をはじめ，本人を支える人々を巻き込みながら深刻化し，本人や家族は精神的・経済的に追い込まれていき，社会的信用の失墜や生活の破綻に陥る。アルコール，薬物，ギャンブル，摂食障害（過食・拒食），クレプトマニア（窃盗・万引き），暴力・虐待・DV（加害者），恋愛依存・性依存，リストカット・自傷行為，SNS・オンラインゲームとこれらの複合が基本であるが，共依存やひきこもりもアディクションに関連する。

　家族は本人を支えるために必死になり，問題の解決を願い，自分自身を犠牲にし，本人の失敗を肩代わりしながら世話を続け，世間体をうまく取り繕いながら生活していく。しかし，このような家族も，しだいにアディクションの当事者となる人間関係を共依存（codependency）という。共依存の状態では，世話をすること自体に自分の価値を見出し，「私が相手に必要な存在」と思うようになる。しだいに自分の存在とその価値を相手に求めるようになり「相手にとって必要なことが私にとっても必要」と自己と対象の境界があいまいになった状態となる。「愛があれば解決できる」「私が頑張ればこの状況を乗り越えて幸せになれる」などの気持ちで支えるなかで問題が進行する自己犠牲という人間関係のアディクションである。

参考　長坂和則：よくわかるアディクション問題；依存症を知り，回復へとつなげる，へるす出版，東京，2018.

演習 8 頻繁な破衣行為などを有する障害者への支援

SVe：支援員3年目　障害者支援施設

事例

支援員Aは今年度Bさんの担当となった。利用者のBさんは40代女性，重度知的障害の判定および自閉症スペクトラム障害の診断を受けている。施設入所重度障害者支援加算Ⅱの受給者である。入所後10年経つ。入所当初破衣行為などが多く，物一つない個室対応をしていた。施設での＜仮説→方針→実施→評価＞実践により，現在は個室内にベッド，布団類などを置くことが可能になってきていた。

しかし今年度になってBさんの破衣行為が再燃した。それが下火になると今度は唾吐きが始まった。受注商品の検品済みの物や，他利用者の作業製品に唾を吐いたりする。

先輩は「誰が担当しても同じよ」と言ってくれるが，Bさんはより先輩職員のほうに近づいたり目で追っていたりする。破衣や唾吐きの再燃は自分のせいではないかと焦ってしまっている。

留意事項

①利用者への支援は，施設で合意・決定した個別支援計画にのっとった内容でなければならない。
②施設でのケースカンファレンスは必要に応じて行われる必要があり，緊急での開催がどのような仕組みで実施されることになっているかは事業所ごとに決まっている。

Questions

問1　あなたが「支援員A」だとするとどのように判断（行動）していくべきと考えるか，次の選択肢から一つ選び，その理由を発表（討議）してください。

♣過去の記録や先輩職員の話から，これまでに成功した取り組みをやってみる。
♡サービス管理責任者に相談し，ケースカンファレンスの開催を依頼する。

問2 あなたが「支援員A」のSVrだとしたらどのようなSVを行うべきと思うか,「留意事項」を踏まえ以下の「教育機能」「支持機能」から選択してください。

教育機能
■支援過程展開への視野
・過程展開の意義と役割の理解
・導入・展開・終結への局面過程と技術の駆使
・過程展開の点検と評価

支持機能
■実践理論の確立
・利用者の実存(固有・自主)的生活世界の理解
・人権と社会的正義の代弁と介入
・実践理論と行動規範の確立

SVポイント
先輩職員とSVeのクライエントへのかかわり方(ソーシャルワークの原則を踏まえているか等)の違いは何か,自己否定感をもつよりも専門性の向上の動機をもつような理解や専門性の獲得ができるようSVeをサポートする。

〔検討・関連する事項〕
強度行動障害者養成研修,PDCAサイクル,生物・心理・社会モデル

●コラム:強度行動障害●

　強度行動障害は,精神科的な診断ではなく,直接的な他害(噛み付き,頭突き等)や,間接的な他害(睡眠の乱れ,同一性の保持等),自傷行為等が「通常考えられない頻度と形式で出現している状態」を指す。強度行動障害になりやすいのは,重度・最重度の知的障害があったり,自閉症の特徴が強い「コミュニケーションが苦手な人」であり,障害特性(コミュニケーションの苦手さや感覚の過敏性など)に環境がうまく合っていないために,「わからない」や「伝わらない」の積み重ねを引き起こし,人や場に対する嫌悪感や不信感を高めることで行動障害をより強いものにするとされる。対象者は推定で,療育手帳交付者の1％の約8,000人とされる。中学・高校生の時期に行動障害が激しくなっているケースが多く,学校卒業後に比較的落ち着く傾向もある。

　生活を支える5つの原則として,①安心して通える日中活動(概ね1日4時間以上,週に5日程度の決まった日課,個別のスペース等確保する),②居住内の物理的構造化(自室や自分用のスペースを確保し,防音等の対応をする),③一人で過ごせる活動(見守りなしで一定時間過ごせ,終わりのルールがある),④確固としたスケジュール(繰り返しの日課を同居人が理解し,スケジュールの伝達や変更をシステム化する等),⑤移動手段の確保,があげられる。

参考　厚生労働省:強度行動障害リーフレット,強度行動障害支援初任者養成研修プログラム及びテキストの開発について,平成25年度障害者総合福祉推進事業. https://www.mhlw.go.jp/file/06-Seisakujouhou-12200000-Shakaiengokyokushougaihokenfukushibu/0000069196.pdf(2019.9.13閲覧)

演習 9

精神障害者の受診支援と退院支援

SVr：精神科ソーシャルワーカー3年目　精神科病院

事例

Bさんは大学卒業後，中堅の不動産会社へ就職した。入社2年目に「上司が自分の噂をテレビで流している」「監視されている」等と話し出し，1カ月後には退職した。退職後は自室にひきこもり，家族が用意する食事とトイレのほかはほとんど自室から出てこなくなった。

食事時に両親がBさんの話を聞いたが，「盗聴されている」「監視されている」など，両親には理解できないことばかり言うので，両親は困り果ててしまった。

両親は育て方に責任を感じる一方，世間体もあるし，他人に迷惑をかけるような問題にならないなら，Bさんが元気になるまで，家で見守ろうと考えた。

1年が経過するころ，Bさんは入浴もしなくなり異臭が漂うようになった。いつ寝ているのかもわからず，独言と空笑が目立ち始めた。

両親は保健センターで保健師や医師と相談した。医師からは精神疾患を発病している可能性があると，精神科病院への受診を勧められた。

早速，両親がBさんに受診を促したところ，「病気でもないのになぜ病院へ行かなきゃならないのか？」「むしろ警察に連絡し，監視するのをやめさせてもらいたい」と，まったく受診する気はないため，両親は途方に暮れてしまった。

両親は医師から紹介された精神科病院へ連絡し，どうしたらよいのか相談したいと話し，後日，精神科ソーシャルワーカーAと面接することになった。

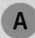

Bさんは統合失調症の診断で，精神科病院へ医療保護入院となった。入院同意者は父親である。始めは急性期治療病棟へ入り，3カ月経過後にリハビリテーション病棟へ転棟し入院から1年が過ぎた。Bさんは，医師から病気の説明や治療の必要性を聞いたが，自分は病気ではないし，治療も必要ないと考えている。リハビリテーション病棟では，退院に向けた準備として，統合失調症を学ぶプログラムや，作業療法といわれる個別活動が行われた。Bさんは，なぜ入院したのかわからずにおり，早く退院したい思いを強くもっている。

留意事項

①家族はBさんの精神変調について罪悪感をもっている。
②家族はいずれよくなるという楽観的希望と治療の必要性の狭間にいる。

Questions

問1 Ⓐを読み，あなたが「精神科ソーシャルワーカーA」だとするとどのように判断（行動）していくべきと考えるか，次の選択肢から一つ選び，その理由を発表（討議）してください。

♣陽性症状が出ているBさんの受診動機が高まるようなアプローチを家族と相談する。
♡陽性症状の出ているクライエントの知見を調査し，受診へつなげる方法を家族と相談する。

問2 Ⓑを読み，あなたが「精神科ソーシャルワーカーA」だとするとどのように判断（行動）していくべきと考えるか，次の選択肢から一つ選び，その理由を発表（討議）してください。

♣病気の理解ができるまで薬物治療と統合失調症の心理教育を優先する。
♡病気の理解が不十分でもBさんの希望を聞きながら退院支援を勧める。

問3 あなたが「精神科ソーシャルワーカーA」のSVrだとしたらどのようなSVを行うべきと思うか，「留意事項」を踏まえ以下の「教育機能」から選択してください。

【教育機能】
■利用者（個別・地域・組織）理解と対応
・利用者とのコミュニケーション
・利用者中心の支援関係の構成
・対応（観察・理解・推進）への姿勢

【教育機能】
■支援技術や技法の習熟
・技術や技法訓練への姿勢
・実践理論，モデルや支援ツール等の学習
・実践調査や実践試行研究へのチャレンジ

【教育機能】
■支援過程展開への視野
・過程展開の意義と役割の理解
・導入・展開・終結への局面過程と技術の駆使
・過程展開の点検と評価

SVポイント

　SVeが，Bさんは自分の状況や状態をどのように感じているのか，つまり誰が何に困っているのかをとらえているかが出発点である。そしてBさんに現状に至る背景や将来の意向を聞かせてもらい，そのための一歩が何なのかをBさんと検討していく姿勢が必要である。病的体験の解決を求められることもあるが，その部分も含めて，今後の生き方や希望について触れさせてもらうことが大切である。

　周囲の困りごとを知ることは，Bさんの環境を理解するうえで必要であるが，Bさんから同じ困りごとを聞かせてもらうと，違うとらえ方が語られる。周囲の困りごとの解決が前提になってしまうと，Bさんには，説明，説得，指導，強要といったかかわりになってしまうため，Bさんを中心とした支援について，理解できるようSVeをサポートする。

〔検討・関連する事項〕

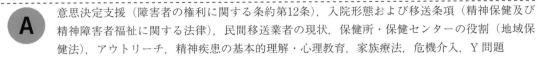
意思決定支援（障害者の権利に関する条約第12条），入院形態および移送条項（精神保健及び精神障害者福祉に関する法律），民間移送業者の現状，保健所・保健センターの役割（地域保健法），アウトリーチ，精神疾患の基本的理解・心理教育，家族療法，危機介入，Y問題

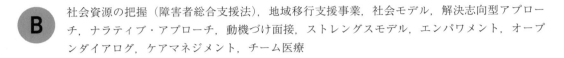
社会資源の把握（障害者総合支援法），地域移行支援事業，社会モデル，解決志向型アプローチ，ナラティブ・アプローチ，動機づけ面接，ストレングスモデル，エンパワメント，オープンダイアログ，ケアマネジメント，チーム医療

●コラム：精神科病院の入院形態●

「精神保健及び精神障害者福祉に関する法律」（以下，「精神保健福祉法」）によると，精神科病院の入院形態は，①任意入院（法第20条），②措置入院（法第29条），③緊急措置入院（法第29条の2），④医療保護入院（法第33条），⑤応急入院（法第33条の7）の5つが規定されている。このうち，緊急措置入院や応急入院は，一時的な入院形態であり，ほとんどは任意入院，医療保護入院，措置入院で占められている。

任意入院は，本人の意思で入院・退院できる入院形態であるが，退院希望の際，精神保健指定医が入院継続の必要性があると判断した場合は，72時間の退院制限が行われる。その間に退院，任意入院の継続，医療保護入院への切り替えなどが判断される。

措置入院は自傷他害を要件とし，精神保健指定医2名の診察の結果で入院が決定する入院形態である。本人や家族などの意向は勘案されず，都道府県知事の命令による強制入院となる。

医療保護入院は，家族や後見人などの同意と精神保健指定医の判断によって入院が成立する入院形態である。保護者制度の撤廃により，入院時の家族等の同意は必要であるが，医療保護入院継続の判断は医師の裁量に委ねられている。本人や家族等から医療保護入院の撤回や退院希望がある場合で，医師の判断と折り合わないときは，都道府県知事に退院請求し，第三者の審査を仰ぐことができる。

医療保護入院者に対し精神科病院は，入院7日以内に「退院後生活環境相談員」を選任する必要がある。精神保健福祉士などが担う「退院後生活環境相談員」には退院に向けた支援の役割が課せられている。

医療保護入院時に想定された入院期間を過ぎる場合は，「医療保護入院者退院支援委員会」が開催される。同委員会では，①医療保護入院継続の必要性，②医療保護入院継続の場合の想定される入院期間，③退院に向けた取り組みの状況，の3点を検討する。

入院後1年を経過して医療保護入院が続く場合は「医療保護入院者定期病状報告書」の作成が義務づけられており，同報告書の「退院に向けた取組の状況」については，「退院後生活環境相談員」が記入することが望ましいとされている。

●コラム：精神科病院への移送●

　精神疾患の特徴の一つに，病状が増悪しているときは，自らの病状を認識できない状態に陥ることがある。このような状態になると，関係機関や身体科医療機関などからも精神科受診を勧められることが多くなる。

　しかし，本人が病気と感じていない場合は，受診につながらないこともある。精神科病院までの受診支援や移送は，古くから問題とされていた。精神障害者の家族などで構成されていた全国精神障害者家族会連合会（2007年解散）などによる長年の運動もあり，1999年改正で「精神保健福祉法」第34条（医療保護入院等のための移送）が新設され，行政の関与が明確となり，一定の成果をあげたかにみえた。

　しかし，都道府県による違いはあるが，同条による移送システムは事実上ハードルが高くほとんど機能していない現状がある。背景には本人の権利擁護の視点から，慎重に対応する必要があることがあげられる。

　都市部においては，間隙をぬって民間移送会社が台頭してきている。本人には精神科受診が必要であるが，家族だけでは連れていけず，また，法第34条も対象にならないと，家族としては民間移送会社の利用も考えざるを得ない状況となる。現在のところ，民間移送に関するガイドラインや取り決めは見当たらない。

　本人の医療を受ける権利と受けない権利，現状が続くことでの本人の生活への影響，強制医療の弊害など，精神科医療の受診・移送を巡る葛藤は続いている。

●コラム：Y問題●

　1969年，当時19歳であったY氏の両親から相談を受けた神奈川県の保健所精神衛生相談員は，Y氏の精神分裂病（現・統合失調症）を疑い，その後，保健所，精神衛生相談センター，警察の介入により，Y氏は医師の診断がないまま，精神科病院へ強制入院となった。

　本事件と，事件に対する裁判（Y裁判），日本精神医学ソーシャル・ワーカー協会（現・公益社団法人日本精神保健福祉士協会。以下，PSW協会）および協会員に突きつけられた課題と対応を含む一連の出来事を「Y問題」と呼ぶ。

　「Y問題」は，1973年に横浜で開催されたPSW協会第9回全国大会シンポジウムにおいて，Y氏と母親により，不当な入院と，今後同じような被害者を出さないためにPSWの実践を厳しく見つめ直してほしい旨の告発から始まった。以降，人権問題，Y裁判，関係者への対応，PSWの職業倫理や身分保障，医療機関や行政組織のあり方，精神医療全体の課題や保安処分，Y氏への支援の是非，PSW協会のあり方等，さまざまな問題提起や議論がなされ，PSW協会は混沌とした状況に陥った。

　紆余曲折を経て，PSW協会に設置された提案委員会は，1981年6月，「提案委員会報告」をまとめ，翌年，札幌市で開催された第18回PSW協会全国大会の総会において，「PSW協会宣言」（いわゆる「札幌宣言」）を決議した。「札幌宣言」では，PSWの基本業務を「対象者の社会的復権と福祉のための専門的社会的活動」と位置づけた。この「札幌宣言」は，その後，PSW協会の倫理綱領や業務指針へとつながっていく。

　「Y問題」では，多くの課題が指摘されてきたが，Y氏の問題提起に対し，十分な回答をもち合わせることができたのか，今もPSW個々の実践が問われているといえる。

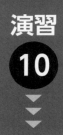

演習10 交通事故で脳に損傷を受けた高次脳機能障害の人への支援

SVe：相談員5年目　地域活動支援センター

事例

地域活動支援センターの相談員Aは交通事故被害者家族の会からBさんについて相談を受けたため，Bさん宅にアウトリーチを行った。Bさん（男性，20代前半）は6カ月前にバイクを運転中，交通事故により，救急車で病院に搬送され緊急手術を受けた。頭部外傷による脳挫傷と診断され，MRI画像から前頭葉に損傷があることがわかった。幸いにも身体の障害は残らなかったため，退院後は両親と3人で暮らしていた自宅に戻り，家で少し静養し，職場に復帰した。

仕事に戻ったBさんは，朝定時に起床することができず，仕事に遅れてしまう，出勤しても頼まれたことが思うようにできないなどが続き，しだいに会社を休みがちとなり，休職が続いたのち，会社を退職してしまった。Bさんは，一日中家で寝ているばかりである。母親は，息子の変化による心労から外出もせずに自宅に閉じこもりがちになっている。

留意事項

① 外傷性脳損傷の障害の特徴としては脳卒中などの疾患に比べて運動麻痺はなく高次脳機能障害が目立っている。脳（前頭葉）の広範な障害によるためさまざまな障害が混在することを意識する。また，受傷が若年のため復職といった社会生活への復帰が問題となっている。
② Aさんは，覚醒度が低下し睡眠時間が長くなっており，仕事をしたいと思っているができない状況である。そのため家族機能もうまくいかない状況に置かれている。

Questions

問1　あなたが「相談員A」だとするとどのように判断（行動）していくべきと考えるか，次の選択肢から一つ選び，その理由を発表（討議）してください。

♣ Bさんに精神障害者保健福祉手帳の取得を勧め，認知リハビリテーションにつなげる。
♡ 母親の支援のため，高次脳機能障害者家族会の活動につなげる。

問2 あなたが「相談員A」のSVrだとしたらどのようなSVを行うべきと思うか,「留意事項」を踏まえ以下の「教育機能」から選択してください。

教育機能
■利用者（個別・地域・組織）理解と対応
・利用者とのコミュニケーション
・利用者中心の支援関係の構成
・対応（観察・理解・推進）への姿勢

教育機能
■支援過程展開への視野
・過程展開の意義と役割の理解
・導入・展開・終結への局面過程と技術の駆使
・過程展開の点検と評価

SVポイント
突然の受傷によるクライエントと家族双方の障害受容の困難さの理解と受容段階を踏まえ、クライエントとその家族双方の気持ちを共有し、共に歩めるような視点をもてるようSVeをサポートする。

〔検討・関連する事項〕

区市町村高次脳機能障害者支援促進事業，生物・心理・社会モデル
※高次脳機能障害の診断は，本人および家族によって語られる症状の実態，神経心理学的検査，画像検査で行われる

●コラム：高次脳機能障害とは●

　高次脳機能障害は外見からはわかりにくく，病院や診察室では気づかれずに，実際の生活や社会に戻って初めて問題が顕在化することが少なくないため，「見えない障害，隠れた障害」などともいわれる。このケースの場合も同様で，仕事に復職して「あれ何かおかしい」と障害が顕在化された。家族は，以前のようになってほしいと望んでいるため現状を受け止めることができず（障害受容ができず），家族機能がうまく回らない状況に置かれている。
　高次脳機能障害には記憶障害，注意障害，遂行機能障害，社会的行動障害などがある。とくに側頭葉や前頭葉の損傷では記憶障害が起こりやすい。障害の程度は，直前のことを忘れてしまうような重度なものから，軽いものまでさまざまである。記憶障害には，自分の障害を意識できない「気づき」の障害を伴うことも多く，親しい人の指摘を否定的な反応ととらえて落ち込んだり，攻撃的になったりする。このような社会的行動障害があると，社会への適応が難しく，社会復帰・社会参加の大きな妨げになる。なかでも，「自己制御の低下」「病識欠如」が重要なポイントである。外傷性脳損傷の障害の特徴としては，障害の回復がゆるやかで長期間にわたることがあげられる。多くの場合，復職は目標ではあるが，障害の程度によっては，就労支援機関などによる福祉的就労の支援が必要となる。また，社会とのつながりが絶たれて孤立しがちなため，本人の状態に応じた社会参加の場の確保がきわめて重要である。
参考　脳外傷児・者等支援ハンドブック，NPO法人脳外傷友の会ナナ，2005.

演習 11 罪を犯した障害者の理解と地域ネットワークの形成

SVe：相談員1年目　地域生活定着支援センター

事例

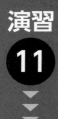

保護観察所から刑務所に収容されているBさん（知的障害の疑い）の「特別調整」の協力依頼を受けた地域生活定着支援センター（以下，センター）では，相談員1年目のAがBさんの担当をすることになった。保護観察所および刑務所からBさんの個人票や身上調査書がセンターに届いた。内容の要約は次のとおり。

Bさん，男性，38歳。常習累犯窃盗（自転車泥棒）で刑期3年。過去に8回刑務所に入所し，CAPAは50（IQ相当値）。半年後に満期出所。

BさんはK市で5人きょうだいの長男（姉4人）として生まれた。父親は配管業だったが，家は貧しく生活保護を受けていた。小中学校のころは勉強ができず，いじめられ，休むことも多かった。中学卒業後は，父親の配管業の手伝いをするが飽きっぽく，父親他界後は，スーパーマーケットの荷卸しや清掃の仕事をしたが長続きせず転々とした。母親も病気で他界し，姉4人とも疎遠となっており，出所後に帰る先もない。読み書きはひらがな程度，話す言葉も幼い。性格は温厚であるが，自分の要求が通らないとカッとなりやすい。中学生のころから空き巣に入りお金を盗んではゲームセンターで使っていた。17歳，19歳には医療少年院に送致，20歳以降も住居侵入，窃盗（お金・自転車など）をしては，刑務所入退所（毎回，満期出所）を繰り返していた。障害者手帳の取得はなく，福祉のサービスを受けたことはない。調書には，10代からの犯罪歴が詳細に記載されていた。

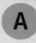

その後，数回の面接のなかでBさんから「困っている人を助けたい。ヘルパー2級の資格をとりたい」という意向が聞かれた。Bさんは母親や姉妹などに大切に育てられた。理解力は低いが，自己評価やプライドは高い。相談員Aは，福祉的支援により本人の活動の場を調整し提供することで，Bさんの意思を具体化し業務にあたることは可能ではないかと考えた。

留意事項

① 「司法」と「福祉」をつなぐ地域生活定着支援センターの設置目的や役割，機能について理解する。

② 「特別調整」とは，刑務所や少年院に入っている者のうち，帰る場所がなく，かつ高齢者や障害者（疑い含む）を対象に退所後に福祉的な支援を受けることができるように，各種関係機関と連携し社会復帰のための調整を行うことである。

③地域生活定着支援センターは保護観察所からの「特別調整協力依頼書」に基づき，矯正施設などの入所者を対象として，退所後に速やかに必要な福祉サービスを受けられるように行政・福祉・医療などの関係機関と連携し，申請・調整を行い，対象者が地域で安心して暮らすことができるよう支援する機関である。
④司法と福祉の分野では，対象者に対する見方が異なり，司法は犯罪者，福祉は生活者としてとらえる。司法からの個人情報は，犯罪歴や犯罪につながるような性格的傾向が記載されることが多い。
⑤加えて，行政・福祉分野においても罪を犯した人は敬遠されやすく，帰住先の確保と福祉サービスの調整は難航する。

Questions

問1 Ⓐを読み，あなたが「相談員A」だとすると，Bさんに対してどう向き合いどのように判断（行動）していくべきと考えるか，次の選択肢を一つ選び，その理由を発表（討議）して下さい。

♣犯罪を繰り返す人は障害の有無にかかわらず反省していないことが多いため，厳しい態度で臨む。
♡犯罪を繰り返さなければならなかったのはなぜか，生きにくさの背景を知ろうとする態度で臨む。

問2 Ⓑを読み，あなたが「相談員A」だとすると，必要な福祉的支援をコーディネートするために，どのように判断（行動）していくべきと考えるか，次の選択肢を一つ選び，その理由を発表（討議）して下さい。

♣出所後の帰る場所（帰住先）を最優先に考え，Bさんを受け入れてくれるところを探す。
♡住まい，経済面，日中活動の場，将来の希望をトータルに考え，積極的に福祉行政・関係機関への相談・連携を図り，関係者との協議の場を設ける。

問3 あなたが「相談員A」のSVrだとしたらどのようなSVを行うべきと思うか，「留意事項」を踏まえ以下の「支持機能」から選択してください。

支持機能	支持機能	SVポイント
■実践理論の確立 ・利用者の実存（固有・自主）的生活世界の理解 ・人権と社会的正義の代弁と介入 ・実践理論と行動規範の確立	■職業的アイデンティティの確立 ・専門性育成と維持への姿勢 ・専門職としてのアイデンティティ維持 ・後継者養成への参加と協力	まずSVe自身が犯罪を犯した背景を踏まえた犯罪者への認識，犯罪者を支援する認識をどのようにとらえているか，また犯罪者の利用理解が困難な関係機関への理解をどのようにとらえているか，権利擁護を踏まえた認識や関係者の理解をもてるようSVeをサポートする。

演習 12　養育者の心の揺らぎへの支援

SVe：児童指導員3年目　児童発達支援センター

事例

　当児童発達支援センターは，福祉型，医療型の通園施設をもち，ほかに診療所の機能，ソーシャルワーカーが所属する地域支援室を併設している。児童指導員AはCくんが在籍する児童9名のクラスを，3名の児童指導員で担当している。Cくんは主に母親Bさんと登園しており，朝の会に始まり，グループプログラム，個別プログラム，給食時間を挟み自由時間と，10～14時までのプログラムに参加している。

　Cくんは，4歳5カ月の年少児である。Cくんは，保健福祉センターの1歳6カ月健診では指摘なく，3歳児健診にて「落ち着きのなさ，多動」を指摘され，児童精神科医に自閉症スペクトラム障害（autism spectrum disorder；ASD）と診断された。その後の療育相談を経て，当児童発達支援センターを紹介された。主訴は，落ち着きがない，衝動性が高いであった。児童発達支援センター（福祉型）の親子通園に通い始め7カ月になろうとしている。

　Cくんは，個別プログラムでは，課題理解・障害特性に即した教材が提供されるため，一定時間着席し集中して取り組むことができる。一方，集団プログラム，自由時間になると，自分の思いどおりにならないことや落ち着きのなさから，癇癪や場面からの逸脱行動になることがある。自由時間の遊びでは，友達が使っているおもちゃをいきなり取ってしまい，返さなくなるなど，集団生活上多くの困難さを抱えていた。

　Bさんは当初からCくんの「育てにくさ」を感じていたものの，まさか，わが子に障害があるとは思いもよらないことで，ショックから否認をし，養育のあり方を再構築できるまで，さまざまな葛藤を抱きながら通園施設の利用に至ったという。しかし，まだ葛藤はあるようで，Cくんの困難さを目の当たりにすると苦しそうな表情となり，途方に暮れることもあり，思わず叱ってしまう場面も見られた。そのようなときは，3人の職員のうちの1人がBさんからCくんを引き取り対応するが，Aが対応すると必要以上にCくんの抵抗が強く，暴言や手が出ることがあった。

　BさんはCくんが，次年度年中になるのを期に，幼稚園の入園を希望している。幼稚園の申し込みが近づいた10月，突然，Bさんより児童発達支援事業所の利用をやめたいという訴えがあった。

留意事項

①発達障害の子どもは，出生後すぐにその障害がわかるわけではなく，加齢とともに発達上の行動特性として発現する。

②サービスを中断することは，クライエントや養育者の怒りや不安のあらわれとして考えることが重要である。

Questions

問1 あなたが「児童指導員A」だとするとどのように判断（行動）していくべきと考えるか，次の選択肢から一つ選び，その理由を発表（討議）してください。

♣ Bさんに対し，療育プログラムの意図するところを十分説明する。
♡ Bさんに対し，今の不安や不満を傾聴し，母親の現在の状況に介入する。

問2 あなたが「児童指導員A」のSVrだとしたらどのようなSVを行うべきと思うか，「留意事項」を踏まえ以下の「教育機能」から選択してください。

教育機能	教育機能	SVポイント
■利用者（個別・地域・組織）理解と対応 ・利用者とのコミュニケーション ・利用者中心の支援関係の構成 ・対応（観察・理解・推進）への姿勢	■支援技術や技法の習熟 ・技術や技法訓練への姿勢 ・実践理論，モデルや支援ツール等の学習 ・実践調査や実践試行研究へのチャレンジ	SVeの頑張りや苦労を理解しながらも養育者における子どもの障害受容にかかわる生活上の葛藤，困り感を理解していけるようSVeをサポートする。

〔検討・関連する事項〕

療育対象の二重性：当事者である児童とその養育者，発達と障害特性理解の視点，ストレングスの視点，危機介入アプローチ，行動変容アプローチ

●コラム：児童発達支援センターとは●

2012年，児童福祉法改正に伴い，障害児施設・事業が一元化され，児童発達支援センターと児童発達支援事業の2つに大別された。児童発達支援センターは，児童発達支援と医療型児童発達支援の通所支援を行う事業所をもち，診療所を併せもつことで，診断，告知から個別，集団療育の提供，就園，就学後のフォローと，一貫した支援を行っている。児童発達支援センターは，地域の障害児支援の拠点として位置づけられ，「児童と保護者の支援」「障害児を受け入れている幼稚園，保育園，学校等，施設の支援」「保健福祉センター，児童相談所等，関係機関との連携」など，未就学児だけでなく学齢児も視野に入れた地域支援を実施している。

演習13 母子生活支援施設のDV被害者支援

SVe：母子支援員15年目　母子生活支援施設

事例

　夫からDVを受けていたBさん（35歳）は，子ども（姉10歳，弟8歳）が就学時間中，公園で過ごしているのを心配した主任児童委員が児童相談所に相談したことで相談窓口につながり，母子生活支援施設へ入所となった。Bさんは担当の母子支援員Aからの助言を素直に受け入れ，支援を受けながら子育てや必要な手続きを行い，施設と学校が連携することにより，子どもたちも登校するようになった。Aも母子のペースを大切に考え，無理をしないように見守りながら支援していたが，Bさんが「できているので大丈夫です」ということと現実の差がしだいに大きくなり，自傷行為もあることがわかった。子どもたちも学校を欠席する日が増えてきた。

留意事項

①担当医と施設の情報共有を図るため，支援の緊急性や必要性をきちんと伝えることが求められる。

②支援をするにあたり，「自立」とは何かを明確にしておく必要がある。

③DV被害者は，暴力による支配が長く続くことにより，自己決定をしにくくなることが少なくない。暴力による傷つき体験から，支援者との関係でも依存的になり，恐怖心から「支援者が望んでいる自分にならなければならない」と支配関係が再現されやすくなるため，「一緒に考えていきましょう」など，支援者がDV被害者自身の「自己決定」を大切にしていることが伝わるようにする。

Questions

問1　あなたが「母子支援員A」だとするとどのように判断（行動）していくべきと考えるか，次の選択肢から一つ選び，その理由を発表（討議）してください。

♣ DVのストレスが不適切な行為へとつながらないように担当医などと連携し，自己決定と自己肯定感，信頼，安心感の回復を支援するとともに生活や子育て，経済などがBさん家族のペースでその力を回復できるよう支援を行う。

♡ これまでの支援において，母子の自立とは何かを意識した支援ができているか，他者からの評価を受け，支援方法を見直す。

問2 あなたが「母子支援員A」のSVrだとしたらどのようなSVを行うべきと思うか，「留意事項」を踏まえ以下の「教育機能」から選択してください。

> [教育機能]
> ■利用者（個別・地域・組織）理解と対応
> ・利用者とのコミュニケーション
> ・利用者中心の支援関係の構成
> ・対応（観察・理解・推進）への姿勢

> [教育機能]
> ■支援過程展開への視野
> ・過程展開の意義と役割の理解
> ・導入・展開・終結への局面過程と技術の駆使
> ・過程展開の点検と評価

> SVポイント
> SVeが留意事項を踏まえたDV被害者へのアセスメントの理解のほか，将来的な精神的・身体的疾病の出現を予測できているか，またDV被害者は被害者であるという認識が希薄なこともあり，SVeのかかわりから自己の人権尊重の意識をもてるようなかかわりとなるようSVeをサポートする。

〔検討・関連する事項〕

配偶者からの暴力の防止及び被害者の保護等に関する法律，児童福祉法，住民基本台帳制度におけるDV等被害者への支援措置，行動変容アプローチ

●コラム：母子生活支援施設とは●

　母子生活支援施設は，児童福祉法第38条で，「配偶者のない女子又はこれに準ずる事情にある女子及びその者の監護すべき児童を入所させて，これらの者を保護するとともに，これらの者の自立の促進のためにその生活を支援し，あわせて退所した者について相談その他の援助を行うことを目的とする施設」と規定される，社会的養護の施設である。入所児童の年齢は乳児から18歳に至るまでの子どもを対象としており，18歳を超えても必要があると認められる場合は20歳に達するまで利用を延長することができる。母子生活支援施設は児童福祉施設であるが，その母親も一緒に入所しており，母と子への支援を行っている。

　例えば，DV被害から緊急的に身を守る避難先として「DVシェルター」があるが，母子生活支援施設自体も，生活の場がない母子や，すぐにも保護が必要な母子のために，緊急一時保護機能を備えている施設もある。また，入所中だけでなく退所後についても継続的な支援を担うとともに，地域の住民に対して，児童の養育に関する相談に応じ，助言を行うという，地域への貢献の役割も担っている（第48条の2）。このように，母子生活支援施設の支援内容は多岐にわたり，個々の事情，幅広い年齢に合わせた，細やかな支援が求められる施設である。

演習 14 一時保護を通じた児童への生活状況改善への支援

SVe：スクールソーシャルワーカー12年目　教育委員会

事例

　ある冬，中学校よりスクールソーシャルワーカーAへ相談依頼が入った。相談内容はBさん（中学2年生男児）の不登校や家庭環境による課題であった。

　母親（60代）は高齢出産によりBさんを出産し，父親は指定難病により70歳に差しかかったころに亡くなった。父親が闘病中は，母親が看護をしながら昼夜働き，合間に仮眠を取る程度であった。体調不良を訴えながらも，現在も昼夜働き，合間に仮眠をとる生活は続いている。

　家庭訪問を行うと自宅内は雑然としており，食事はコンビニエンスストアやスーパーの惣菜が主であり，起床や更衣など，基本的な生活習慣が身についていない状況がみてとれた。Bさんは肥満体型で自宅と同様の独特な異臭がしていたが，学級内は本人が登校した際には学級の一員として快く接しており，Bさんも言葉を発することは少ないが同級生と打ち解けている光景が垣間見えた。

　教職員やAによる家庭訪問やBさん，保護者面談を定期的に行い，Bさんの登校状況や生活習慣の改善について話し合うものの課題の改善がみられなかった。そこでAは児童相談所と協働を図り，Bさんや母親の生活習慣の改善から児童相談所による一時保護を提案し，母親は渋々承諾した。

　管轄の児童相談所に一時保護所は併設されておらず，隣接する地区の管轄の児童相談所の一時保護所を利用することが通例であったが遠方であることが以前からの課題であった。またこの地域には児童養護施設などの社会的養護施設はなく自立援助ホームが1カ所あるのみであった。遠方の児童相談所一時保護所にBさんを一時保護し，社会診断や行動観察，心理診断が行われたものの，特段課題となる要因は見受けられなかった。一時保護中のBさんや母親への面談では，中学卒業後，高校進学したい旨をそれぞれ話していた。その後，一時保護は解除され，再び自宅での生活，学校への登校を開始したが母親の改善は図られなかった。

　再度，一時保護を行うと一時保護所内の生活や学習に限定されるため，児童相談所担当ケースワーカーが児童養護施設への入所を提案したが，母親はかたくなに拒否した。Bさんもこれまでの友人関係が疎遠となるため首を振って拒否を示した。Bさんや母親への支援を継続するなか，Bさんは中学3年生となった。

　AはBさんが住んでいる地域近くにある自立援助ホームへの一時保護（委託一時保護）が可能ではないかと考え，児童相談所と協議した。

　児童虐待を伴わない養護問題として，児童相談所はBさんを自立援助ホームへの一時保護（一時委託保護）とした。一時保護期間中は学校に通えることや，自立援助ホーム職員の支

援もあり，Bさんは毎日登校することができた。またBさんは自立援助ホーム内の入所児童らのかかわりを通して少しずつ意思表示をするようになった。

一方，母親はBさんと離れている寂しさからか頻繁に児童相談所や自立援助ホームへ連絡するようになった。また，一時的な外出や外泊時には決められた時間に遅れたり，Bさんが家を出ようとしないことを理由に自立援助ホームへ帰ってこないことが見受けられた。

留意事項

①父親が死亡した数カ月後，母親の遺族（基礎・厚生）年金の受給が可能となったが，家庭内の課題は経済的な課題だけではない。

②一般的に里親による青年期（思春期）児童の委託の割合は少ない。この地域は県内でも里親の登録数，委託数ともに低い状況であった。

Questions

問1 あなたが「スクールソーシャルワーカーA」だとするとどのように判断（行動）していくべきと考えるか，次の選択肢から一つ選び，その理由を発表（討議）してください。

♣ A自身が積極的に介入し，提案する。
♡ 本人や保護者，関係機関の意向に応じて，対応する。

問2 あなたが「スクールソーシャルワーカーA」のSVrだとしたらどのようなSVを行うべきと思うか，「留意事項」を踏まえ以下の「管理機能」から選択してください。

管理機能	管理機能	SVポイント
■管理業務の分掌と遂行 ・業務分担と遂行への理解 ・業務の適正化と効率化 ・業務遂行の改善と負担軽減	■業務連絡調整（職場内・外）の運営 ・連絡調整の意義と役割の理解 ・連絡調整の推進と活用 ・実践事例の検討，引継ぎや移送	一時保護の実際（保護所内の実態・委託一時保護の実態）を理解したうえで，クライエントの最善の利益（ときに家族への最善も踏まえ）に沿った一時保護のあり方を検討できるようSVeをサポートする。この前提としては，委託一時保護先へのネットワークを得ていることが求められる。

〔検討・関連する事項〕
社会的養護，一時保護措置（保護委託），協働・役割分担，外部環境

演習 15 中学校卒業後の進路決定と支援

SVe：児童指導員3年目　児童養護施設

事例

　両親が離婚し，父親（調理師）が養育していくことが困難となったBさんは幼児期から児童養護施設に入所となった。施設入所後は，祖母との関係づくりができ，定期的に外泊を繰り返しているが，保護者の父親と祖母とは折り合いが悪く，Bさんとの交流もあまりない。

　現在，Bさんは中学3年生となり，中学校卒業後の進路を検討すべき時期にきている。進路について，施設から普通高校への進学を希望している。また，調理に興味があり，将来，父親のように調理師になりたいといった漠然とした希望をもっているが，施設職員の前では口にできない。学校の授業では宿題や提出物を出さない，定期テストでも成績が悪く，普通高校への進学は難しいと中学校の担任から言われている状況である。しかし，クラスでは人気者で，ムードメーカー的な存在である。

　担当の児童指導員Aは，小学生など年下の子どもの面倒は，気が向けばよく見てくれる一方で，指示したことに対し，面倒くさいとして素直に聞き入れず反発し，実行してくれないBさんに対して，中学校卒業後の進路選択をどのように考え，どのように働きかけをしたらよいのか，また，今後の社会的自立に向けた自立支援計画の作成について悩んでいる。

留意事項

①児童指導員は寮単位に分かれ配置され，保育士とともに数名で子どもの養育支援を担当する。ほかに寮主任，施設全体の支援を統括する主任児童指導員，看護師，児童心理士，ファミリーソーシャルワーカー，園長が配置されている。園長は，親権代行者として子どもの養育に対して責任を有している。

②子どもたちの特徴として，親子の愛着関係の積み重ねができておらず，対人関係や情緒面の不安定さを有している。また集団生活の制約等も含め施設で生活していく意味を見い出せない子どもも多い。

Questions

問1　あなたが「児童指導員A」だとするとどのように判断（行動）していくべきと考えるか，次の選択肢から一つ選び，その理由を発表（討議）してください。

♣ Bさんの希望を整理し，Bさんが自ら意思決定した選択を尊重，支援していくことを職員間で決め，施設の方針としていく。
♡ Bさんの発達を踏まえて，最善の選択肢となることを施設の方針としていく。

問2 あなたが「児童指導員A」のSVrだとしたらどのようなSVを行うべきと思うか，「留意事項」を踏まえ以下の「教育機能」「支持機能」から選択してください。

|教育機能|
■利用者（個別・地域・組織）理解と対応
・利用者とのコミュニケーション
・利用者中心の支援関係の構成
・対応（観察・理解・推進）への姿勢

|支持機能|
■個人的解決課題の克服
・個人的問題への認識
・生活システム（人間と環境）への統合的対処
・社会的職責の円滑な遂行

|SVポイント|
未成熟であっても子ども本人を権利主体（支援の中心）と位置付ける意義の理解，そして成人とは異なる支援展開を踏まえる人権意識の確立ができるようSVeをサポートする。

〔検討・関連する事項〕

児童福祉法，児童虐待の防止等に関する法律（児童虐待防止法），児童相談所との連携，児童養護施設，入所中の児童の生活意識，パターナリズム，エコロジカルモデル

●コラム：児童養護施設入所児童の支援●
　児童養護施設では，被虐待などの影響による情緒面の不安定さがみられることが多く，対人関係トラブルや逸脱行動の出現など個々の児童の言動に日々振り回され，安定した集団での生活が確保しにくい状況がある。支援場面では，集団への対応，個々の児童への対応，児童相互間への対応に苦慮しており，集団を優先させるのか，個々の児童を優先させるのか日々職員は葛藤している。一方で，施設に入所している児童は，保護者の原因など，望んだ入所ではないことが多い。そのため，施設や集団に合わせた生活を受け入れざるを得ない現実や集団生活の息苦しさなどにより，児童自身も葛藤している。
　児童への支援にあたっては，児童を権利主体として児童自身の意見表明や意思を尊重する必要がある。そのためには，児童への支援に対する職員の意識の共有や支援方法など，職員間で意思統一をし，実践に反映させていく取り組みが必要となる。そして，施設の管理者やスーパーバイザーは，法改正の理念やソーシャルワークの価値などを基本にして，経験的支援から確立された援助技法に基づく支援への転換が求められる。
　施設職員は，これまでの支援を振り返りながら，児童本人の意思を尊重する生活や自立支援とはどのような支援なのか，日々の対応と葛藤のなかで模索している。

演習 16 多問題家族における子どもへの支援

SVe：スクールソーシャルワーカー 3年目　教育委員会

事例

　小学校の校長から教育委員会のスクールソーシャルワーカーAへ，児童相談所に相談をしているBさん（小学6年生の女児）とその家族についての相談があった。

　校長からの情報によると，「Bさんの父親はモラルハラスメントで，家族の生活すべてにわたって事細かく管理・支配してきた。Bさんが無断欠席をした際には『このままでは娘は犯罪者になりそうなので少年院に入れる』と警察や児童相談所に連れて行った。それ以来，Bさんは，頭痛や体調不良を訴え家でひきこもっている。同じころ，高校生の長女は『退学してアルバイトをして性転換手術を受ける』と主張し，その翌日から欠席を続けたのち，退学した。母親は子どもたちを連れて実家に戻り父親へ離婚を申し出たが，父親は拒否しており，毎週のように母親の実家に乗り込んでは『うそをつくということは犯罪者である』などと，子どもたちと母親を正座させて説教をしている。母親はうつ状態になり仕事を退職したが，父親は『妻には自分への謝罪と賠償を求める。しかし，仕事を辞めた妻には支払い能力がない』として，母親の親族から数百万円を払わせた」とのことだった。

　Aに相談が入る前に，校長は児童相談所へ相談していたが，「離婚などの紛争にかかわると中立性が疑われる」と，手をこまねいていた。

留意事項

①「人権と社会正義に基づいた支援」「子どもの最善の利益の実現」を念頭に置く。
②若者サポートステーション，弁護士，警察などを活用した支援体制がない状態からの支援体制をつくる。
③支援においては，「性の多様性それ自体が問題となっているか否か」がかかわる。「アルバイトをして性転換手術を受けたい」という長女の思いは問題なのだろうか？　では，「アルバイトをして美容整形を受けたい」ではどうだろうか？　高校を中退してしまうこと，父親の異常なほどの支配・威圧的なかかわりはどうなのだろうか？　さまざまな点から長女を支援することも必要である。

Questions

問1　あなたが「スクールソーシャルワーカーA」だとするとどのように判断（行動）していくべきと考えるか，次の選択肢から一つ選び，その理由を発表（討議）してください。

♧母親や親族としっかり話し，父親と向かい合うように助言する。
♡支援に積極的でない機関の参加を待たずに，第1回目の連携ケース会議を行う。

問2 あなたが「スクールソーシャルワーカーA」のSVrだとしたらどのようなSVを行うべきと思うか，「留意事項」を踏まえ以下の「教育機能」から選択してください。

教育機能	教育機能	SVポイント
■支援技術や技法の習熟 ・技術や技法訓練への姿勢 ・実践理論，モデルや支援ツール等の学習 ・実践調査や実践試行研究へのチャレンジ	■支援過程展開への視野 ・過程展開の意義と役割の理解 ・導入・展開・終結への局面過程と技術の駆使 ・過程展開の点検と評価	離婚の是非ではなく，「起きている事実」に基づいて子ども達の最善の利益が何かの理解，かつ家庭の困り感も踏まえながら，多職種での支援のあり方の理解が検討できるようSVeをサポートする。

〔検討・関連する事項〕

刑法（強要・恐喝），離婚（協議・調停・審判・裁判），性同一性障害者の性別の取扱いの特例に関する法律（性同一性障害特例法），性同一性障害に係る児童生徒に対するきめ細かな対応の実施等について（文部科学省初等中等教育局児童生徒課長通知，平成27年4月30日），発達障害・精神疾患についての知識，ストレングスモデル，エンパワメント・アプローチ，解決志向アプローチ

●コラム：LGBTQ●

LGBTQとは，レズビアン，ゲイ，バイセクシュアル，トランスジェンダー（身体的な性と自認する性が異なる人），クエスチョニング（性自認や性的指向を定めない，定まらない）の頭文字である。

文部科学省では，2015年に「性同一性障害に係る児童生徒に対するきめ細かな対応の実施等について」の通知と，教職員向けの周知資料を公表した。そこでは，性別に関する自己認識である「性自認」と，恋愛対象が誰であるかを示す「性的指向」について，児童生徒の心情などに配慮した対応が求められている。

その後，学校の取り組みとして「女子の制服は，スカートだけではなくスラックスも選択できるようにする」「更衣室として別室を用意したり，多目的トイレなどの利用を認める」「修学旅行では個室の利用を認める」などの配慮がみられるようになった。しかし，学校文化のなかで性の多様性が十分に認められているとは，まだまだ言い難い現状である。

多様な性が当たり前として認められ，性自認を公表しても不利益のない社会の実現を目指すために，私たち支援者は，LGBTQについての正しい認識をもつことが必要である。

参考　文部科学省：性同一性障害に係る児童生徒に対するきめ細かな対応の実施等について．（文部科学省初等中等教育局児童生徒課長通知，平成27年4月30日）

演習 17　いじめにかかわる子どもたちの家族支援

SVe：スクールソーシャルワーカー5年目　教育委員会

事 例

　小学5年生女子Bさんと女子Cさんは、日ごろから、からかい合いふざけ合っての言い合いをしていた。Bさんはわれを忘れてカッとなることがあったが、周囲は「ふざけ合い」とみてそのままにしていた。ある日、音楽の時間に口論となり、Bさんは音楽室にあった楽器を投げつけ「私をばかにするな」と怒鳴った。翌日からCさんは「転校したい」と言い欠席するようになった。これを知り激高したCさんの父親は学校に乗り込み「被害届を警察に出す」と校長に迫った。

　学校は、校内いじめ対策委員会で調査を開始した。教育委員会のスクールソーシャルワーカーAはこの委員会に参加することになった。Bさんの保護者は弁護士を雇い「今後の交渉は弁護士を通すように」と学校へ通知した。また、この弁護士よりCさんを転校させないでほしいと学校へ申し入れがあった。Cさん一家は他市に転居を希望した。

留意事項

① いじめ問題については「強い者が複数で弱い一人を攻撃する」「いじめられる側にも原因がある」などと、「社会通念上のいじめ」の認識で取り扱ってはならない。また、学校や関係者がそのような認識である場合には、正しい理解を促すことが必要である。いじめは「いじめ防止対策推進法」で「〜心理的または物理的な影響を与える行為（インターネットを通じて行われるものを含む）であって、当該行為の対象となった児童生徒が心身の苦痛を感じているもの」と定義がなされているため、同法や文部科学省のガイドラインなどを確認しておく。
② 「いじめ防止対策推進法」などにより「長期欠席」「被害側からの重大な被害が生じたという申立て」があったときは、重大事態発生として扱う。
③ 支援に入るときは、スクールソーシャルワーカーは弁護士のような「一方の代理人」という立場ではなく、加害者・被害者双方の最善の利益を考えながら支援を行い、加害者・被害者双方の支援者とも連携する。また、加害者へは懲戒ではなく「支援の視点」が重要である。
④ 話し合いの場面においては、「修復的対話」というアプローチを用いて、対立する双方が互いを尊重し合い、思いを表出できる場をつくることが重要である。

Questions

問1 あなたが「スクールソーシャルワーカー A」だとするとどのように判断（行動）していくべきと考えるか，次の選択肢から一つ選び，その理由を発表（討議）してください。

♣ C さん側のソーシャルワーカーとして家族支援に入り，B さん側との話し合いに臨む。
♡ B さん側のソーシャルワーカーとして家族支援に入り，C さん側との話し合いに臨む。
◇ B さん側・C さん側双方につかず中立的に双方の話し合いに臨む。

問2 あなたが「スクールソーシャルワーカー A」の SVr だとしたらどのような SV を行うべきと思うか，「留意事項」を踏まえ以下の「教育機能」から選択してください。

教育機能	教育機能	SV ポイント
■利用者（個別・地域・組織）理解と対応 ・利用者とのコミュニケーション ・利用者中心の支援関係の構成 ・対応（観察・理解・推進）への姿勢	■支援過程展開への視野 ・過程展開の意義と役割の理解 ・導入・展開・終結への局面過程と技術の駆使 ・過程展開の点検と評価	いじめの加害者―被害者双方の発達的な背景や家庭的背景の理解，かつ子どもたちにとって最善の利益とは何かを検討できるよう SVe をサポートする。

〔検討・関連する事項〕

児童福祉法，少年法，民法（損害賠償），いじめ防止対策推進法，いじめの防止等のための基本的な方針（文部科学省，H29.3改定），修復的対話，課題中心アプローチ，心理社会アプローチ

演習 18　未成年者に対する後見の支援

SVe：未成年後見人5年目　独立型社会福祉士

事例

　Bさんは，3歳のときに両親が離婚し母子家庭となった。小学6年生のときに母親が病死し，Bさんは祖父との二人暮しをしていたが，中学2年生になったときに祖父が自宅で急逝した。引き取る親族もなく児童相談所の一時保護のあと児童養護施設へ入所となった。この間にソーシャルワーカーのAが未成年後見人に選任された。

　Bさんは望まない児童養護施設での生活がはじまり小さなトラブルを重ねながらも公立高校の3年生に進級した。Aとの関係も同じ寮の友人に「誰この人？」と聞かれると「母親みたいな人」と答えるようになっていた。一学期末，掃除当番をせずに漫画を読んでいて耳を貸さないBさんに担任教師が厳しく注意をしたところドアを蹴飛ばすなどの行為があり，停学処分を受けた。児童指導員と寮母が出向きBさんと一緒に謝罪するが，担任教師とのトラブルは以前から数回あったため，退学するように学校から通告された。児童相談所の児童福祉司に連絡を取るが，支援や協力は得られず停学処分は続き，Aは，該当の教育庁に相談し転校の手続きを進めるために，同地区の他校へ出向き相談をしたが，素行が悪い生徒は受け入れができないとの回答を受けた。Bさんの高校卒業は将来の自立に向け必要であったため，私立高校などの受け入れ先を本人・寮母・後見人で探し，後見人と志望校に出向き校長と面接した。「勉強を続けたいのか」と聞かれ，一日も早く高校を卒業し自立したいと考えていた本人は，「はい」と即答し編入試験に合格した。

留意事項

① 児童養護施設等で養護されている子どもたちの教育権（高校・大学への進学）や義務教育ではないという高校側の姿勢が中途退学者を生み出している。
② 「未成年後見人は親権者と同一な権利義務を有する」と法律上の権利義務がある。
③ 公立高校の教師とのトラブルを早期に解決できなかったことや通学に時間を要することなど環境の大きな変化に堪えて暮してきた日々や最愛の親族をなくしたBさんの望みを叶えられるような情報提供や選択肢を未成年後見人（SW）として手を尽くせたか。

Questions

問1　あなたが「未成年後見人A」だとするとどのように判断（行動）していくべきと考えるか，次の選択肢から一つ選び，その理由を発表（討議）してください。

♣経済的な負担の少ない公立高校への転校を検討していく。
♡Bさんの現実と将来の夢を関係者と共に積み重ねていく。

問2 あなたが「未成年後見人A」のSVrだとしたらどのようなSVを行うべきと思うか，「留意事項」を踏まえ以下の「支持機能」から選択してください。

支持機能
■個人的解決課題の克服
・個人的問題への認識
・生活システム（人間と環境）への統合的対処
・社会的職責の円滑な遂行

支持機能
■実践理論の確立
・利用者の実存（固有・自主）的生活世界の理解
・人権と社会的正義の代弁と介入
・実践理論と行動規範の確立

SVポイント
年齢による支援期間の制限があることを前提に，制度とはいえ，未成年後見人は子どもの親権をもつ重要性とは何かを検討できるようSVeをサポートする。

〔検討・関連する事項〕
児童福祉法（児童相談所・児童養護施設），教育委員会，未成年後見制度，エンパワメント・アプローチ

●コラム：第三者である社会福祉士が担う未成年後見人の職務と機能●

　未成年後見とは親権を行使する者がいなくなった未成年者に対し開始するもので，未成年後見人が，遺言により指定されまたは家庭裁判所の審判により選任される。

　親権を行使する者がいなくなる状況としては，親権者である両親（または親権をもつ一方の親）の死亡のほか，両親（または親権をもつ一方の親）への後見開始審判がなされた場合，虐待等を理由とした親権喪失，親権停止がなされた場合が考えられる。

　未成年後見人は財産を管理するほか，監護および教育の権利義務，居所の指定，必要な範囲の懲戒，職業を営むことへの許可，という身上の監護に関する権利義務をもつ。成年後見人と異なり，親権を行うものと同一の権利義務を有し，まさに「親代わり」であるといわれる。

　本人と一緒に「やった～」「よかったね」「大丈夫」・・・を感じながら共に歩み，怒り，喜び，日常のルールを限られた期間で伝えなければならない。

　未成年後見が終了の日，未成年後見人としてうしろ髪を引かれつつも，ずっと見守っているよと伝えながらあなたたちからもらったさまざまな勇気，人生の不合理感，「生きる」ことの大切さを思い，一緒に高い壁を乗り越えてきたことも伝える。

　これからは，一人で生きていくために応援してもらえるたくさんの人，また自分のよいところを認めてくれる人，困ったときは「困っている」と相談できる人を得ることを伝える。

　従来は親族が選任される場合が多かったが，近年，第三者後見人の必要性が高まっている。児童のさまざまな背景や取り巻く環境のアセスメントを行い，課題を十分に理解したうえで，社会福祉士としての専門性に基づいた対応が期待される。

　具体的には，彼らの意思を知り希望を叶えられるように後見人として寄り添い環境を整えていく役割である。

演習19 少年院在院者の社会復帰支援

SVe：社会復帰支援担当2年目　少年院（法務省の施設）

事例

　少年院に収容中のBさん（16歳）は，収容当時から基本的な生活習慣が身についていなかったため，処遇において丁寧な生活指導を行うことが求められた。院内では，本人がやりたかったサッカークラブの活動に参加できるようになった。運動は苦手なもののチームで人とかかわる楽しさに起因してか，このころから，法務教官における生活指導（個別面談）にも真剣に向き合うようになった。そして，これまで把握されてこなかった両親による幼少期からの虐待体験が語られた。

　社会復帰を検討するにあたり，Bさんは「親元に戻りたい」と発言しているが，Bさんの今後の生活を踏まえ，社会復帰支援担当Aは親元に加え，更生保護施設などの親元以外の帰住の検討を行うこととなった。

留意事項

①一般に少年院で矯正教育・社会復帰支援を受けた大半の少年は親元へ帰住するが，幼少時から公的機関によって重篤な虐待が把握されているなどの場合，更生保護施設など，親元以外への帰住も検討される。

②少年の最善の利益と円滑な社会復帰にどうつなぐかについて，法務教官との連携を想定し，再発のおそれを含めた虐待の経緯と親の現状，少年の成長発達の評価，少年の意思の尊重，社会復帰後に期待し得る支援（社会資源）のコーディネートなどさまざまなポイントを検討する必要がある。

③少年院収容は少年を虐待から守る「福祉」である一方，人権の制約を伴う収容の長期化は謙抑的に考えるべきである。他方，少年の自己決定権を尊重しつつ「国親」思想の視点も必要である。

④教官やソーシャルワーカーに一定の裁量はあるが，少年に関する最終的な決定は少年院長の権限に属する。

⑤効果的な検討のため，法務省ホームページ掲載の『犯罪白書』や『明日につなぐ；少年院のしおり』などを参照する。

Questions

問1　あなたが「社会復帰支援担当A」だとするとどのように判断（行動）していくべきと考えるか，次の選択肢から一つ選び，その理由を発表（討議）してください。

♧少年院の収容期間を延ばしてでも，親元以外の引受先を開拓して帰住させる。
♡少年院の収容期間は延ばさずに，緊急時の支援体制を整えて親元へ帰住させる。

問2 あなたが「社会復帰支援担当A」のSVrだとしたらどのようなSVを行うべきと思うか，「留意事項」を踏まえ以下の「管理機能」から選択してください。

管理機能	管理機能	SVポイント
■業務関連情報の周知と遵守 ・情報の正確な周知への姿勢 ・情報の共有化と連携の徹底 ・情報の公開と守秘義務	■業務連絡調整（職場内・外）の運営 ・連絡調整の意義と役割の理解 ・連絡調整の推進と活用 ・実践事例の検討，引継ぎや移送	福祉の専門家であると同時に公権力行使の一端を担う組織の構成員であるという意識を保持したソーシャルワークとは何か検討できるようSVeをサポートする。

〔検討・関連する事項〕

少年院法（退院者等に対する相談），少年鑑別所法（地域援助），更生保護法（更生保護施設・自立準備ホーム），特別調整，再犯の防止等の推進に関する法律（再犯防止推進法），子ども・若者育成支援推進法（子ども・若者支援地域協議会），児童福祉法（要保護児童対策地域協議会）

●コラム：非行少年処遇の概要●

　警察に検挙された非行少年は，原則，家庭裁判所に送致される。その際，必要に応じ少年鑑別所に収容され，心理学等専門知識に基づき，非行に影響を及ぼした資質・環境の問題を明らかにする調査を受ける（収容審判鑑別）。その後，少年審判により，その一部は少年院での矯正教育・社会復帰支援，保護観察所が実施する保護観察を受けることとなる（少年鑑別所，少年院および保護観察所は法務省が所管する国の機関）。

　少年院は，少年の年齢，非行の程度，心身の状況などに応じ，主に，①第1種（心身に著しい障害がない概ね12歳以上23歳未満），②第2種（心身に著しい障害がない，非行傾向が進んだ概ね16歳以上23歳未満），③第3種（心身に著しい障害がある概ね12歳以上26歳未満の者），の3種類が設置されている。どの種類の少年院に送致するかは家庭裁判所が決定する（第3種を除き，施設は男女別に設けられている）。

　少年院では，少年の自立に必要な知識・態度を習得させるために，生活指導，職業指導，教科指導，体育指導，特別活動指導などの矯正教育を行うほか，親元へ帰ることが困難である少年には，保護観察所と連携して，民間の更生保護施設などの帰住先を確保し，修学・就業を援助する社会復帰支援を行っている。

　ただし，更生して社会に戻った少年が二度と非行を犯さないようにするためには，本人の努力や専門機関の働きかけのほか，少年を温かく受け入れる社会のあり方が何より大切である。

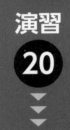

演習20 精神障害者の復職支援を通じた家族支援

SVe：医療ソーシャルワーカー5年目　医療機関

事例

　55歳男性BさんはK市にある大手部品メーカーの工場に高校卒業後から勤務している中間管理職である。同僚と25歳で結婚し，2児をもうけた。長女は大学を中退しアルバイト先の男性と同棲を始めた。長男は高校時代のいじめから昼夜逆転したひきこもりの生活をするようになっていた。

　Bさんは，顧客の納期に間に合わせるため夜勤から休みなく日勤帯をこなさなければ回らない状態が半年ほど続いた。しかし不景気のあおりをうけ，Bさんが管理職に昇進した半年後から残業代はカットされ，無報酬残業が続いた。Bさんは不規則なシフト勤務が終わると睡眠薬とビールを飲んで無理やり眠りにつく毎日で，十分な休養がとれないでいた。

　また，妻は職場の人間関係で悩み，睡眠がまったくとれなくなり，次第に「死んでしまえ」という声が聞こえ始めた。夜中に家を飛び出し叫び始めたため，救急で精神科外来を受診，その後，医療保護入院となった。

　妻と折半でローンを組み購入した家は予期せぬ妻の入院とともに支払いに窮し，知人の弁護士を通じ任意整理を行い，退院した妻を含め3人がようやく暮らせる1Kのアパートに引っ越した。

　無為自閉の生活が続き，入浴，整髪もままならない状態になっている妻と昼夜逆転した長男を抱え，Bさんは，出社ができなくなり，心療内科を受診したところ，うつ病と診断された。障害年金や精神障害者保健福祉手帳も未習得のままである。会社の上司からは，休職しリワークを経てから復職を試みることを提案された。そこで医療ソーシャルワーカーAが社会福祉士として復職支援にかかわることになった。

留意事項

　リワークプログラムで社会福祉士がかかわるのはSSTなどの社会技能訓練が主なものであるが，Bさんの復職はそれだけで十分であろうか？　就労継続に必要な生活者の視点とは何かを考え支援体制を整えることを検討する。

Questions

問1 あなたが「医療ソーシャルワーカーA」だとするとどのように判断（行動）していくべきと考えるか，次の選択肢から一つ選び，その理由を発表（討議）してください。

♣リワークプログラム担当なのでBさんの復職を第一目標として支援する。
♡リワークプログラム担当ではあるが家族を包括的に支える仕組みをつくる。

問2 あなたが「医療ソーシャルワーカーA」のSVrだとしたらどのようなSVを行うべきと思うか，「留意事項」を踏まえ以下の「教育機能」から選択してください。

教育機能	教育機能	教育機能
■利用者（個別・地域・組織）理解と対応 ・利用者とのコミュニケーション ・利用者中心の支援関係の構成 ・対応（観察・理解・推進）への姿勢	■支援技術や技法の習熟 ・技術や技法訓練への姿勢 ・実践理論，モデルや支援ツール等の学習 ・実践調査や実践試行研究へのチャレンジ	■支援過程展開への視野 ・過程展開の意義と役割の理解 ・導入・展開・終結への局面過程と技術の駆使 ・過程展開の点検と評価

SVポイント
　精神疾患や障害という事項ばかりに目を向けず，その背景の理解，さらにクライエントの仕事観や生活観を踏まえた多職種連携をいかにしていくか検討できるようSVeをサポートする。

〔検討・関連する事項〕

　労働基準法，労働契約法，労働安全衛生法，民法，労働者の心の健康の保持増進のための方針について，当面のメンタルヘルス対策の具体的推進について，障害者総合支援法，障害年金，精神障害者保健福祉手帳，成年後見人，医療保護入院，システム（家族療法）アプローチ

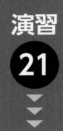

演習 21 進行した乳がん患者の自己決定に対する支援

SVe：医療ソーシャルワーカー10年目　医療機関

事例

　Bさん，29歳（独身）。右乳がん（自壊）の診断を受けたが，抗がん剤治療は拒否していた。1年後，転移性脳腫瘍と診断され，手術をしたが，右半盲，右不全麻痺が残存した。またBさんは「販売員として8年勤務した仕事を続けたい」「今後働けなくなったときの医療費や生活費が不安」と訴えた。主治医は，現時点では，一時的に復職可能と判断も積極的な治療の必要性を示唆した。Bさんは，一人暮らしで，視野が狭くなっているため料理中焦げた臭いで食品の袋が焼けていたことに気づくという状態である。Bさんの母親はBさんの近所に住んでいる。

　一時期は復職し，日々を過ごすなかで，Bさんは拒否していたがんに対する治療を前向きに考えるようになった。そこで検討したうえで，入院を決意し，「よくなったらまた働きたい」と考えていた。しかし，入退院を繰り返すなかで，Bさんのかわりに母親が会社へ退職を申し出た。現在はコミュニケーションは可能で，疼痛コントロールもでき，退院可能な状態である。医療ソーシャルワーカーAは，医療ソーシャルワーカーとしてどのように支援すべきか，両立支援とは何かを悩んでいた。

留意事項

　母親は，娘であるBさんの意思を尊重し，娘を思う気持ちも強いが，ほかに頼れる家族もおらず，不安は大きい。Bさんは，手術後の自身の状態についてまだ把握できていない。また，会社は，まじめで明るく，勤続も長いBさんの希望をできる限り叶えたいと考えていた。

Questions

問1　あなたが「医療ソーシャルワーカーA」だとするとどのように判断（行動）していくべきと考えるか，次の選択肢から一つ選び，その理由を発表（討議）してください。

♧予後を予測し，医療機関としての対応を留保しながら，本人の意思を尊重し支援する。
♡治療について話し合う機会を設定し，治療を優先できるよう支援する。

問2 あなたが「医療ソーシャルワーカーA」のSVrだとしたらどのようなSVを行うべきと思うか，「留意事項」を踏まえ「教育機能」「支持機能」から選択してください。

教育機能	支持機能	SVポイント
■支援過程展開への視野 ・過程展開の意義と役割の理解 ・導入・展開・終結への局面過程と技術の駆使 ・過程展開の点検と評価	■職業的アイデンティティの確立 ・専門性育成と維持への姿勢 ・専門職としてのアイデンティティ維持 ・後継者養成への参加と協力	組織の役割を踏まえたうえでソーシャルワークを意識する。進行がんの場合，予後の予測，状態と障害の変化と力動を意識しながら，人が生きる意味を自分なりに理解した支援ができるようSVeをサポートする。

〔検討・関連する事項〕

　がん対策推進基本計画，治療と仕事の両立支援，両立支援コーディネーター，個人情報保護，安全配慮義務，カウンセリング，ターミナルケアの視点，ソーシャルワークの倫理・価値，課題中心アプローチ，ナラティブ・アプローチ，サバイバーシップ

●コラム：両立支援コーディネーターとは●

　厚生労働省はがん，脳卒中などの疾病を抱える人に対して，適切な就業上の措置や治療に対する配慮を行い，治療と仕事が両立できるようにするため，2016年2月に，「事業場における治療と仕事の両立支援のためのガイドライン」を発行した。このガイドラインを受けて，2017年3月には，働き方改革実行計画において，両立支援コーディネーターが明記され，2019年3月には，ガイドラインの改訂版と同時に「企業・医療機関連携マニュアル」が発行された。このように両立支援を求める声に呼応して，両立支援に関する施策の拡充が進められている。

　両立支援コーディネーターはクライエント（労働者）を主体とし，医療機関と事業場間の調整役として，両立支援チームで多職種連携しながら，クライエント（労働者）が治療と仕事の両立を継続できるよう支援する役割を担っている。支援においては，診断（または，罹患）時早期から，クライエントに「退職を急がないよう」「治療と仕事の両立は可能」等の声かけや両立支援の相談を開始し，離職防止はもちろん，心理・社会的問題や経済的問題等，さまざまな相談に対応しながら，医療機関内での情報共有，協議，調整，事業場に対しては，労働者（クライエント）が復職する際の調整等，その役割は多岐にわたっている。

演習 22 自殺のリスクが疑われる人への支援

SVe：医療ソーシャルワーカー３年目　医療機関

事例

　1年前，入院中に相談面接を受けたことがあるBさん（60代，女性，近県に妹家族が在住）が，今日は外来通院のため来院し，話したいことがあると予約なしにふらっと医療相談室に立ち寄った。そこで，以前対応したことがある医療ソーシャルワーカーAが，院内会議が始まるまでの15分間だけ話を聴くことにした。

　Bさんは5年前，夫婦の長年の夢だった小料理屋を開き，店は軌道に乗り充実した日々を送っていた。しかし1年前，Bさんに入院加療が必要となり，店は夫とパート店員に任せることになった。その直後，夫が脳内出血で緊急搬送され同日中に亡くなった。その後，店の経営が悪化して借金がかさみ，500万円の多重債務を抱えるようになった。BさんはAに，「入院中はお世話になったから，もう一度お礼がしたかっただけ。話をしたら気持ちが楽になったので，この話はほかの人には言わないでほしい」という。

　次回の面接予約をして帰宅した数日後，BさんからAに「次回の面接予約はキャンセルしたい」と電話があった。その理由は，「あなたに迷惑はかけられない。自分で問題解決できる」からとのことであった。Bさんは「あなたには本当によくしてもらった。今までありがとう」とやや呂律がまわらない口調でAにお礼を言って電話を切ろうとした。

留意事項

①自殺念慮はクライエント自らが打ち明けるとは限らない。自殺を考えているか，クライエントに直接的に尋ねても，それがその人の自殺を助長することはない。また自殺の計画（いつ，どこで，どのように）が具体的であったり準備が整っているほど危険性は高い。

②自殺のリスクがある人については，過去の自殺企図，アルコールや薬物の摂取は自殺のリスクをとくに高める。

③連携しようとする専門職などが，自殺や自殺予防についての知識が十分あるとは限らない。時には"戦略的なつなぎ"が大切になる。また，自殺予防の観点から，"確実なつなぎ"が求められる。

④ソーシャルワーカー自身や周囲の人（家族，友人，同僚，クライエントなど）の自殺関連行動（自殺既遂・未遂・念慮など）にまつわる経験が，ソーシャルワーカーの自殺に対する考え方や価値観などに影響し，それが自殺のリスクが疑われるクライエントへの支援行動に影響する場合がある。

Questions

問1 あなたが「医療ソーシャルワーカーA」だとするとどのように判断(行動)していくべきと考えるか,次の選択肢を一つ選び,その理由を発表(討議)してください。

♣自殺のリスクアセスメントを行い,家族や関係者と連携してBさんの安全を確保する。
♡抱える課題についてもっと時間をかけて相談支援を行っていく必要があるため,面接の予約日時を(再)調整する。

問2 あなたが「医療ソーシャルワーカーA」のSVrだとしたらどのようなSVを行うべきと思うか,「留意事項」を踏まえて以下の「管理機能」「教育機能」から選択してください。

[管理機能]
■業務関連情報の周知と遵守
・情報の正確な周知への姿勢
・情報の共有化と連携の徹底
・情報の公開と守秘義務
■業務連絡調整(職場内・外)の運営
・連絡調整の意義と役割の理解
・連絡調整の推進と活用
・実践事例の検討,引継ぎや移送

[教育機能]
■利用者(個別・地域・組織)理解と対応
・利用者とのコミュニケーション
・利用者中心の支援関係の構成
・対応(観察・理解・推進)への姿勢

SVポイント
自殺の警告サイン,自殺の危険因子に着目するだけでなく保護因子の増強,自殺を考える人の心理状態(心理的視野狭窄,両価性,孤立感・絶望感など)をさまざまに考慮した支援,リスクが高いと判断した際の対応(一人にしない,時限つきの死なない約束,手段を遠ざける,救急や警察との連携など)を理解できるようSVeをサポートする。

〔検討・関連する事項〕

自殺対策基本法,自殺総合対策大綱,危機介入アプローチ,自殺のリスクアセスメント,自殺を考える人の心理状態を踏まえた支援のあり方,社会資源,自殺が起きてしまったときの対応(事後対応)

●コラム:自殺に関する基礎知識●

自殺を考えている人は,「心理的視野狭窄」にあるといわれている。心理的視野狭窄とは,たとえほかに選択肢があったとしても注意が向かず,苦しみから脱出するためには死ぬことしか見えなくなっている心理的状態のことを指す。一方,自殺を考えている人は100%自殺を決意しているわけではなく,本当はどこかで生きたいという気持ちがあり,その間で揺れ動いている。これを「両価性」という。

自殺を考えている人は自らがつらい状況にあるということを誰かにわかってもらいたいという気持ちがあり,何かしらの形で自殺のサインとして発信していることが多い。サインにはさまざまなものがあるが,まずは「いつもと違う」ことに素早く気づけるようなアンテナの高さが必要である。

自殺のリスク評価をする際に大切なことは,「自殺を考えているか」ということを直接的に質問することである。それがその人の自殺の後押しになることはなく,むしろ「聴いてもらえて安心した」「やっと言えた」など,クライエントによい変化をもたらすことがある。

演習 23　長期滞在の外国ルーツ者支援

SVe：相談員3年目　地域包括支援センター

事例

　K大学病院のソーシャルワーカーより，脳梗塞で救急搬送された70代のBさんが退院するにあたって，地域包括支援センターの相談員Aに連絡が入った。Bさんは脳梗塞の後遺症による言語障害や片麻痺があり，短下肢装具と福祉用具が必要なため，自宅に戻っても家事全般を担うのは困難であると想定される。そのため，介護保険の申請をしようと考えているとのことであった。

　Bさんは，外国人の家庭で生まれ育ち，同国籍の前夫と結婚し，2人の子どもをもうけた。70代後半で日本人の現夫とは，前夫の死後結婚し，現在は2人で暮らしている。現夫との間には子どもはいない。50代になる子どもたちと現夫は折り合わず，疎遠である。また，Bさんには90代の父親がいる。父親の医療の受診歴はないが，認知症の周辺症状がみられる。介護保険も未申請である。

　後日，AはK大学病院でBさんと面接し，介護保険について説明をするが「経済的に余裕がないし，夫には迷惑をかけられない」と利用に難色を示した。

　退院後にAはBさん宅を訪問し，Bさんと夫と面談をした。夫は「今まで，子どもやBの父親の面倒を見てきた。なのに，今度はBの面倒も俺がみなければならないのか？　俺と離婚したら生活保護を受けられるだろ？　それで父親と施設でも入ったらどうだ？」と話した。Bさんはただ泣くばかりであった。

留意事項

　在留資格について，①「特別永住者」や「永住者の配偶者等」，または②「定住者」や「日本人の配偶者等」，の比較検討が必要である。

Questions

問1　あなたが「相談員A」だとするとどのように判断（行動）していくべきと考えるか，次の選択肢から一つ選び，その理由を発表（討議）してください。

♧文化的・生活的背景を踏まえ，Bさんと現夫双方に寄り添いながら，そのままの家庭状況を前提に今後の医療，介護サービス等の確認を行う。

♡文化的・生活的背景を踏まえ，現夫の意見より世帯分離を行うために必要な情報提供を行う。Bさんのことも考え，関係機関とケース会議も行う。

問2 あなたが「相談員A」のSVrだとしたらどのようなSVを行うべきと思うか，「留意事項」を踏まえ以下の「教育機能」から選択してください。

> **教育機能**
> ■利用者（個別・地域・組織）理解と対応
> ・利用者とのコミュニケーション
> ・利用者中心の支援関係の構成
> ・対応（観察・理解・推進）への姿勢

> **教育機能**
> ■支援過程展開への視野
> ・過程展開の意義と役割の理解
> ・導入・展開・終結への局面過程と技術の駆使
> ・過程展開の点検と評価

> **SVポイント**
> 外国ルーツ者ならではの生活状況（経緯・文化）の理解，ならびに在留資格更新に付随する社会保険の更新等，書類上の理解ができるようSVeをサポートする。

〔検討・関連する事項〕

介護保険サービスと障害福祉サービスの優先と併用，生活保護制度，在留資格，権利擁護，多文化ソーシャルワーク，家族システム論

●コラム：オールドカマーとニューカマー●

オールドカマーとは，主に第二次世界大戦以前から日本に住んでいた朝鮮半島出身の人とその子孫，中国・台湾からの華僑とその子孫のことを指す。1991年に「日本国との平和条約に基づき日本の国籍を離脱した者等の出入国管理に関する特例法」（平成3年法律71号）が定められ，「特別永住者」として在留できることとなった。

ニューカマーとは，1970年代から日本に入り始め，1989年の「出入国管理及び難民認定法」（入管法）の改正を境に定住者と日本人配偶者が認められ増えてくる日系人や外国人労働者を指す。

●コラム：在留資格とは●

外国人が日本に在留するためには，入管法に規定された在留資格のいずれかに該当する必要がある。

1．活動類型資格
　(1)就労資格：在留資格に対応して定められている範囲内の就労活動。
　　例：外交，公用，教授，芸術，宗教，報道 etc.
　(2)非就労資格：就労活動ができない。
　　例：文化活動，短期滞在（90日，30日または15日のいずれか）
2．地位等類型資格
　①永住者，②日本人の配偶者等，③永住者の配偶者等，④定住者

演習 24 困難事例によりストレス過多となった同僚への組織的支援

SVe：管理職10年目　地域包括支援センター

事例

　1年前に地域包括支援センター（以下，包括）に異動してきた社会福祉士のBさん（30代）は，入職10年目の職員である。以前は併設する施設の相談員をしていた。そのBさんから管理職A（相談員歴20年）に退職希望の相談があった。Aが理由を聞くと，「朝のミーティングがつらい…」と話した。さらに聞いてみると，先輩から「社会福祉士だから」と言われ，主に権利擁護と高齢者虐待ケースの担当をふられているそうである。その対応を朝礼で報告すると，「何を根拠に緊急性がないと思ったの？」「虐待はいつから？」「介護保険料の滞納は？」「認知症の専門医受診は？」と矢継ぎ早に問われ，答えられないと専門性の不足を感じて落ち込むとのこと。一方で，包括の仕事にはやりがいも感じているが，虐待対応は適宜状況を判断し，適切に対応しなければならず，とても責任が重いと感じている。最近ではよく眠れず睡眠薬が処方されたことも打ち明けてくれた。また，複数の先輩からは，睡眠薬を状態に合わせて飲みながら仕事をしていると聞き，この職場にいては自分が壊れてしまうと，危機感を感じているとのことであった。Aは，以前にもほかの職員から，Bさんの仕事量の多さや責任の重さ，専門性を問われるプレッシャーが大きいことを聞かされていた。しかし，A自身も忙しくメンタルヘルスなどの対策はしてこなかった。

留意事項

①職場はBさんを含め7名，包括勤務歴が5年以上のベテランは4名である。
②3年で2名が退職し，1名が1年で異動。ストレスチェックは実施していない。
③この包括が担当するエリアは虐待件数がもっとも多い。

Questions

問1　あなたが「管理職A」だとするとどのように判断（行動）していくべきと考えるか，次の選択肢から一つ選び，その理由を発表（討議）してください。

♧Bさんに合った仕事量や仕事の質とは何か話し合い，心身の健康を回復できるようにする。必要なら職場の産業医の面接や医療機関での受診を勧める。
♡Bさんが担当するケースへの適切な支援がなされているかを確認し，適切なクライエント支援を維持できるよう組織を整える。

問2 あなたが「管理職A」のSVrだとしたらどのようなSVを行うべきと思うか，「留意事項」を踏まえ以下の「管理機能」機能から選択してください。

管理機能	管理機能	SVポイント
■職場（内外）環境の維持と改善 ・コミュニケーションへの配慮 ・職場をめぐる支援環境の構成と維持 ・職場環境改善への参加と協働	■管理業務の分掌と遂行 ・業務分担と遂行への理解 ・業務の適正化と効率化 ・業務遂行の改善と負担軽減	SVeの専門性の担保やメンタルヘルスの理解，組織における業務分担や人間関係改善への働きかけの理解等，同僚のサポートだけでなく組織開発の取り組みを検討できるようSVeをサポートする。

〔検討・関連する事項〕
　虐待対応スキル（危機介入アプローチ），メンタルヘルス（環境改善アプローチ），ストレスチェックの導入（ストレスマネジメント），リスクマネジメントの視点

> ●コラム：ストレスチェック制度●
> 　2015年12月より労働安全衛生法改正により施行された1年に1回の心理的な負担の程度を把握するための検査（ストレスチェック）の制度である。2008年に施行された労働契約法第5条では，「使用者は，労働契約に伴い，労働者がその生命，身体等の安全を確保しつつ労働することができるよう，必要な配慮をするものとする」と労働者の安全配慮義務が定められており，ストレスチェック実施がなされなければ安全配慮義務違反となる。そういう意味では，ストレスチェック制度は，ストレスに対する早期発見に結びつく制度でもある。ストレスチェックは，法人全体ではなく一つの事業場において50人以上の労働者（週1回パートタイム従業員や派遣社員との違いはなくカウント）を雇用する事業場に義務が課される。ストレスチェックの実施はすべての労働者への実施が望ましいが，制度として必須とされている対象は，通常勤務時間の3/4以上勤務する労働者である。
> 　ストレスは個人要因だけでなく，職業性ストレス要因（量的負荷・質的負荷・対人関係の困難），職業性ストレス緩和要因（達成感・裁量権・同僚や上司の支援）によっても影響は異なることから，単純なチェックだけでなく各組織での働き方改革が求められるところである。
> 参考　阪田憲二郎（監），米川和雄，内藤友子（編）：精神障がい者のための就労支援，第2版，へるす出版，東京，2017，pp225-247.

演習 25 周産期医療における若年妊婦への支援

SVe：医療ソーシャルワーカー3年目　医療機関

事例

　Bさん（16歳）は医療ソーシャルワーカーAが担当する病院を受診し，妊娠14週目が確定した。本人は妊娠がわかり，友人に紹介され，つきあい始めて半年あまりのパートナーであるCさん（20歳）と育てたい，いずれ一緒に生活したいとの希望がある。Cさんは両親と3人で暮らしており，高校中退後，アルバイトを転々とし，現在は運送関係のアルバイトをしている。

　Cさんは本人が産みたいのならそうすればいいと思っている。Bさんの母親（40歳）は精神疾患を患っており，クリニックに月に1回受診している。Bさんは幼少期より，実父に暴言，暴力の虐待を受けて育ち，小学6年生のときに両親が離婚。母と弟（13歳）の3人で暮らすことになり，そのときから生活保護世帯となっている。Bさんの母親は出産には賛成しておらず，出産するのであれば産まれてくる子どもは施設に預けることを考えている。最近，Bさんは高校にあまり登校していない。

留意事項

①若年妊産婦は親の意向に左右され，本人が自分の思いを言語化し発言ができないこともある。どのように妊娠，出産に取り組みたいのか，こまめに支援者が会う機会を設け，個別に話を聴けるよう配慮する。

②妊娠の早い段階から関係機関と医療機関が連絡調整を行いながら，要保護児童対策地域協議会（要対協）の支援対象とし，より密な連携，協働を図るようにする。若年妊産婦の場合，学習権の確保についても関係機関と協議することが必要である。

③出産費用は生活保護世帯や非課税世帯等において，入院助産制度を利用することができる。ただ，指定を受けた助産施設で出産しなければならず，助産施設が少ないため利用が難しいこともある。

④中絶を選択する場合，初期中絶は12週未満，中期中絶は12週〜22週未満に行う。中期中絶は実施する病院が少なく，また入院を伴うので中絶費用が高額になる。

⑤未成年で未婚の母の出産の場合，生まれてくる子どもの親権は出産した母ではなく，その母の親権者がもつ。そのため，母の親権者の意向が今後の母子の生活の場へ大きく影響する。

⑥複雑な事情を抱え養育が難しい場合には，特別養子縁組や里親制度などの情報提供を行う。

⑦月経に関する基本的な知識の確認と，避妊指導を実施する機会を確保する。

Questions

問1 あなたが「医療ソーシャルワーカーA」だとするとどのように判断（行動）していくべきと考えるか，次の選択肢から一つ選び，その理由を発表（討議）してください。

♣ Bさんの産みたい気持ちが強いので，その思いを尊重しながら，本人と母親との葛藤について支援を行う。

♡ BさんやCさん，母親も交え関係機関との話し合いの場を設け，出産した場合と産まない選択をしたときについて丁寧に検討する。

問2 あなたが「医療ソーシャルワーカーA」のSVrだとしたらどのようなSVを行うべきと思うか，「留意事項」を踏まえ以下の「教育機能」から選択してください。

教育機能	教育機能	SVポイント
■利用者（個別・地域・組織）理解と対応 ・利用者とのコミュニケーション ・利用者中心の支援関係の構成 ・対応（観察・理解・推進）への姿勢	■支援過程展開への視野 ・過程展開の意義と役割の理解 ・導入・展開・終結への局面過程と技術の駆使 ・過程展開の点検と評価	若年妊婦自身の自己理解や自己実現へつなぐこと，そしてSVe自身の価値観が若いクライエントの妊娠に対する支援に影響する点などが理解できるようSVeをサポートする。

〔検討・関連する事項〕

母子保健法，母体保護法，児童福祉法（特定妊婦・入院助産等），心理社会的アプローチ

●コラム：妊産婦に寄り添う●

　出産において妊産婦は，多少の差こそあれ自分自身のこれまで育ってきた環境や，家族のあり方に向き合うことになる。母親等の養育者に対し甘え，気持ちを理解し共感してもらう経験がない妊産婦は，出産前後のホルモンバランスの影響も相まって，かなり情緒不安定になることもある。そのような妊産婦は，人への信頼感が脆弱で緊張感が強く，困ったときに誰かに助けてもらおうと思わない。自分の感情を押し殺し自分で何とかしないといけないと我慢を重ね，自分を追い込み孤立していく。

　そのような生き方を強いてきた妊産婦に対し，「どうして産まれる子どものために今のよくない環境から逃れないのか」とか，「なぜ非協力的で負荷をかけるパートナーに依存するのか」というような憤りや不全感を支援者側がもってしまうことがある。支援者は妊産婦の言葉や思いを聴くなかで，「子どもを育てながら生活できるのか？」と感じてしまうと，冷静かつ客観的な気持ちで聴くことが難しくなってしまう。問題意識や課題をスタッフ間や関係機関と共有し，また利用者理解を深める研修や事例検討会など学びを深め，なぜこのような状況に陥るのか考えながら，スタッフの考えや価値観を押しつけず，寄り添えるようにしていくことが重要である。そういったかかわりのなかで，支援者は妊産婦が家族に対する葛藤に向き合い，自分らしい子育てに取り組めるような支えになっていく必要がある。

演習 26 　被災地支援から帰ってきた部下への支援

SVe：管理職 1 年目　福祉施設

事例

　都内の福祉施設で相談援助職として勤務しているＢさん（女性，社会福祉士）は，職能団体による被災地支援の募集に応募し，Ｓ市の地域包括支援センターに派遣された。支援は，5日間を在宅避難者宅や一時避難所をペアで訪問し，対面による被災者のニーズ調査を行うことであった。Ｂさんは，傷ついた被災者たちのために何か力になってあげたいとの強い思いで，懸命に面談を行っていた。

　被災された人たちは，自然災害で家屋が倒壊し，愛する家族を失い悲嘆にくれる人，話しかけても集中できずに無表情で一切話さない人，自宅も家族も無事であったが病気の治療中で薬もなく，医療サービスも受けられずに混乱している人，避難所に入ったが環境の違いからなじめず，壊れた自宅に戻った人，自分が被災したにもかかわらず炊き出しなどのボランティアで活躍している人などさまざまであった。面談時には，進まない復興への怒りをＢさんにぶつける人もいた。それでも，Ｂさんは笑顔で相手に接し，相手からの話を聞き漏らさず傾聴しようと努力した。傷ついている被災者をこれ以上傷つけてはならないとして，質問する際にも，表情など注意しながら支援を行っていた。

　一日の支援が終わり，支援者同士が集まってのミーティングが行われた。その日にあったこと，気になることなどを支援者同士で共有していたが，Ｂさんは1日の感想として自らを「こんなことで疲れてしまって，自分はだらしがない。被災者は大変な目にあっても頑張っているのに……」と話していた。表情にも活気がない様子であった。

　Ｂさんは被災者への支援が終了し，休暇をとることなく職場に復帰した。復帰したＢさんの表情は冴えなかった。被災者支援については「自分が役に立たない人間だと，痛感しました」「被災者に起きた危機的状況，大切な人との別れや見通しのつかない将来など社会福祉士として聞き漏らさずに傾聴し，受容しようと努めていました。一方で，現地の人が精一杯頑張っている姿に自分自身が励まされたりもしましたが，何もできませんでした」と話していた。相談者には，明るくて笑顔を絶やさないことをモットーにしてきたが，状態が改善しないまま2週間が経過した。そこで，上司であるＡがＢさんに面談をすることになった。

留意事項

①仕事をもっている支援者にとっては，職場からの要請で支援に入る場合もあるが，Ａさんのように多くは休暇をとってボランティアとして参加することが多い。派遣前に研修やオリエンテーションなどで事前学習についてはある程度整っている。一方で，支援者のフォローについては十分とはいえず，被災地でのスーパービジョン実施については困難な状況であり，

各団体における課題であるともいえる。
②トラウマ反応は誰しもに起こり得るが，それへの向かい合いができずに反応が強くなれば被災地で支援を行う人々もPTSDになる可能性がある。支援が自分なりにできていないことへの葛藤，不満を解決できず，その感情をこらえて支援し続けてしまうと，限界を越えてしまい，危機的な状態に陥ってしまうことがある。

Questions

問1 あなたが「Bさんの上司A」だとするとどのように判断（行動）していくべきと考えるか，次の選択肢から一つ選び，その理由を発表（討議）してください。

♧思いを尊重しながらBさんの体験を傾聴する。
♡同様の経験をした人とともにBさんの体験や思いを語る場を設定できるよう，Bさんとともに考える。

問2 あなたが「Bさんの上司A」のSVrだとしたらどのようなSVを行うべきと思うか，「留意事項」を踏まえ以下の「支持機能」から選択してください。

支持機能	支持機能	SVポイント
■自己覚知 ・自己理解への意義と関心 ・自己理解の進展と効果 ・自己理解への洞察と課題	■スーパービジョン ・スーパービジョンの意義と役割の理解 ・スーパービジョンの方法と推進 ・スーパービジョンの課題と効果	職員の危機的状況においてSVeがどのように職員を支持し，組織的に働きかけているか，また「危機を乗り越えるのがよきソーシャルワーカーである」というような価値観についてどう思うかなど，職員や組織を支えるSVeに寄り添えるようサポートする。

〔検討・関連する事項〕
災害時のこころのケア，支援者のPTSD，危機介入アプローチ

●**コラム：サイコロジカルファーストエイド（PFA）**●
　PFAは，災害等危機時において，個別的な専門的対応の前の初期的な心理的応急処置のことである。そのため，ソーシャルワーカー等さまざまな専門職が認識すべき心理的視点である。働きかけの例は以下である。①事前に被災地情報をとらえ（衣食住の社会資源の情報），自己の安全や心身の健康状態を維持し，被災地に入る。②人々の心理的なストレスを確認し，安全を確保し，そのニーズをとらえる。③共感しながらも必要な情報を提供する。④自己決定等できる方には自立的に手助けし，そうでない場合，必要なネットワークへつなげる。
参考　World Health Organization, War Trauma Foundation, World Vision International：Psychological first aid：Guide for field workers, WHO, Geneva, 2011.（訳：国立精神・神経医療センター，ケア・宮城，プラン・ジャパン：心理的応急処置（サイコロジカル・ファーストエイド）フィールド・ガイド，2012）

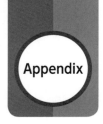

26の権利

「26の権利」（Summary Chart of 26 Human Rights）とは，米国のニュージャージー州にある人権保護団体「The Guardianship Association of New Jersey, Inc」（以下，GANJI）が日常生活における権利と責任を具体的に理解するために掲げた26項目のことである。本節では，「26の権利」について解説する。

1 「26の権利」との出会い

2014年米国ワシントンDCにて開かれた「第3回成年後見法世界会議」では，意思決定支援と本人中心主義が国連の障害者権利条約にどのように対応していくべきかという議論がなされた。そのなかでGANJIは，いかに意思決定を支援し，どのように人権を保障するかを具体的な事例を通して報告していた。また，全体会議では，自らが障害をもち，2年間のGANJIによる人権保障プログラム[*1]を受けた当事者が実体験を語った。

分科会では，この人権保障プログラムに加え，GANJIが刊行している『日常生活における権利と責任を具体的に理解するために』（Where Human Rights Begin；Human Rights and Guardianship for Individuals with Developmental Disabilities）という発達障害者のための活動報告書や『人権ハンドブック』（A Personal Handbook on Human Rights）が示され，その中の「26の権利」について説明が行われた。具体的には「自分がしてほしいと思うことと同じことを他人にしなさい。そうするこ

とで，人は互いにつながって作用するということがわかり，『権利』が『個々人』のものであるということが理解できる。そして次の段階として，自分の思いを表現することを進めてみる。このことは自分の思いを伝えたことがなかった人々にとって大きな第一歩になる」としながら進めていった事例が紹介された。また，「女性の権利と同じです。性差別の禁止や労働の自由などが当たり前になったように，障害者の権利も保障されなくてはならない」と示された。

このハンドブックは2014年当時11カ国語に翻訳されていたが，日本では翻訳されていなかった。

2 「26の権利」の翻訳と日本語版の作成

その後「26の権利」の翻訳について，「新宿区手をつなぐ親の会」に出会ったことで，会員とそのゆかりのある学識経験者・専門家・支援者で毎月検討会を開く機会を得た。検討会では，ハンドブックと「26の権利」に関する勉強をし，翻訳を試みていった。この検討会を通じて，障害に対する文化的配慮や，人権に対する洗練された理解が必要であることが共有され，翻訳した「26の権利」から日本人の文化に即した「私たちの26の権利」が作成されることにつながった。図A-1の「26の権利」は2017年に作成された事例集[*2]からの引用である。権利擁護を考えるときの重要な指針になると考えている。

[*1] 人権保障プログラムとは，教育・訓練プログラムと意思決定支援を行うことによって，権利の制限を減少させるというものである．
[*2] 新宿区手をつなぐ親の会：知的障害者成人期権利擁護事例集；日常生活にある確かな権利；気づいてほしい わたしのための あなたのための26の権利，新宿区手をつなぐ親の会，東京，2017．

26の権利

1. **敬意**
   人は、人としての敬意を払われます。
   * 誰もが人として尊重されなければなりません。
   * 誰にも悪意や害意があり、それらは尊重されません。

2. **意思を表明する（セルフアドボカシー）**
   自分の思いや希望を、人に伝えられます。
   * 本人に合ったコミュニケーション方法で思いや希望を伝えること、聞いてもらうことができます。

3. **信仰**
   自ら選んだ宗教を信仰する自由があります。
   自ら選んだ宗教を信仰しない自由もあります。

4. **選挙権**
   国政選挙や地方選挙で投票することができます。
   * 学校や通所施設などで投票の仕方を学ぶ機会があります。

5. **成年後見人等**
   本人が適切に判断して自分の権利を行使したり権利を守ったりすることができないときに、成年後見人等を付けることができます。

6. **サービス**
   ニーズを充たし、日常生活を豊かにするために、サービスを利用します。

7. **私物**
   私にとっての大切な物を所有します。
   出産日、お金、衣類、電化製品、DVD/CD、思い出の品、アルバム、公的書類（身分証明書や保険証）などがあります。

8. **郵便**
   自分宛のあるいは、自分が郵送する郵便物は開封されません。誰にも無断で開封されることなく、自由に郵便物のやり取りを楽しめます。

9. **通信機器（電話、メール、携帯/スマートフォン、パソコン、ファックス、インターネットの利用）**
   通信機器を使用して、家族や知り合いと連絡を取り合います。
   * 通信機器は家族などの時間帯で他人に使用しません。
   * 電話、メール、ファックスでのやり取りをするときは、相手の私物などにこだわりすぎないようにします。
   * インターネットは安全に活用します。

10. **健康的な食事**
    健康的でバランスの良い食生活をします。

11. **友人関係**
    友人との付き合いを大切にします。

12. **訪問客**
    常識ある時間内に自宅やグループホームなどに訪問客を迎えることができます。
    * 訪問客を家やグループホームなどに迎え入れるのが苦手な人もいます。

13. **社会活動と余暇活動**
    地域の社会活動に参加し、余暇活動を楽しみます。

14. **一人になれる場所と時間（プライバシー）**
    一人になれる場所と時間があります。

15. **治療とセラピー（薬や手術などによらない心理療法や物理療法）**
    必要な治療とセラピーを受けます。

16. **健康的な生活**
    健康的な生活をします。

17. **医療と医療的ケア**
    医療、歯科治療と健康管理のための医療的なケアを、定期的または適時に受けます。

18. **教育**
    適切な教育環境を選択します。
    義務教育終了後もいつでも安い費用で就学する機会があります。
    無償あるいは安い費用で通常の教育を受けることができます。

19. **働くこと**
    働くことができます。
    * 本人に合った働き方を選択できます。
    * 働くことによる相談やケアを受けることができます。

20. **就労先や通所先の選択**
    就労先や通所先を選択することができます。

21. **サービス等利用計画と個別支援計画の作成**
    サービス等利用計画と個別支援計画の作成や作成会議に参加します。

22. **個人情報の取り扱い**
    個人情報は公にされません。
    個人情報を読む権利を与えることができます。

23. **本人の尊厳を冒す治療の禁止**
    本人の尊厳を冒す治療や検査はされません。
    * 例えばショック療法、選抜手術、出生前診断や精神外科手術（ロボトミー手術）、投薬、選抜手術などは、本人の尊厳を冒す治療や検査にあたる可能性があります。
    * 昔は、できる限り障害をなくすような考え方があり、行動を抑制するため、ロボトミー手術などが行われていました。現在はこのような手術や治療は行われていないと思います。
    * 出生前診断と閉胎では、障害者の権利と女性の権利との対立があります。障害のある人が生まれてくる権利と、障害のある子どもを生まない権利について、難しい議論があります。

24. **拘束の禁止**
    本人は他意に生命・身体が危険にさらされない限り、拘束されません。
    * 身体拘束は個人の身体運動の自由を実質的あらゆる介入方法を指し、話すこと、動くことを妨げる行為も含まれます。
    * 拘束には、タイムアウトや投薬も含まれます。
    * タイムアウトとは、活動の場から一旦離脱して反省を促すことです。本人が同じ場所での行動性も禁じられているタイムアウトです。
    * 投薬：本人の意思に関わらず、おとなしくさせるためにも、精神安定剤を投与することはできません。

25. **虐待の禁止**
    精神的、身体的な虐待や性的虐待は禁止されます。
    * 教科や教育の場での「学習」と称して、身体的あるいは精神的苦痛を与えることは「折檻」「虐待」です。
    * 保護者から「しつけ」と称して、身体的あるいは精神的苦痛を与えることは「虐待」です。
    * 放置することは身体的虐待、心理的虐待（ネグレクト）、経済的虐待や性的虐待があります。

26. **人身保護**
    裁判では、弁護士を代理人・弁護人としても立ち合わせることができます。
    警察・検察等での取り扱いでは、本人の意思疎通が図れるような合理的配慮がなされる必要があります（障害者差別解消法第2条）。
    日本の警察での取り扱いや権利を読む権利を与えられないため不利な立場にされがちです。

図A-1　26の権利

出典：新宿区手をつなぐ親の会「知的障害児・者の自己決定支援ハンドブック・人生の主人公として生きるための～26の権利～」
Guardianship Association of New Jersey, inc. 2012 [Where Human Rights Begin-Human Rights and Guardianship for Individuals with Developmental Disabilities]

JCOPY	〈(社)出版者著作権管理機構 委託出版物〉

本書の無断複写は著作権法上での例外を除き禁じられています。
複写される場合は，そのつど事前に，下記の許諾を得てください。
(社)出版者著作権管理機構
TEL. 03-5244-5088　FAX. 03-5244-5089　e-mail：info@jcopy.or.jp

ソーシャルワークの理論と実践の基盤

定価（本体価格 3,600 円＋税）

2019 年 10 月 15 日　　　第 1 版第 1 刷発行

監　修　公益社団法人　東京社会福祉士会
編　集　『ソーシャルワークの理論と実践の基盤』編集委員会
発行者　佐藤　枢
発行所　株式会社　へるす出版
　　　　〒164-0001　東京都中野区中野 2-2-3
　　　　☎（03）3384-8035〈販売〉
　　　　　（03）3384-8155〈編集〉
　　　　振替 00180-7-175971
　　　　http://www.herusu-shuppan.co.jp
印刷所　広研印刷株式会社

© 2019 Printed in Japan　　　　　　　　　　　　　　〈検印省略〉
落丁本，乱丁本はお取り替えいたします。
ISBN 978-4-89269-988-7